甘鹿西卡

走近中医文化

青莲花 著

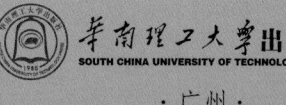
·广州·

内容简介

在西卡市里,正在上四年级的甘鹿西卡生活在一个中医世家,在家庭教育的熏陶下,西卡从小就立志成为一名优秀的中医师。西卡对中医有浓厚的兴趣和探索欲望,而他的妹妹莎卡则像其他同龄人一样顽皮,虽然身处中医世家却对中医知识知之甚少。一场感冒发烧引发了西卡对深入学习中医的思考,继而在全家人的支持和帮助下,带领妹妹莎卡开始了对中医文化的探索,最终学以致用,成了生活中的小医生,同时也激发了全校学生学习中医的兴趣。

图书在版编目(CIP)数据

甘鹿西卡:走近中医文化/青莲花著. —广州:华南理工大学出版社,2019.7
ISBN 978-7-5623-6011-7

Ⅰ. ①甘… Ⅱ. ①青… Ⅲ. ①中国医药学-文化-青少年读物 Ⅳ. ①R2-05

中国版本图书馆CIP数据核字(2019)第115018号

Ganlu Xika——Zoujin Zhongyi Wenhua
甘鹿西卡——走近中医文化

青莲花 著

出 版 人:卢家明
出版发行:华南理工大学出版社
　　　　　(广州五山华南理工大学17号楼,邮编510640)
　　　　　http://www.scutpress.com.cn　E-mail: scutc13@scut.edu.cn
　　　　　营销部电话:020-87113487　87111048(传真)
策划编辑:蔡亚兰
责任编辑:蔡亚兰　黄华超
印 刷 者:广州市新怡印务有限公司
开　　本:889mm×1194mm　1/16　印张:11.25　插页:1　字数:222千
版　　次:2019年7月第1版　2019年7月第1次印刷
定　　价:168.00元

版权所有　盗版必究　　印装差错　负责调换

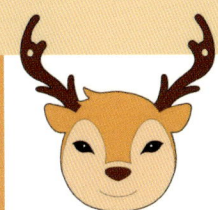

甘鹿家族人物介绍

家庭目标：健康　快乐　幸福　和谐

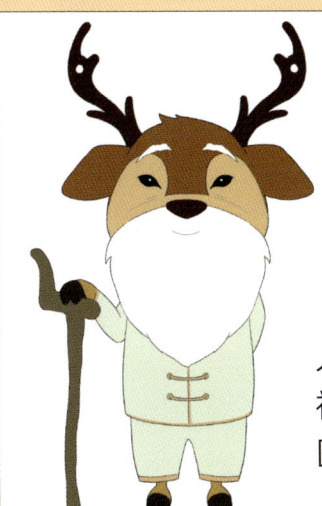

人物名称：鹿爷爷
社会角色：西卡学校校长
医学背景：一代名医大家，国医圣手

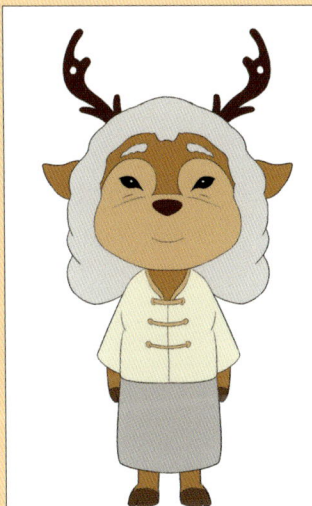

人物名称：鹿奶奶
社会角色：退休在家
医学背景：退休前是中医院护士

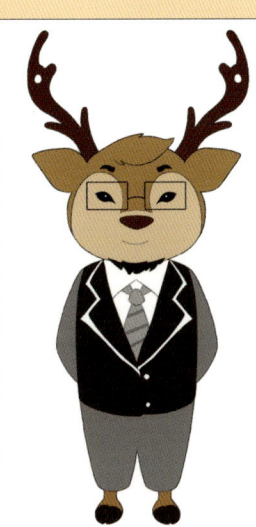

人物名称：鹿爸爸
社会角色：西卡学校四年级班主任
医学背景：中医学博士 / 心理学硕士 / 心理治疗师

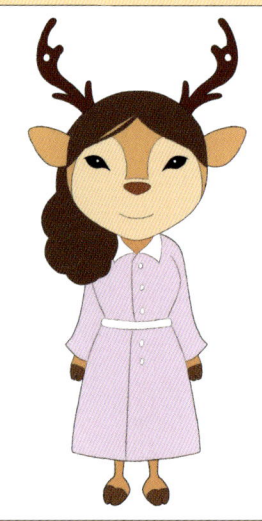

人物名称：鹿妈妈
社会角色：西卡学校校医
医学背景：中医学硕士

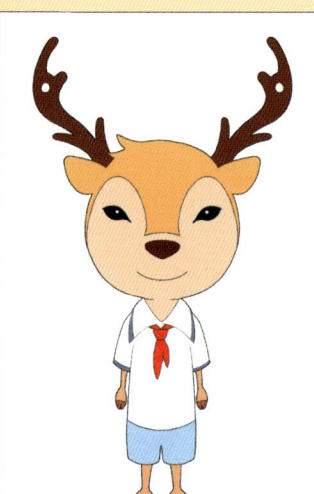

人物名称：鹿哥哥西卡 / Sika
社会角色：西卡学校四年级学生
医学背景：受家庭熏陶，酷爱中医知识
口 头 禅：健不健康

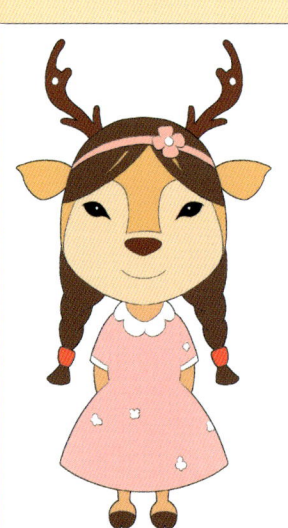

人物名称：鹿妹妹莎卡 / Saka
社会角色：西卡学校一年级学生
医学背景：崇拜哥哥，对中医充满好奇
口 头 禅：好不好吃

开篇语

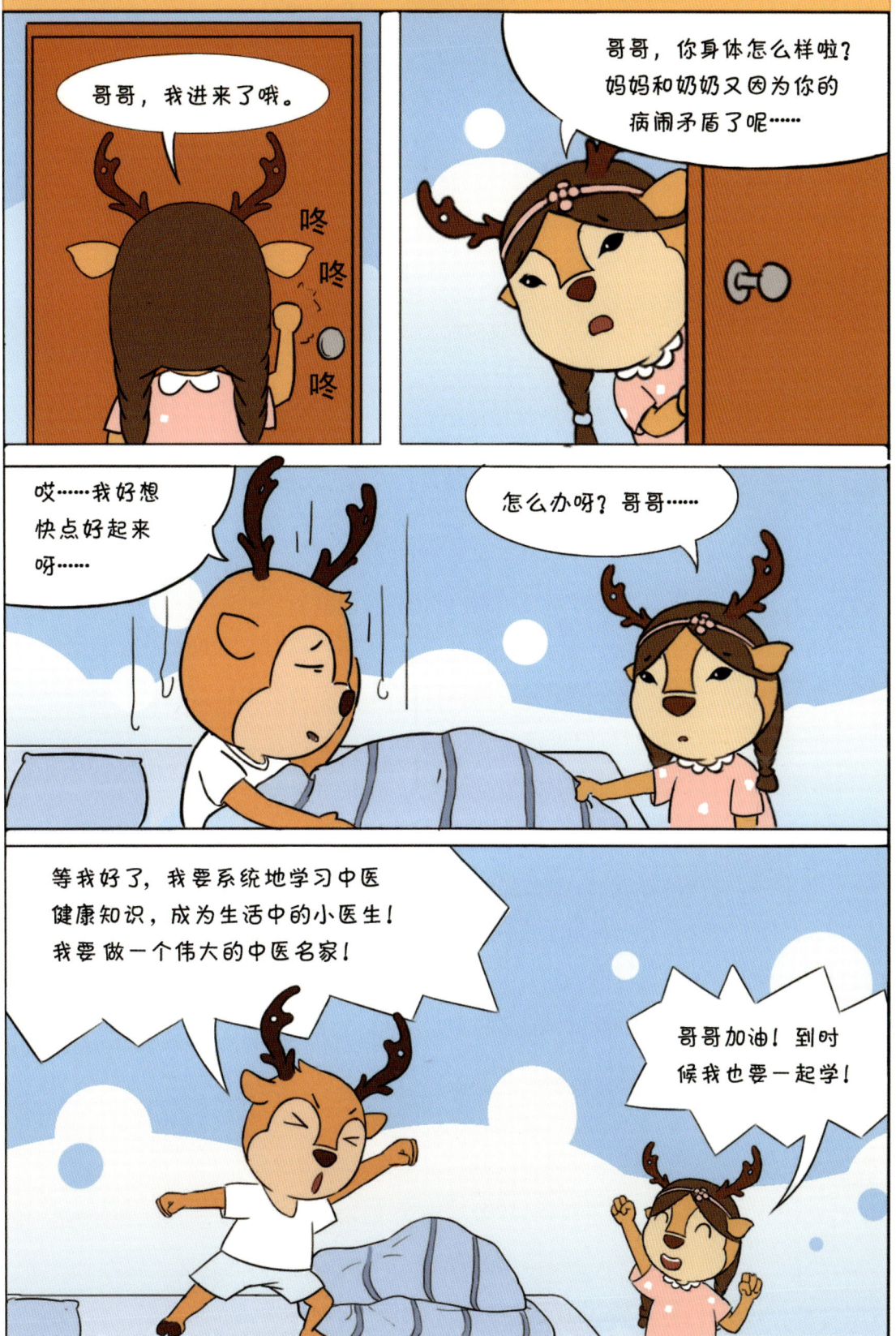

鹿哥哥西卡感冒发烧已经三天了。这天，他躺在床上呆呆地望着天花板，在思考一个问题。鹿妹妹莎卡敲门进来了，坐在西卡旁边，嗲声嗲气地问："哥哥你身体怎么样啦？好一点了吗？你要赶紧好起来，这样才能陪我玩，给我买好吃的东西哟。"

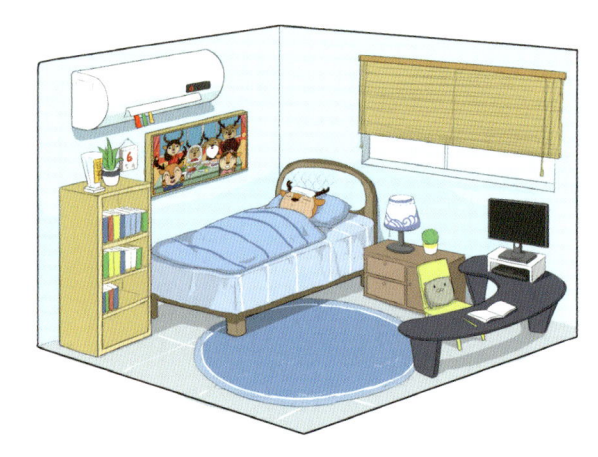

西卡还在思考中，没有反应过来，莎卡见哥哥没有反应，用手推了哥哥一下，说："哥哥你在想什么呀？想得这么入神，我的话你听见了没？"

西卡这时才缓过神来，一本正经地看着莎卡，说："妹妹，我在思考一个问题，想跟你聊一聊。"

莎卡问："什么问题呀？让你想得那么入神。"

西卡说："通过这次感冒发烧，我想到了一个关于健康的问题。虽然我们是中医世家，爷爷是一代名医大家、国医圣手，爸爸是中医学博士、心理学硕士、心理治疗师，妈妈是校医、中医学硕士，平时他们也会讲一些关于中医方面的知识，告诉我们如何健康地生活，但是他们讲的知识太深奥了，也不够系统，根本听不懂。问他们，他们就说长大了以后就会懂，但是长大了就真的会懂吗？为什么不从现在开始学起呢！这次，我一病就三天，三天都不能去学校上课，作业落下了，还要补回去。吃东西也要清淡，平时喜欢吃的都不能吃，说要忌口，还要喝那么苦的药……所以我在想，如果可以让我们系统地学习一些中医健康知识，那该多好。学会了以后，平时就知道如何选择吃对身体有益的东西，减少生病的次数，自己就会慢慢变成生活中的小医生了。"

莎卡好奇地说："成为生活中的小医生？有什么用呢，还不是和现在一样？反正你病了也有人照顾。"

西卡说："自己成为生活中的小医生后，不仅能减少生病的次数，从而减轻家人精神上的负担，还能少花治病的钱，节省下来买更多好吃的东西。这次我生病，爷爷、奶奶、爸爸、妈妈他们整天围着我转，奶奶心疼我，说我感冒体虚，要滋补一下，病才能快点好。她专门到市场买了走地鸡，熬了两个小时的鸡汤，好香的一大锅啊！

"奶奶端着鸡汤正往我房间走的时候，妈妈看到了，马上紧张地叫住了奶奶，跟奶奶说：'妈，这锅鸡汤是打算给西卡喝的吗？西卡现在这个病情不太适合喝鸡汤。西卡体质偏热，又是风热感冒，再加上滋补的鸡汤，则会火上加油，加重病情。因为鸡汤是补虚、扶助正气的食物，感冒时喝鸡汤只适合外邪已祛、正气不足的虚证外感者。'

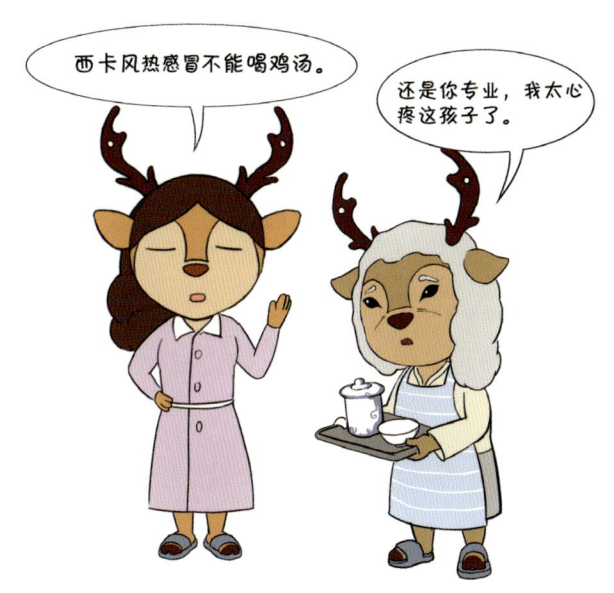

"奶奶听了一怔，略一思索，讪讪地点了点头，低声说：'还是你专业，我太心疼这孩子了，倒是一时没考虑周全。'也算是同意了妈妈的意见。但之后奶奶和妈妈好像有点隔阂，缺少了之前的融洽，最后要爷爷和爸爸从中协调。我不知道现在有没有专门针对我们儿童中医培训的地方，所以想跟爷爷奶奶和爸爸妈妈沟通一下，开个家庭会议。"

莎卡虽然听不太懂哥哥在说什么，但她觉得哥哥这个建议挺好："好啊，那我跟

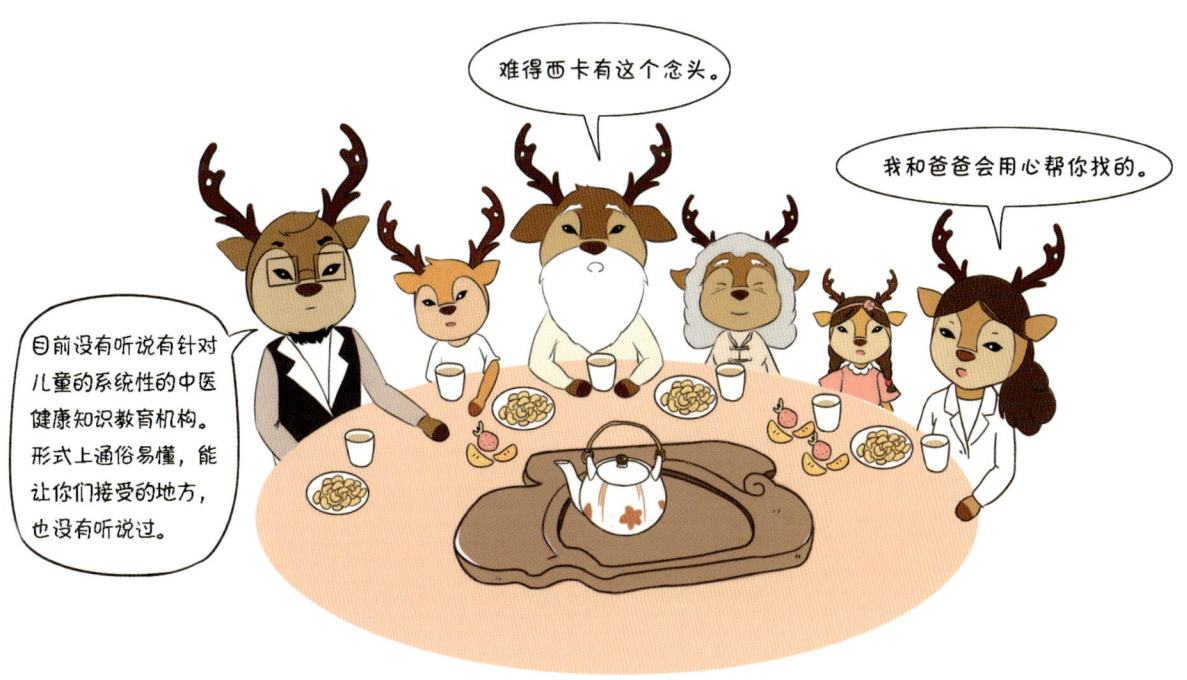

爸爸妈妈说。"

次日晚上，家庭会议召开，一家人围坐在一起，喝着茶。从表情上来看，西卡觉得奶奶和妈妈似乎还不是很愉快。

西卡说："爸爸、妈妈，能不能帮我在外面找一个可以系统学习中医健康知识的地方？首先，学会了以后我自己可以做生活上的小医生，少生病，平时知道如何健康饮食。这样的话，奶奶和妈妈就不会因为我的问题而不愉快了。而且我是立志要做一名医生的，所以我认为要从小开始学习，打下基础，不能辜负全家人对我的期望。"

大家听到西卡的这个建议，都非常支持。鹿爷爷摸着胡子，点了点头，说："难得西卡有这个念头，其实我心中一直有这个想法，只是担心你年纪太小，接受不了这么深奥的中医知识。你现在能够这样想，我肯定是支持的，我跟奶奶举双手赞同。"

鹿爸爸说："现在培训机构很多，但目前没有听说有针对儿童的中医健康知识教育机构，我们要去找找看。市面上有很多关于中医的书，但是这些书或是晦涩难懂，或是传统守旧，或是不够专业，也不太不适合你们这个年纪看。"

鹿妈妈说："市面上的书我基本也看过，但是既要针对你这个年龄层的，有趣味性的，有你们喜欢的深入浅出的对白的，又能让你们学有所成的，还没有见到过，但我和爸爸会用心帮你找的。"

莎卡听了很高兴地说："好啊，好啊，找到了我也要跟哥哥一起学习。"

鹿妈妈说："你这个爱吃的小家伙，就凭你的那些生活坏习惯，你是一定要去学的。"

在家庭会议沟通过程中，奶奶和妈妈冰释前嫌，西卡一家又恢复了之前和谐幸福的家庭氛围。

目 录

第一章　中医轨迹　/ 1

第一节　中医的定义　/ 2
第二节　中医的基本观念　/ 6

第二章　中医迎新晚会　/ 9

第一节　好消息好消息　/ 10
第二节　开场预热：中医经典　/ 12
第三节　嗨翻全场：十大名医　/ 17

第三章　养生堂开饭啦　/ 32

第一节　挑食惹的祸　/ 33
第二节　能吃不一定是福　/ 36
第三节　晚餐要朴素　/ 38
第四节　食补的好你们不知道　/ 40

第四章　作息健康　/ 43

第一节　生物钟闹脾气了　/ 44
第二节　十二经络值班表　/ 46

第五章　你们的体能还充足吗　/ 55

第一节　体能测试　/ 56
第二节　要晨练啦　/ 60
第三节　劳逸结合是王道　/ 63
第四节　眼保健操怎么做　/ 65

第六章　每种情绪都有它的脾气　/ 69

第一节　国庆小长假　/ 70
第二节　忘了还有考试这回事儿　/ 73
第三节　鹿爸爸发火啦　/ 77
第四节　成绩惹的祸　/ 79
第五节　忧伤得连鸡腿都冷落了　/ 84
第六节　悲伤到咳嗽　/ 87
第七节　家长会　/ 90

第七章　中医联谊大会　/ 94

第一节　阴阳老师来开场　/ 95
第二节　认识五行学说　/ 98
第三节　我们的"头儿"　/ 100
第四节　五脏六腑的个性　/ 102
第五节　生命过程　/ 108

第八章　体质大揭秘　/ 113

第一节　了解九种体质　/ 114
第二节　我要青春不要"青春痘"！　/ 118

第九章　病毒侵袭　/ 120

第一节　不用吃药的病　/ 121

第二节　肠胃"搞事情"怎么办？　/ 123

第三节　闹肚子用艾灸！　/ 125

第四节　拔罐"印章"　/ 127

第五节　刮痧"刮"走中暑　/ 129

第十章　明天秋游！大吉大利！　/ 131

第一节　开心扫货　/ 132

第二节　参观中医药博物馆　/ 134

第三节　开心过后的痛苦　/ 142

第十一章　中医药知识竞赛　/ 144

第一节　大显身手的机会来了！　/ 145

第二节　植物班里的精英们　/ 147

第三节　激烈的抢答环节　/ 149

第十二章　意外伤害也来凑热闹　/ 154

第一节　冬令营　/ 155

第二节　意外伤害　/ 158

后记　/ 165

第一章

中医轨迹

中医的定义
中医的基本观念
中医历史

第一节 中医的定义

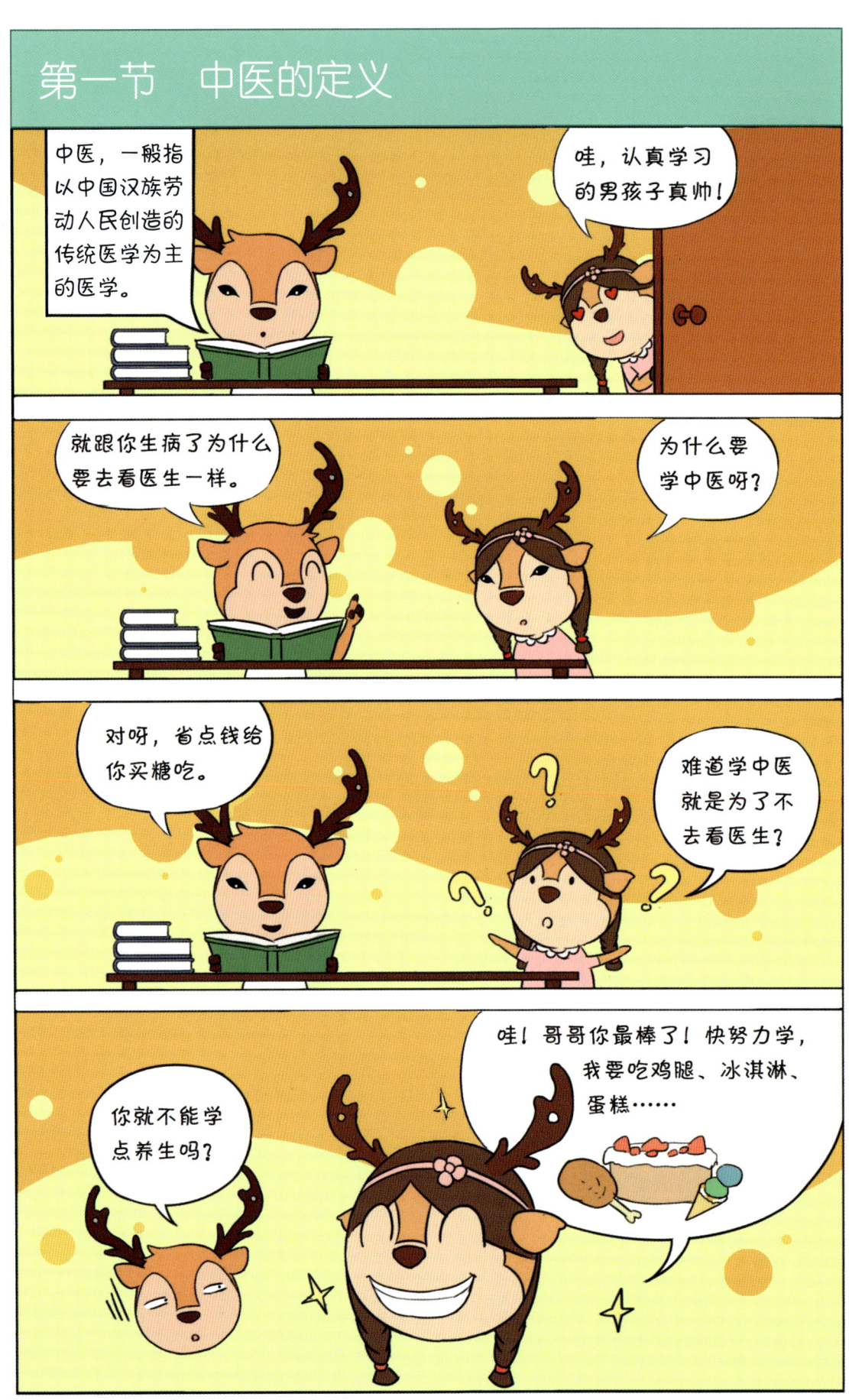

第一章 中医轨迹

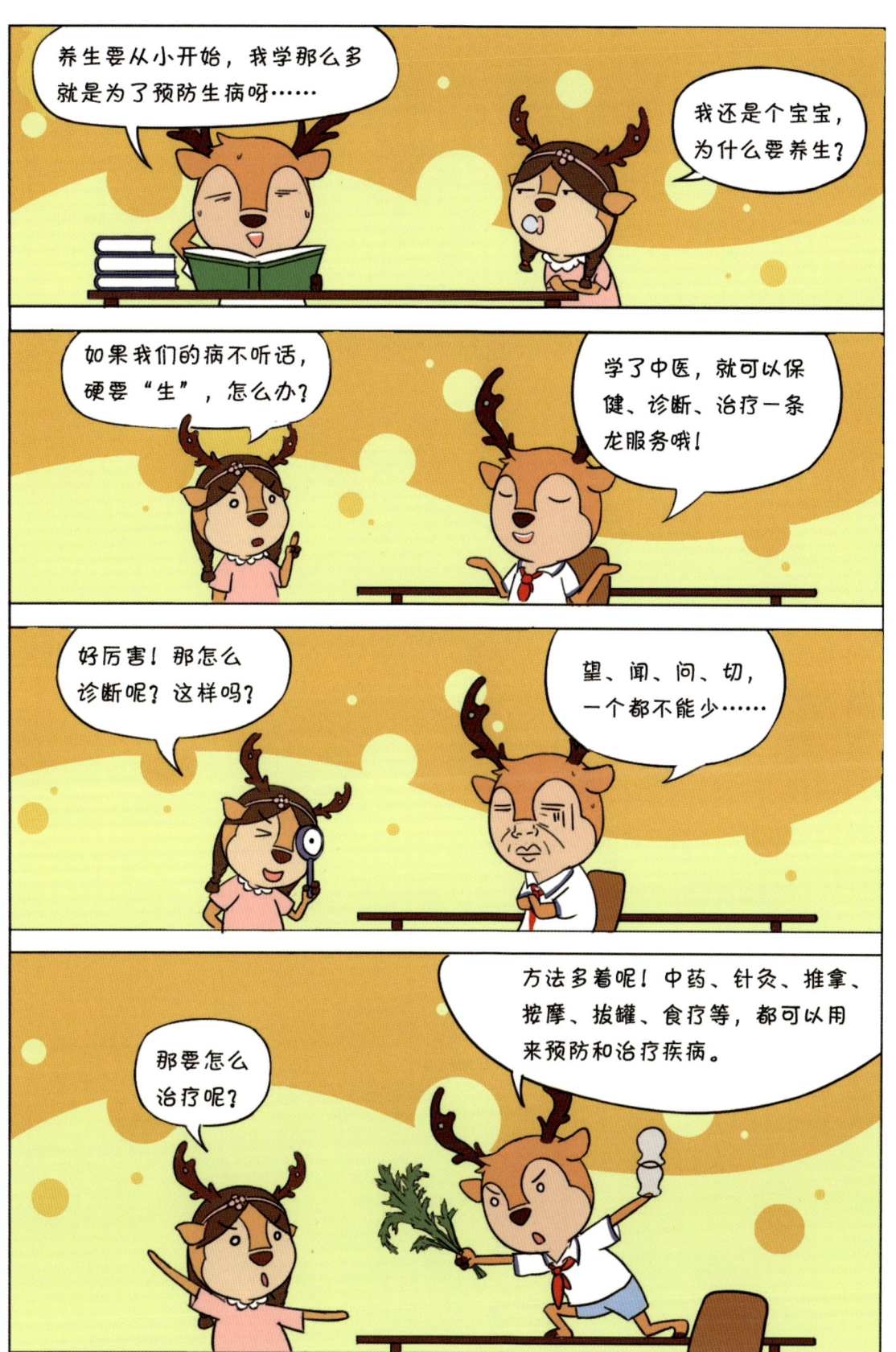

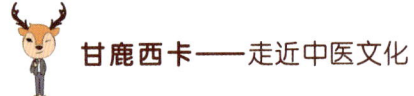

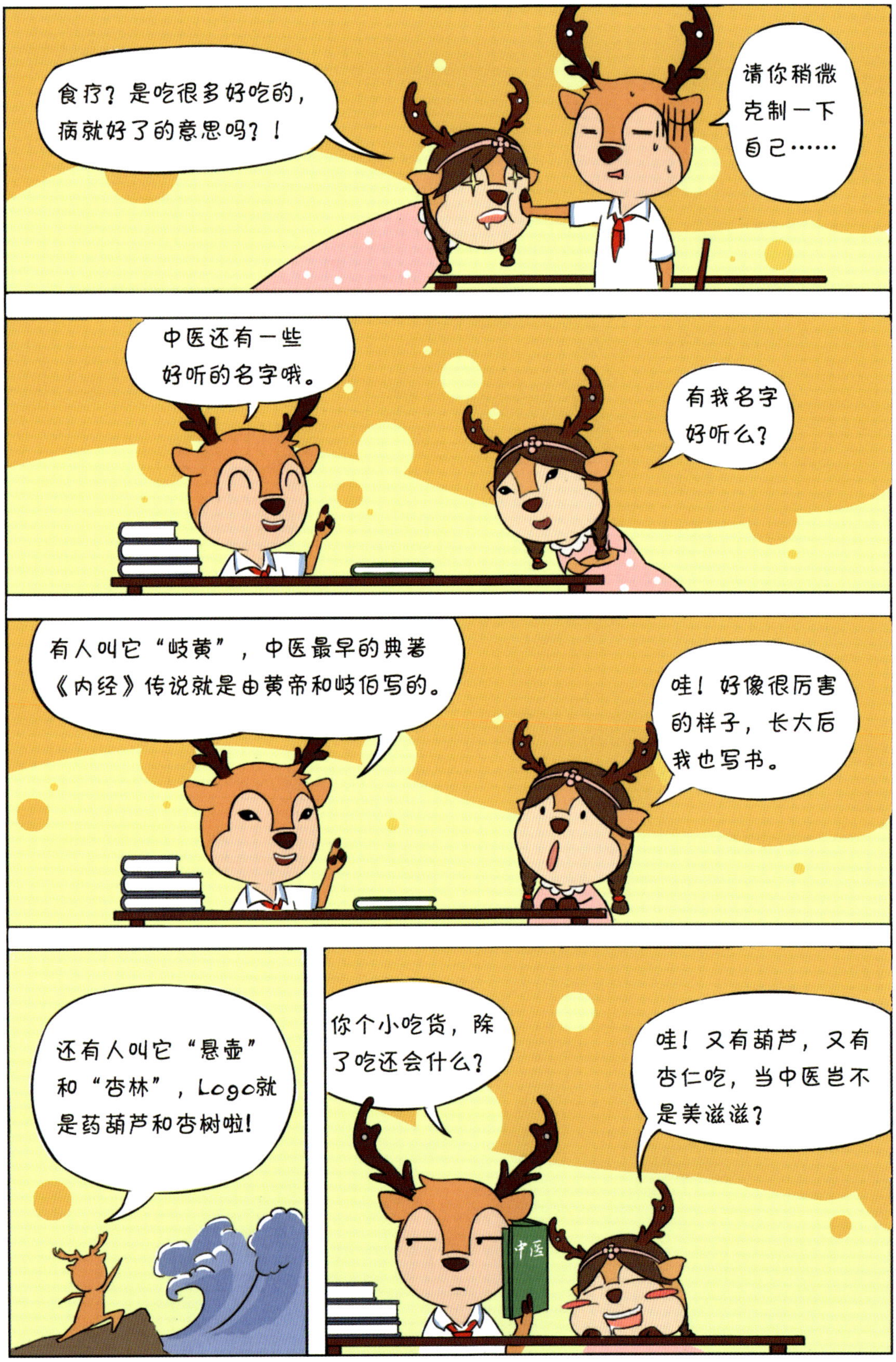

第一章 中医轨迹

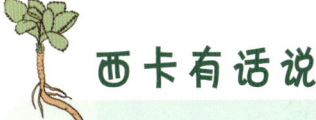
西卡有话说

中医通过望、闻、问、切，探索疾病的病因和病机，判断人体的五脏六腑、津液、气血、经络的变化，邪正的消长，归纳出证型。中医的治疗原则是辨证论治，制定"汗、吐、下、和、温、清、补、消"等治法，使用中药、针灸、推拿、按摩、拔罐、食疗等多种治疗手段，使人体达到阴阳调和而康复。

中医还有几个别称，它们的由来也很有意思。

岐黄：《内经》全称《黄帝内经》，是我国最早的医学典籍，传说为黄帝和岐伯所作。后来"岐（伯）黄（帝）"就成了"中医学"的代名词。人们学中医时，就说是学习"岐黄"，对于医术高超的人，说成精于"岐黄"。

悬壶：东汉时期有个叫费长房的人，一日，偶见街上有一卖药的老翁，悬挂着一个药葫芦，兜售丸散膏丹。待街上行人渐渐散去，老翁就悄悄钻入葫芦之中。费长房恭恭敬敬地拜见老翁，老翁知他来意，领他一同钻入葫芦中。后来，费长房跟随老翁十余日，学得方术。从此，费长房能医百病，驱瘟疫。后来，民间的郎中为了纪念这个传奇医师，就在药铺门口挂一个药葫芦作为行医的标志。

杏林：东汉时期有个名医叫董奉，他定下了一项奇怪的规章：看病不收费用，但是要在他居住的山坡上种植杏树五株。由于他医术高明，医德高尚，远近患者纷纷前来求治，数年之间就种植了万余株杏树，成为一片杏林。杏子成熟时，董奉写了一张告示，规定来买杏的人，只要留下一斗谷子，就可以自行摘一斗杏离去。他把用杏交换来的谷，用以救济贫民。据说，每年有两三万贫病交加的人，受到了董奉的救济。

第二节　中医的基本观念

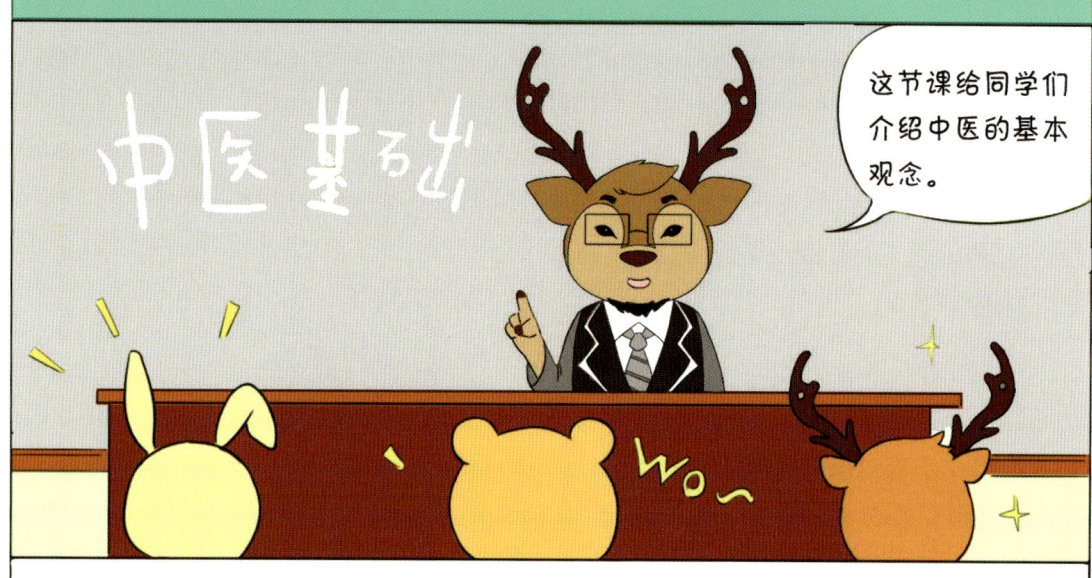

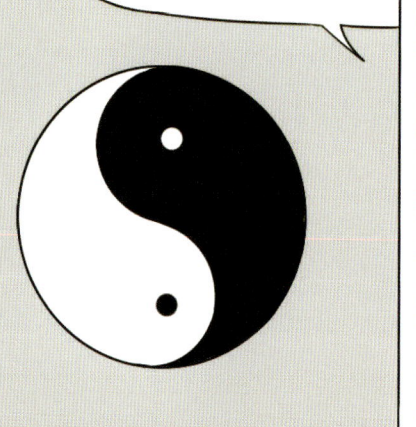

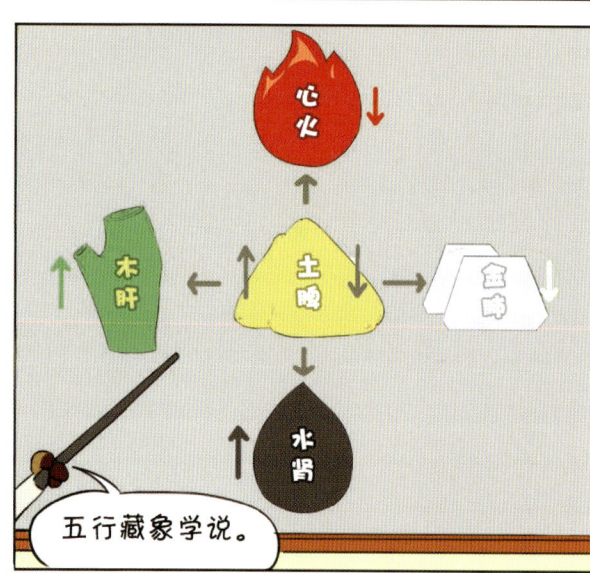

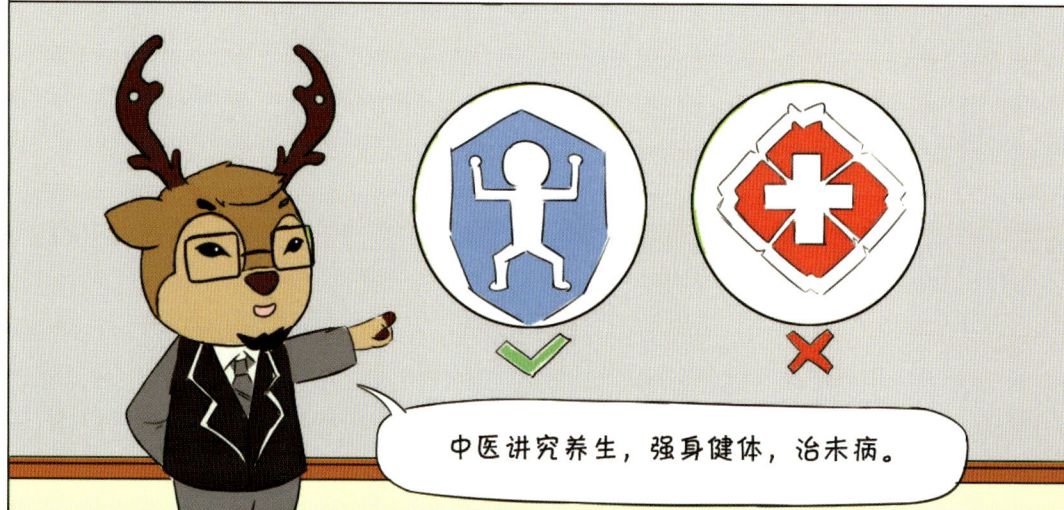

第一章 中医轨迹

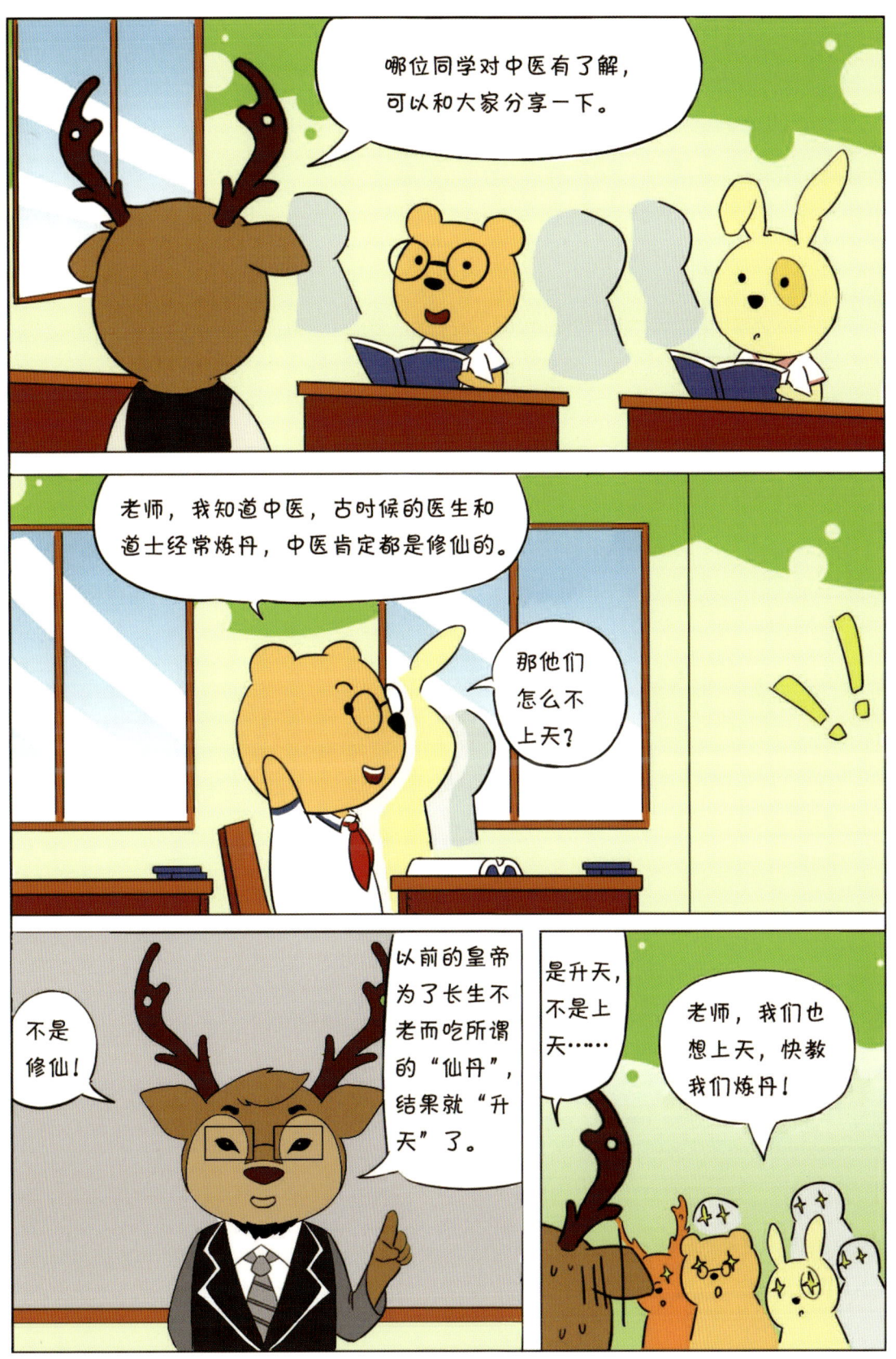

中医治病提倡预防为主，强调在没有生病时做好预防工作，增强机体抵抗疾病的能力，也强调在生病以后及时治疗，以防止疾病恶化。这就是人们常说的"上工治未病"。未病先防，即防病于未然，是指人们在没有患病的时候，积极预防疾病的发生，通过饮食、运动、精神的调理增强体质，防止发生疾病。

已病防变，是指在患病以后，要积极采取措施，预防疾病加重，控制病情发展，依据疾病的发生、发展规律及转变途径，做到早期诊断、有效治疗，治在疾病发作、加重之前。

愈后防复，是指在疾病治愈或病情稳定之后，要采取有效措施，促使脏腑组织功能尽快恢复正常，达到邪尽病愈、病不复发的目的。

中医学认为，机体各个组成部分之间存在着密切相关性，所以中医治病应着重于整体治疗。肝、心、脾、肺、肾五脏各有其对应的官窍，所以有"肝开窍于目""心开窍于舌""脾开窍于口""肺开窍于鼻""肾开窍于耳"的说法，高度概括了五脏与五官之间的整体联系。

同病异治，是指同一种疾病由于其发病的时间、地区及病人机体的反应不同，或处于不同的发展阶段，从而表现出不同的证候，因而治法不同。异病同治，是指不同的疾病在其发展过程中，由于出现了相同的病理变化，表现出相同的证候，因而可以采用同一种方法来治疗。

第一节 好消息好消息

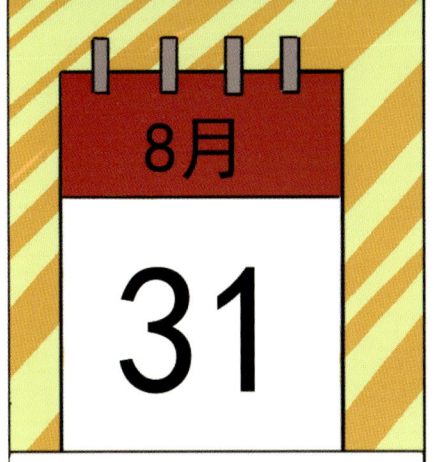
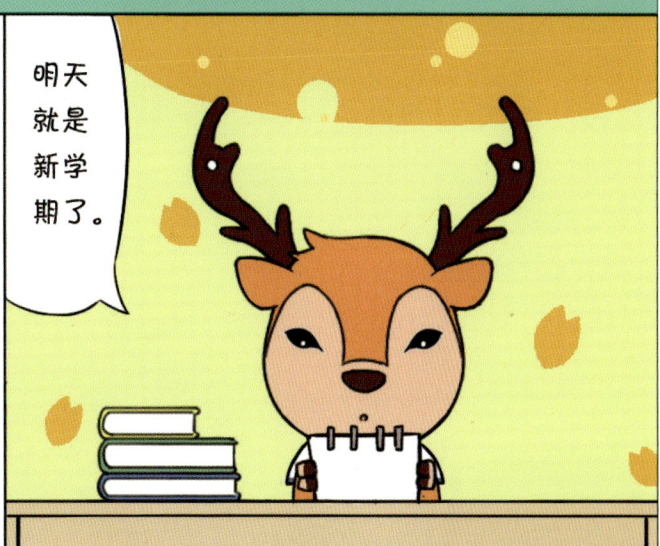
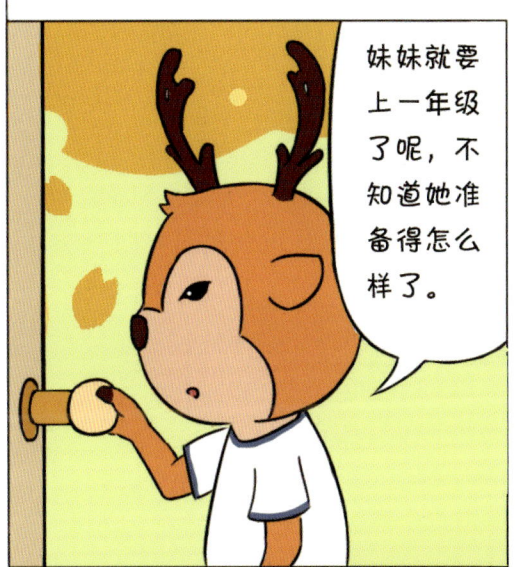
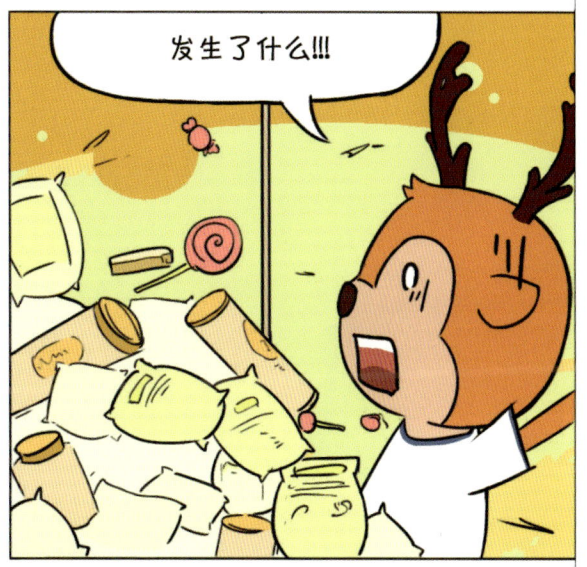
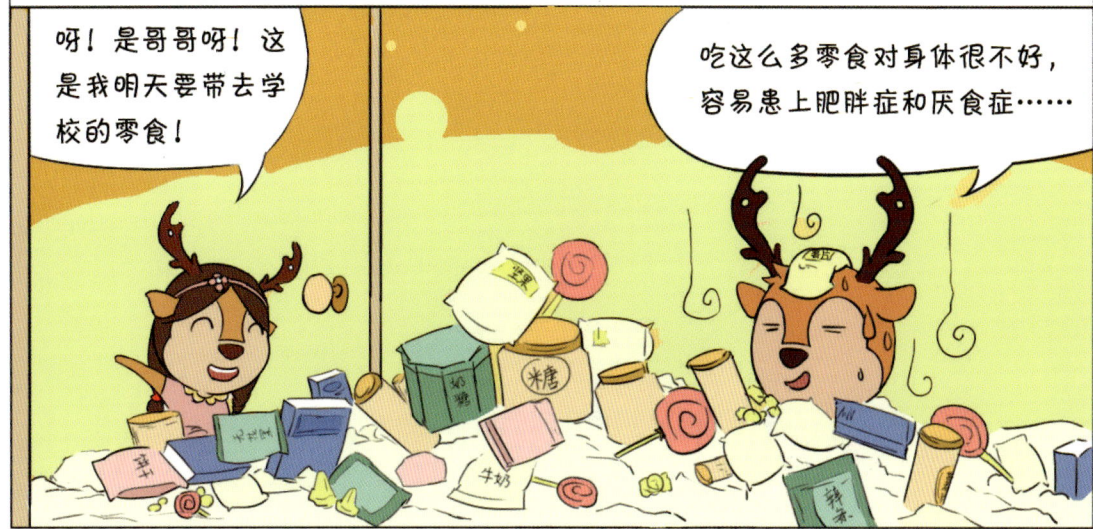

第二章

中医迎新晚会

十大经典

四小经典

十大名医

第三节 中医轨迹

远古时期

约公元前2070年前

在很久很久以前，人们如果生病了，能不能治好都是缘分，缘分尽了就死了。身为部落首领的神农氏为了拯救人民，根据石画上的记载，决定亲自去尝百草。

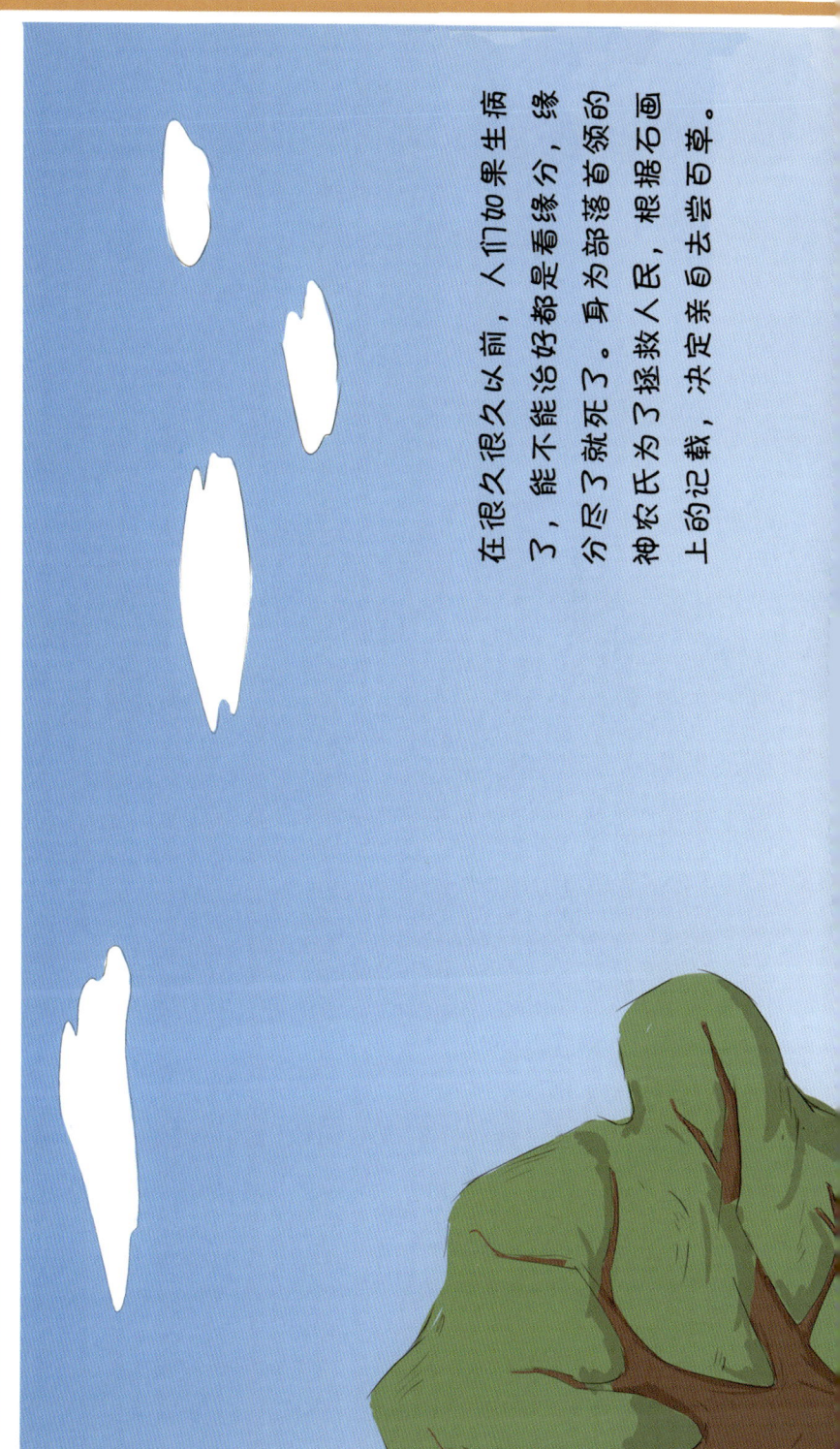

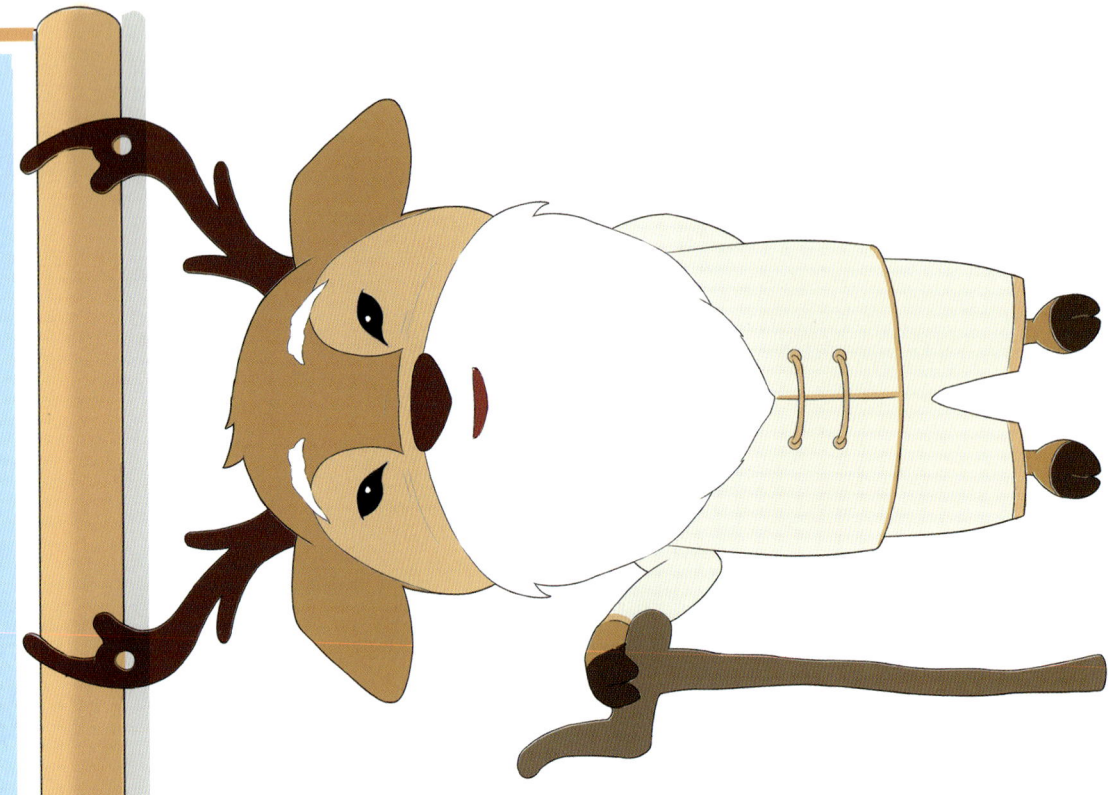

同学们，对中医有了解了吗？

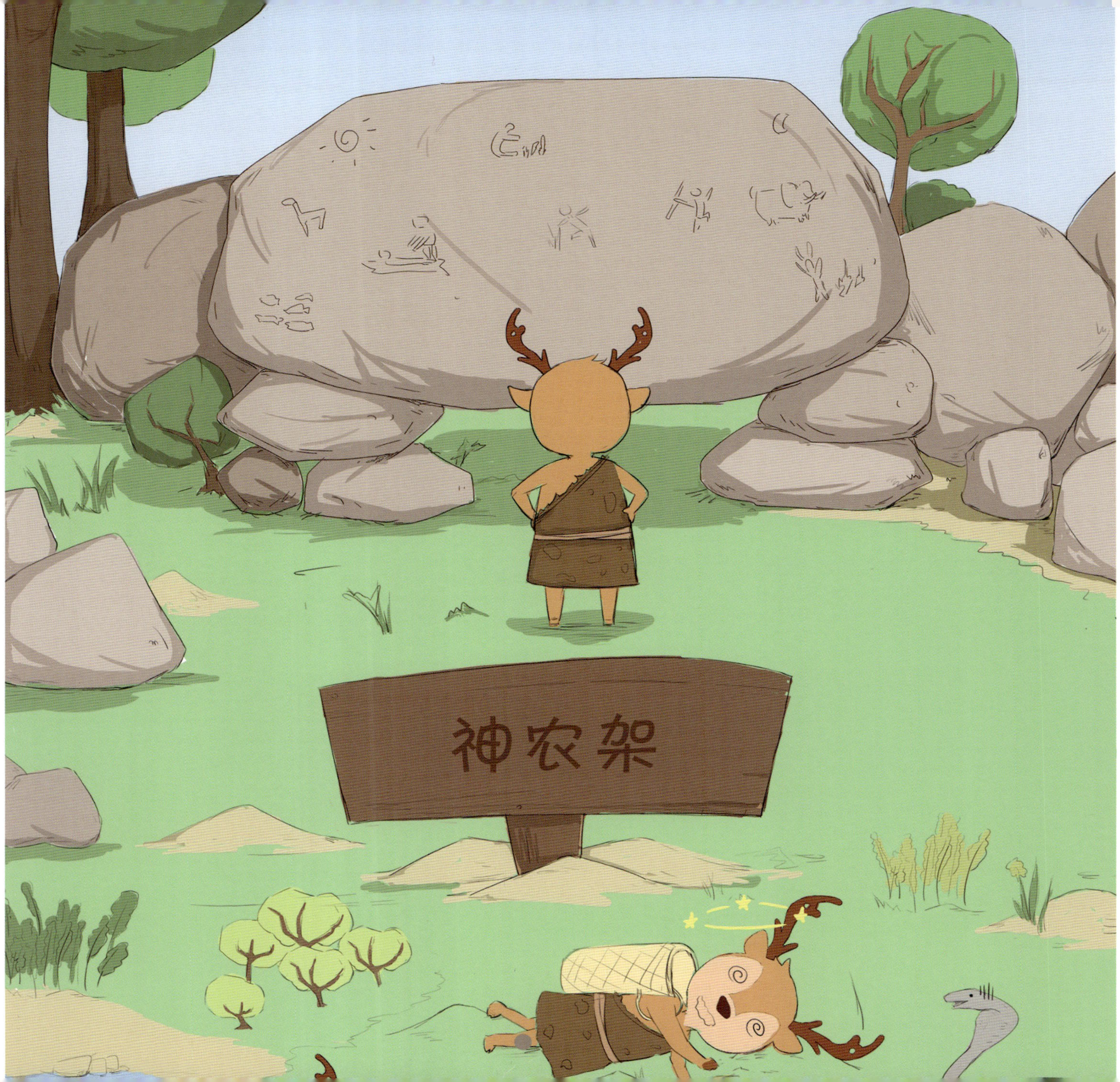

尝草期间,神农氏各种奇形怪状的草照吃不误,多次差点中毒身亡。但是他的运气比较好,附近有解毒的草,吃了之后就没事了。

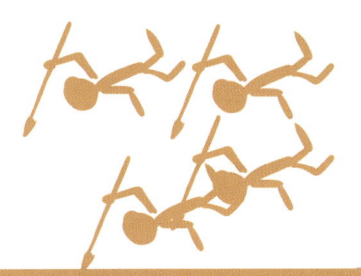
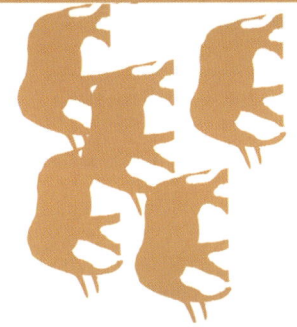

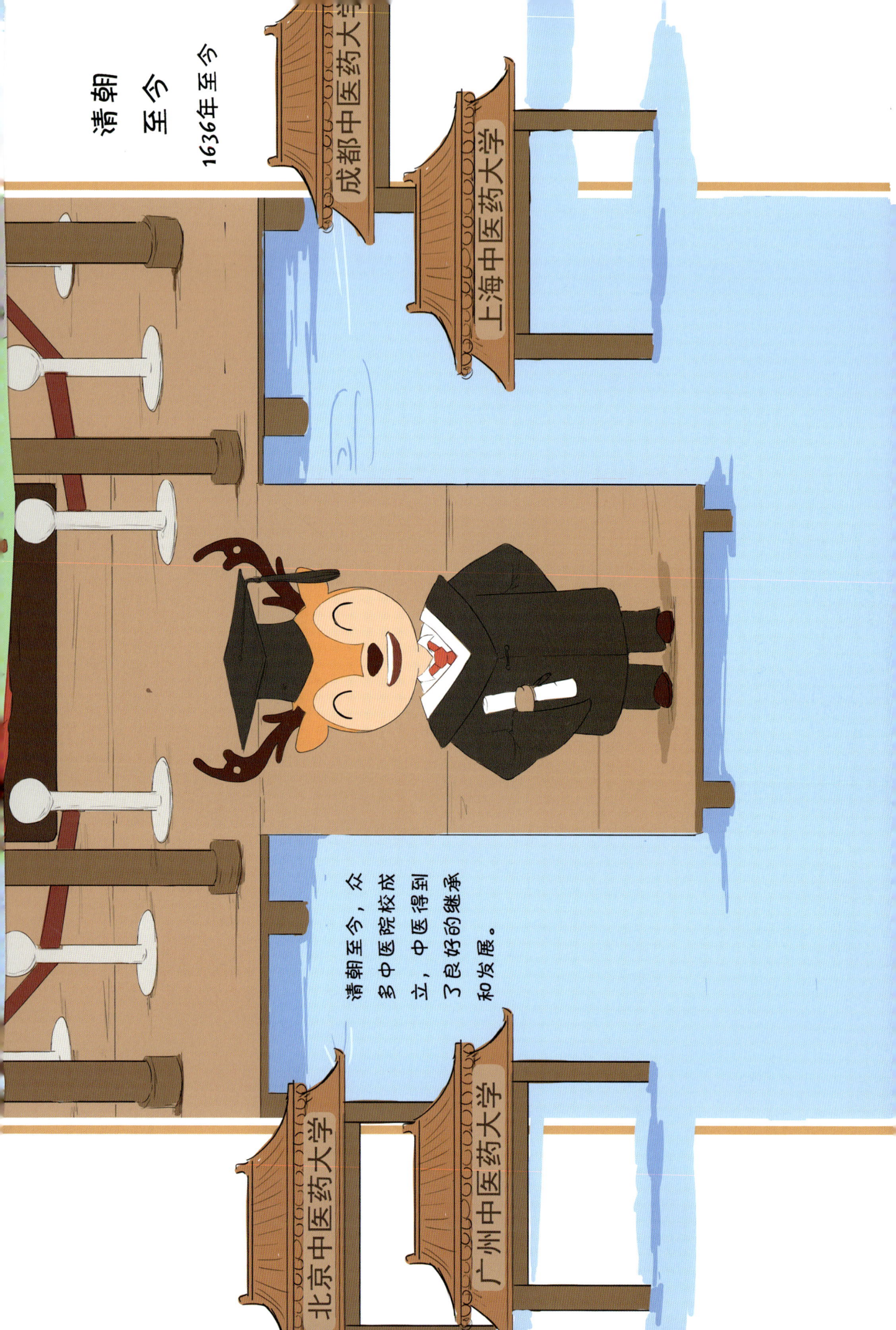

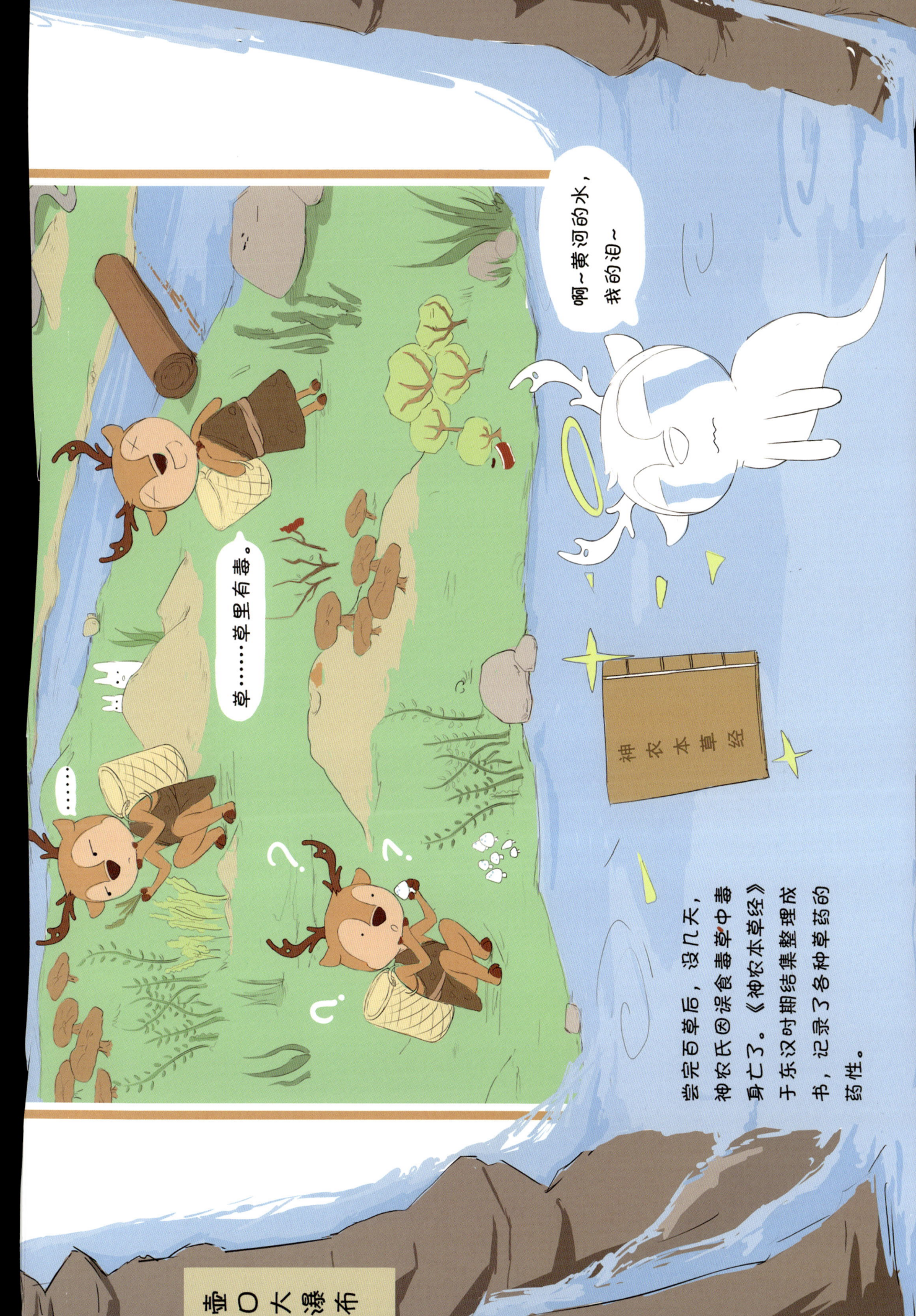

明朝时期

1368至1644年

名医李时珍行医数十年,改正了古代本草书中错误的地方,编写了《本草纲目》。这部伟大的著作,是集我国16世纪之前的药学成就之大成的中国最完整、最系统、最科学的一部医药学著作。

"药圣"李时珍《本草纲目》真迹

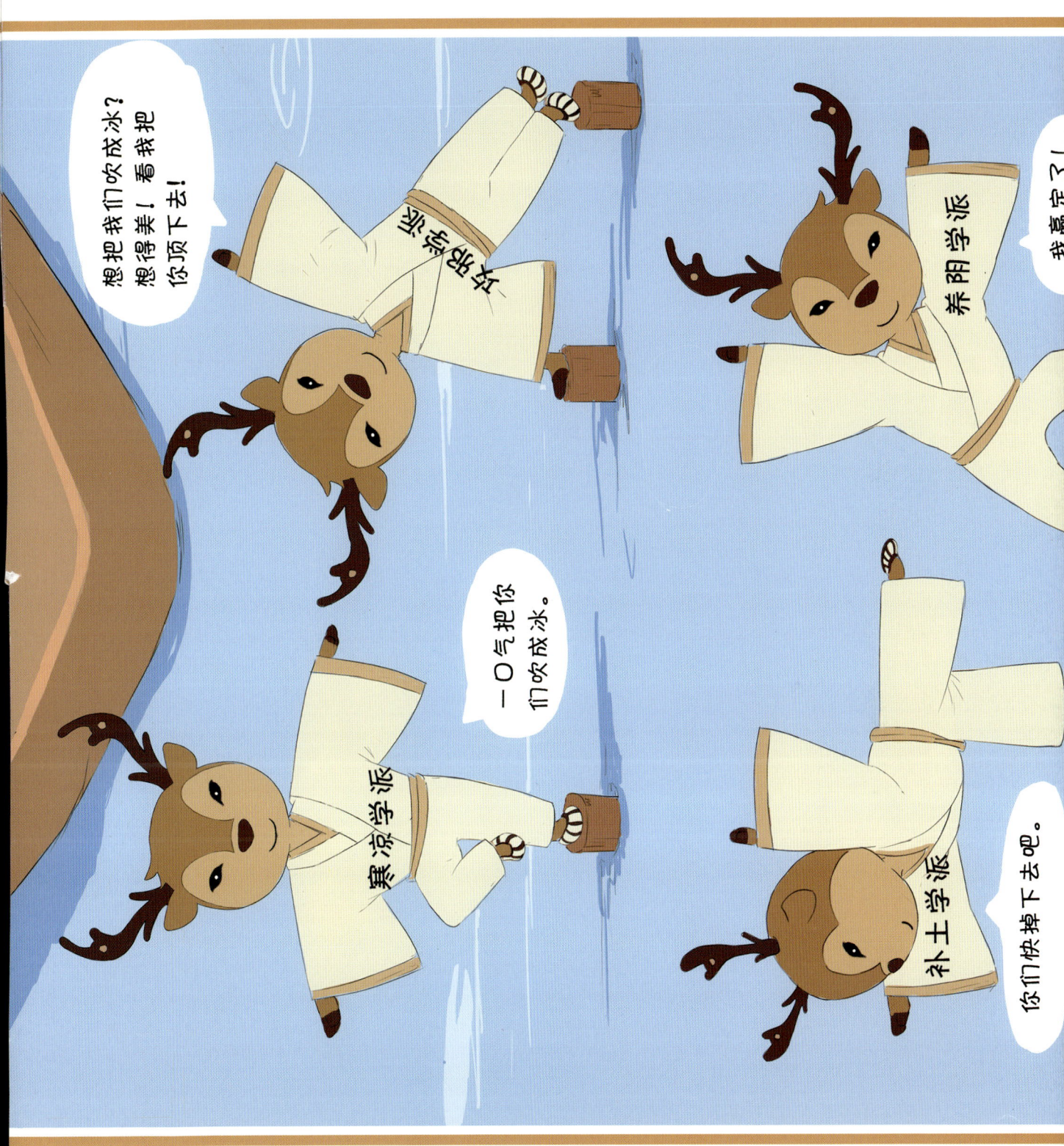

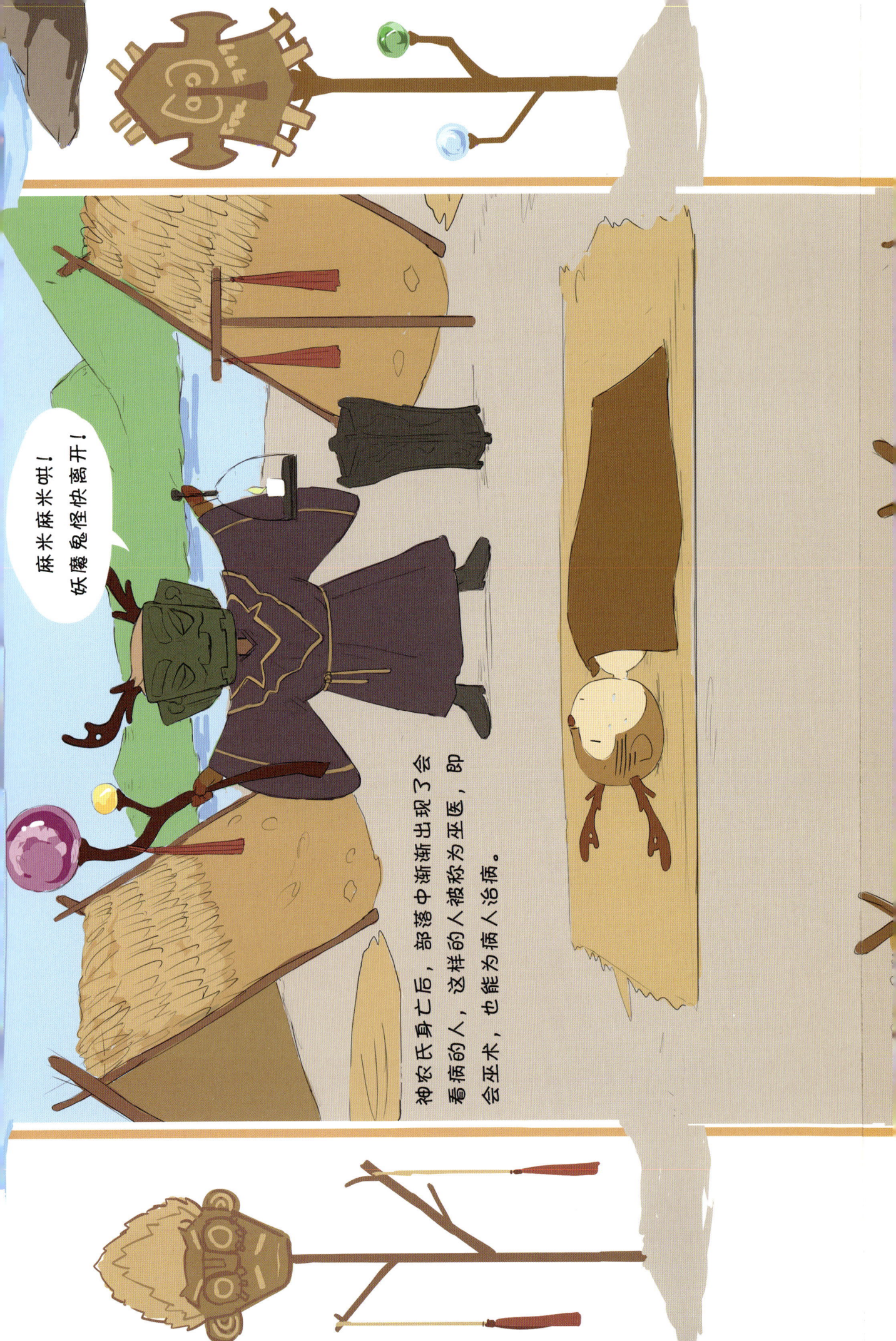

秦汉三国至隋唐时期

公元前221至公元907年

张仲景费了九牛二虎之力，终于编写出了医学著作《伤寒杂病论》。

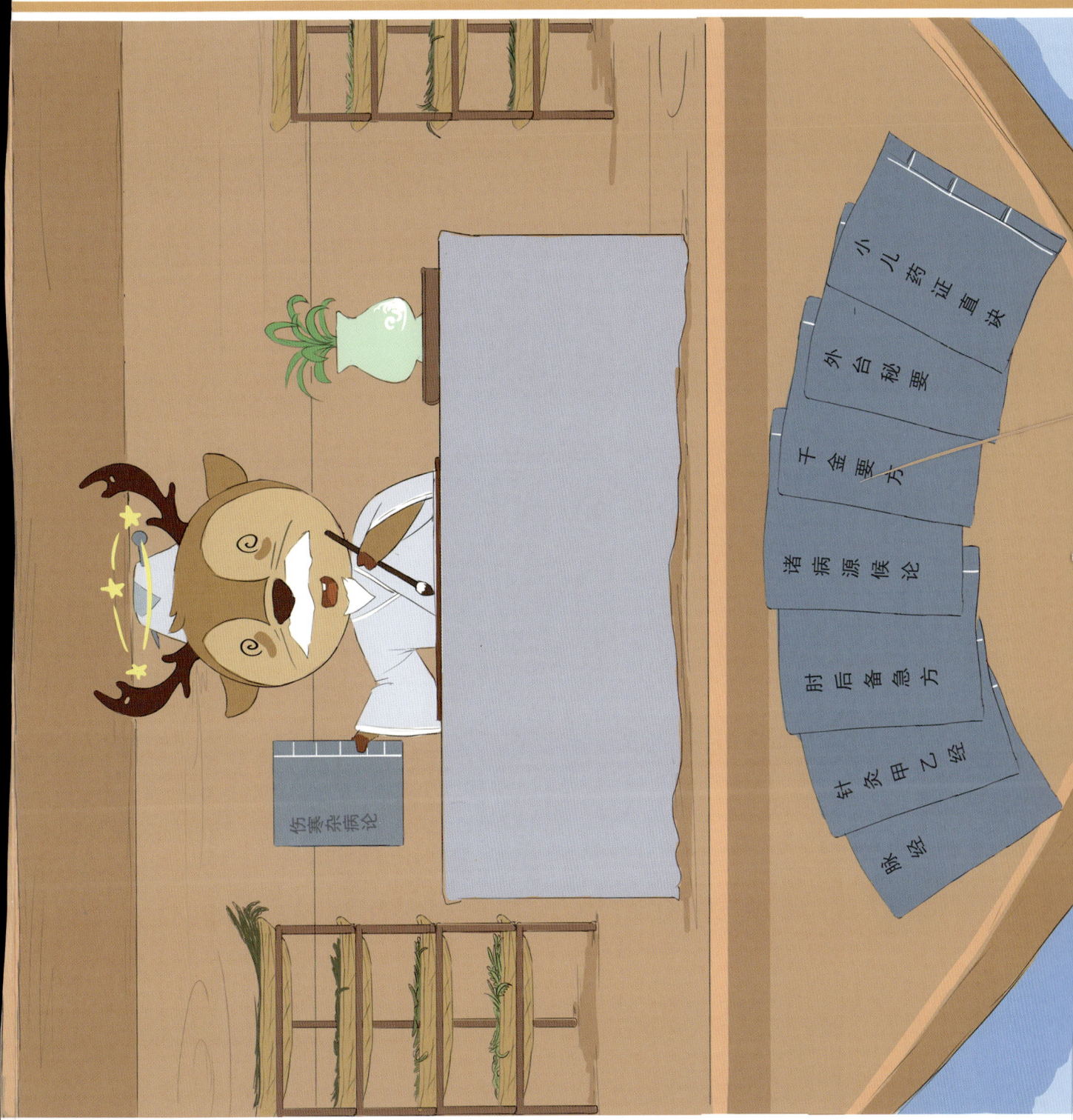

众多医学、药学著作的诞生，为后世中医学的发展留下了不可磨灭的功绩。

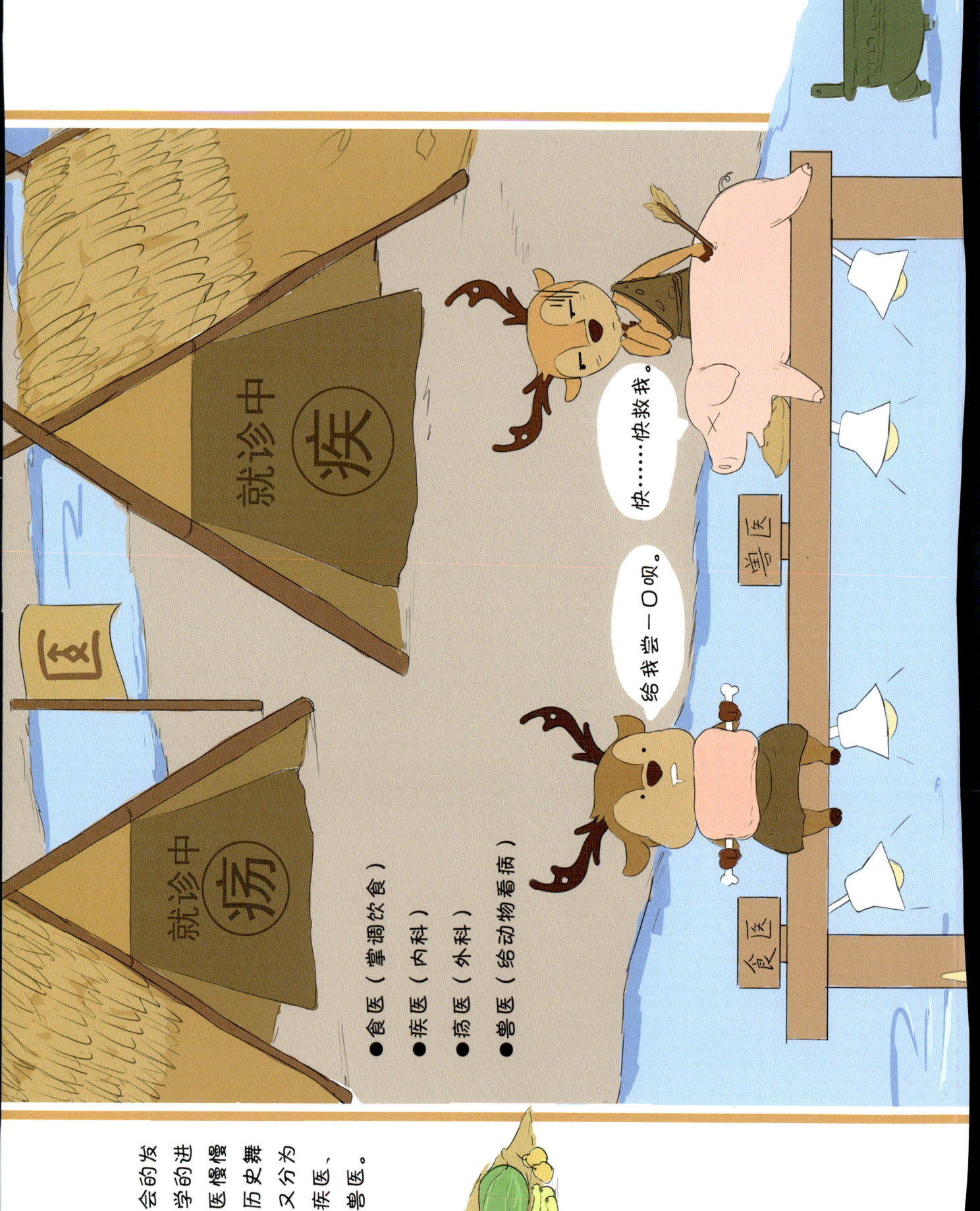

- 食医（掌调饮食）
- 疾医（内科）
- 疡医（外科）
- 兽医（给动物看病）

随着社会的发展，科学的进步，巫医慢慢退出了历史舞台，后又分为食医、疾医、疡医和兽医。

春秋战国时期

公元前770至公元前221年

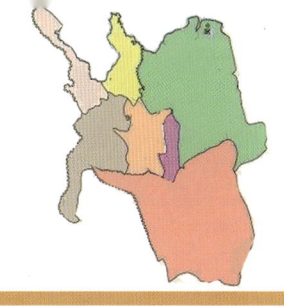

"小伙子,肾虚呀!"

"前面那个小伙子,您的病历本掉了。"

病历本

淳于意创建了病历本制度。

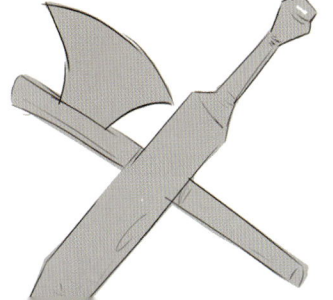
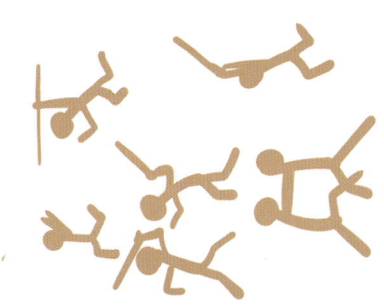

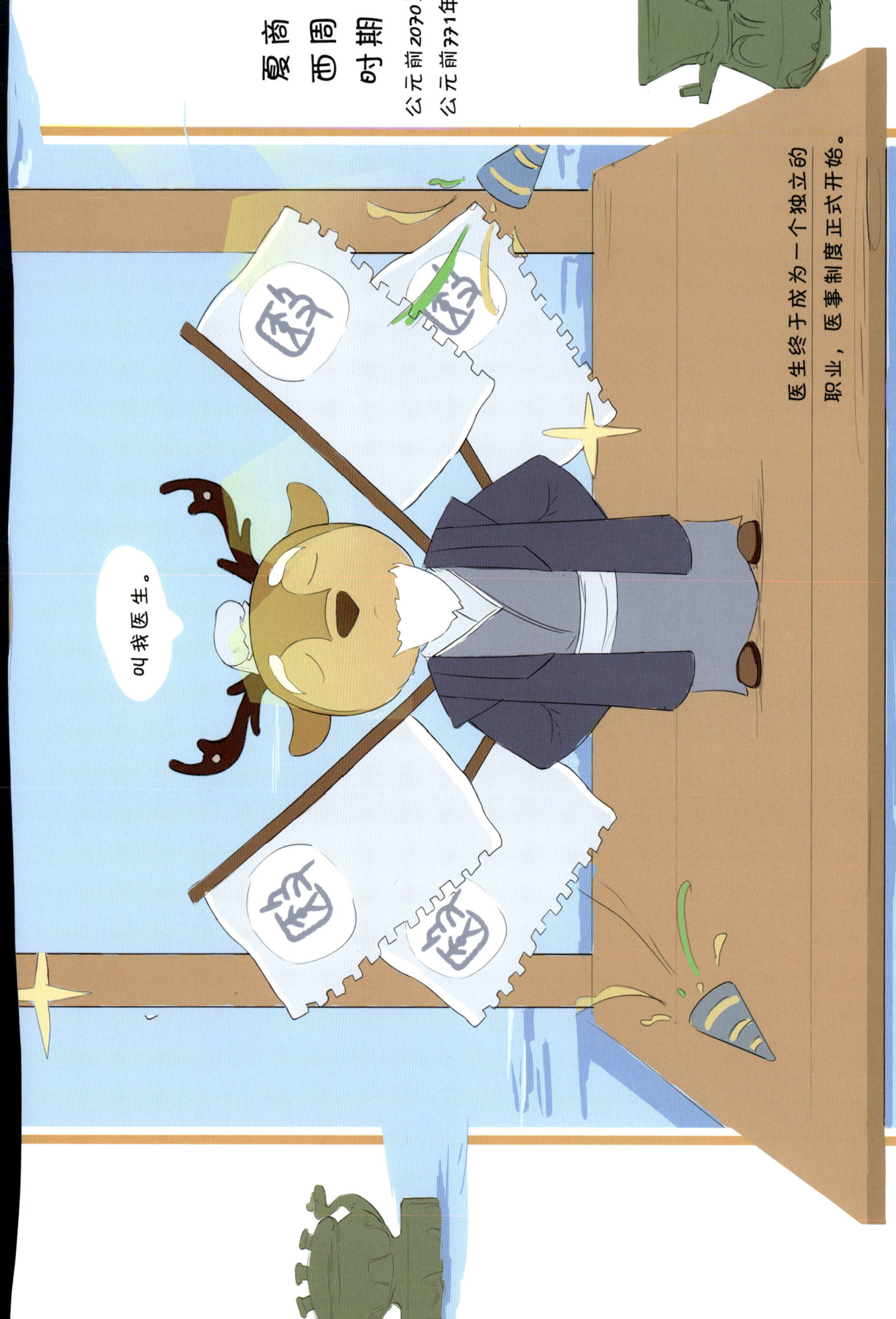

莎卡对学校充满好奇，屁颠屁颠地跟着哥哥上学校，手舞足蹈地说："以后可以天天跟哥哥在一起啦！"

来到学校操场，每位同学找到自己的班级，排队站好。开始点名了，"动物班！""到！""植物班！""到！""自然班！""到！""人体班！""到！"

咚咚咚……一阵威严有力的脚步声慢慢靠近，同学们都自觉地保持安静。校长缓缓走上讲台，摸摸胡子说："同学们，老师们！上午好！新学期新气象，我们要以全新的精神面貌迎接新学期的到来！可能你们还没有从假期的睡梦中醒来，那让我来说个好消息让你们振奋一下吧！"台下同学们欢呼鼓掌，校长继续说道："今晚我们将举行迎新晚会，特邀十大名医出场，给你们打一剂亢奋剂！"

同学们欢呼："哇！幸福来得太突然了！校长，我们爱您！"

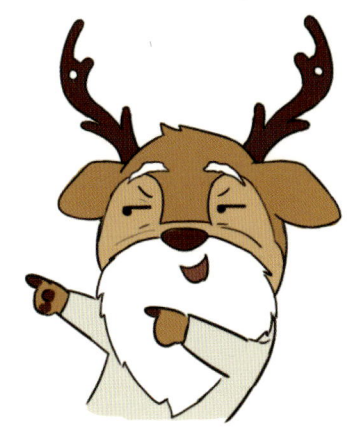

第二节 开场预热：中医经典

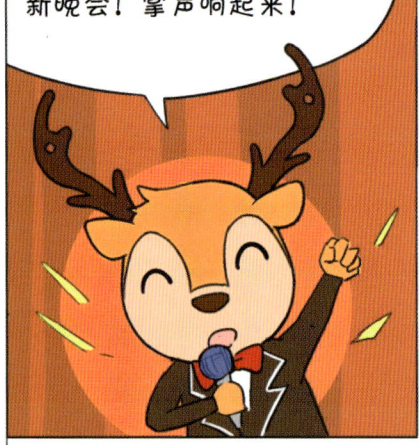
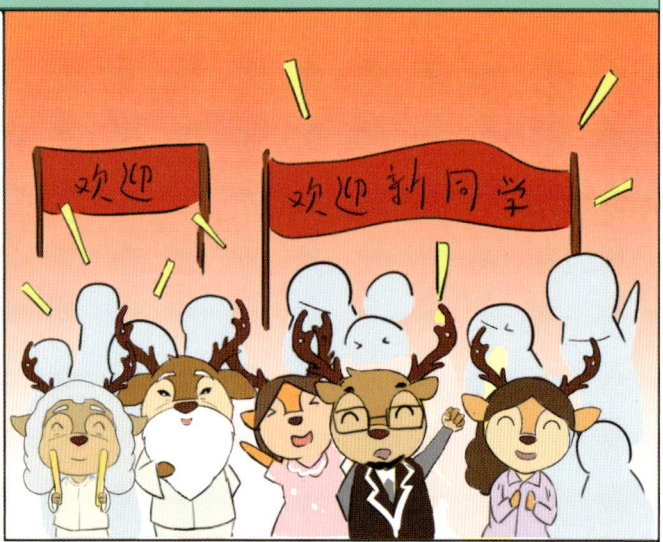
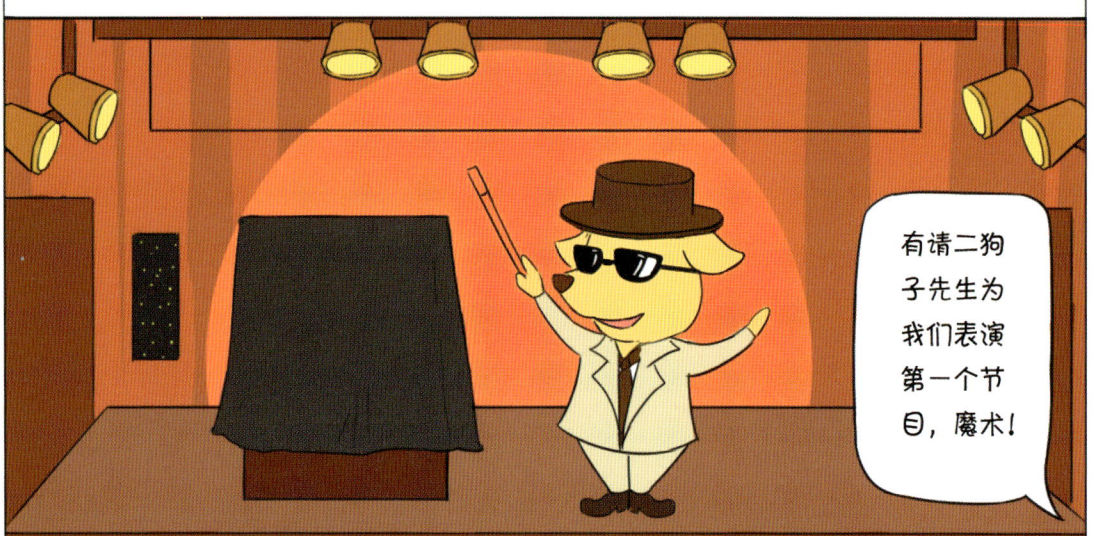
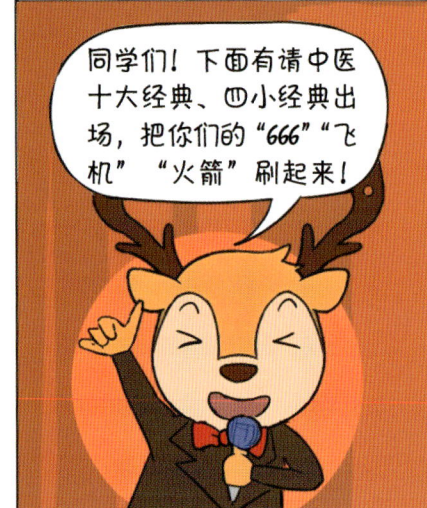
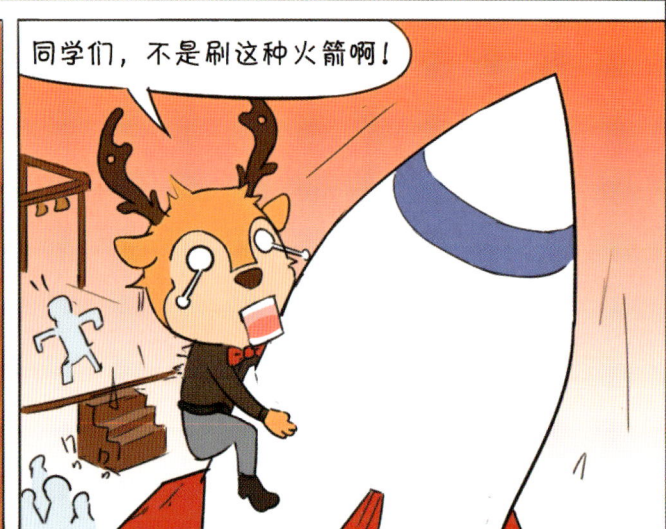

中医十大经典

《素问》
时间不详

作者：不详

与《灵枢》共同组成《黄帝内经》，据传为黄帝、岐伯所作，是我国现存最早的医学经典。

它确立了中医理论体系的基本内容，奠定了中医学发展的理论基础和学术体系，标志着中医学进入了由经验医学上升为理论医学的阶段。

《灵枢》
时间不详

作者：不详

与《素问》共同组成《黄帝内经》，据传为黄帝、岐伯所作，是我国现存最早的医学经典。

它确立了中医理论体系的基本内容，奠定了中医学发展的理论基础和学术体系，标志着中医学进入了由经验医学上升为理论医学的阶段。

《黄帝八十一难经》
春秋战国

作者：扁鹊

全书采用问答方式，对81个难点和疑点问题，包括脉诊、经络、脏腑、阴阳、病因、病机、营卫、腧穴、针刺、病证等问题进行讨论研究并解答。

它与《黄帝内经》同为医学知识体系形成的标志，为中医理论体系的构建奠定了坚实的基础。

《神农本草经》
东汉

作者：不详

假托神农氏所著，书中对每一味药的产地、性质、采集时间、入药部位和主治病证，对各种药物的性味、配伍、应用原则及简单制剂方法都进行了叙述。

它构建了一个完整的药物学体系，奠定了我国古代药物学的基础。

中医十大经典

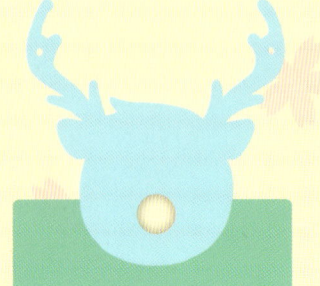

《伤寒论》

东汉

💡 作者：张仲景

　　这是一部阐述外感病及杂病诊疗规律的专著。

　　总结了东汉以前诊疗外感热病的经验，并结合作者的临床实践制订了严谨的诊疗规范，创立了六经辨证体系，确立了中医学辨证论治的原则。

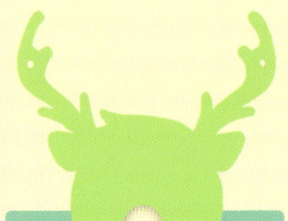

《金匮要略》

东汉

💡 作者：张仲景

　　全书以脏腑经络学说作为论述的基础，阐明各类症候的发生、变化及其与脏腑经络的关系，论述病症包括内、外、妇、产、皮肤各科。

　　此书奠定了杂病的理论基础和临床规范，具有较高的指导意义和实用价值。

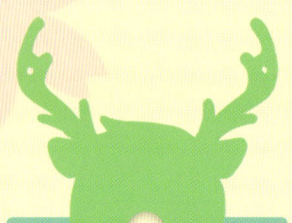

《华氏中藏经》

东汉

💡 作者：华佗

　　本书以脉证为中心来分述五脏六腑病症的寒热虚实性质，形成了系统的脏腑辨证理论。

　　作者还认识到天人合一整体观、阴阳五行学说和寒热虚实辨证在中医理论体系中的重要性，在中医学史上有着独特的理论价值和临床价值。

中医十大经典

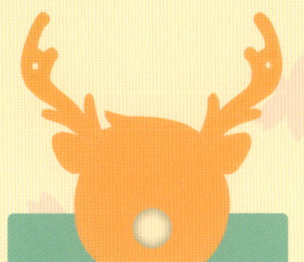

《针灸甲乙经》
西晋

作者：皇甫谧

　　本书集晋以前有关针灸学内容等分类合编而成，对人体生理、病理，经脉循行，腧穴总数、部位、取穴、针法、适应证、禁忌证等进行了系统论述。

　　此书是中国现存最早的一部针灸学专著，对针灸的发展起到了承前启后的作用。

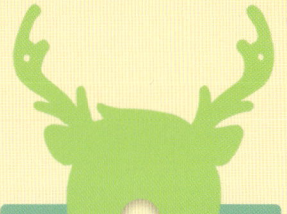

《脉经》
西晋

作者：王叔和

　　本书集汉代以前脉学之大成，将人体脉象归纳为24种，并对每种脉象都进行明确描述，包括部位脉象变化、所主脏腑经络病变、各部脉象所主病症及其治疗等内容。

　　此书是现存最早的脉学专著，为后世脉学发展奠定了基础。

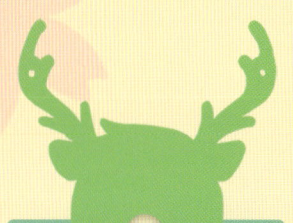

《黄帝内经太素》
隋

作者：杨上善

　　这是我国现存最早的分类编纂整理、研究注解《黄帝内经》之作。

　　本书分为摄生、阴阳、人合、脏腑、经脉、输穴、营卫气、身度、诊候、证候、设方、九针、补泻、伤寒、寒热、邪论、风、气论、杂病十九大类，每一类之下，又分设多个不同的篇目。

中医四小经典

《药性赋》
金、元

作者：李东垣

　　本书主要遵循《神农本草经》理论，结合作者多年的临床经验，在药物的气味、补泻、归经等方面进行了有针对性的探讨，颇具实用价值。

　　书中的总赋部分流传极广，经久不衰。

《濒湖脉学》
明

作者：李时珍

　　本书撷取《黄帝内经》《脉经》等诸书精华，结合作者多年经验，阐述了27种脉象的脉形特点、辨别方法和主治病证，引录了其父李言闻阐述脉学理论的《四言举要》。

　　全书用韵语编成歌诀，朗朗上口，易诵易记。

《汤头歌诀》
清

作者：汪昂

　　本书选录中医经验成方300余首编成七言歌诀，并从方剂主治、组成、配伍、剂量等方面予以简要注释。

　　内容简明扼要，音韵工整，便于初学者习诵，是一部流传较广的方剂学著作。

《医学三字经》
清

作者：陈修园

　　本书是作者毕生临床经验的总结，主要介绍了从医学源流至临床各科常见病的病因病机、辨证治则和有效方药，完备而实用。

　　全书采用三字经诀的形式书写，附以注释，语言凝练，便于诵读记忆。

第三节 嗨翻全场:十大名医

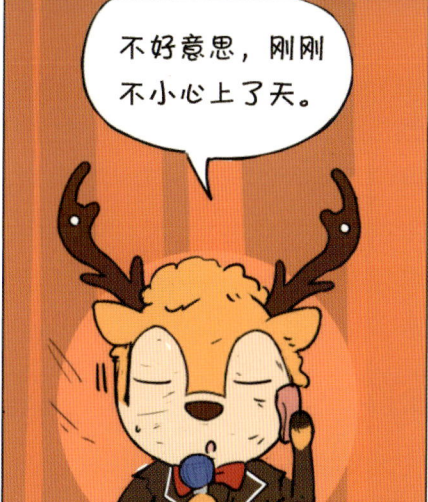

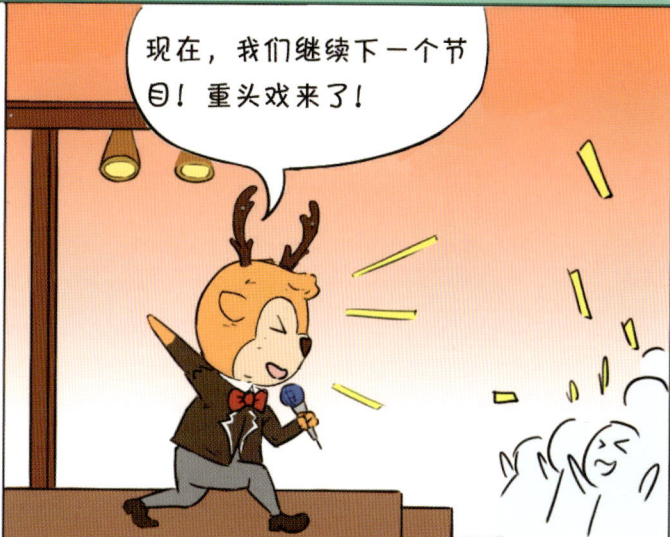

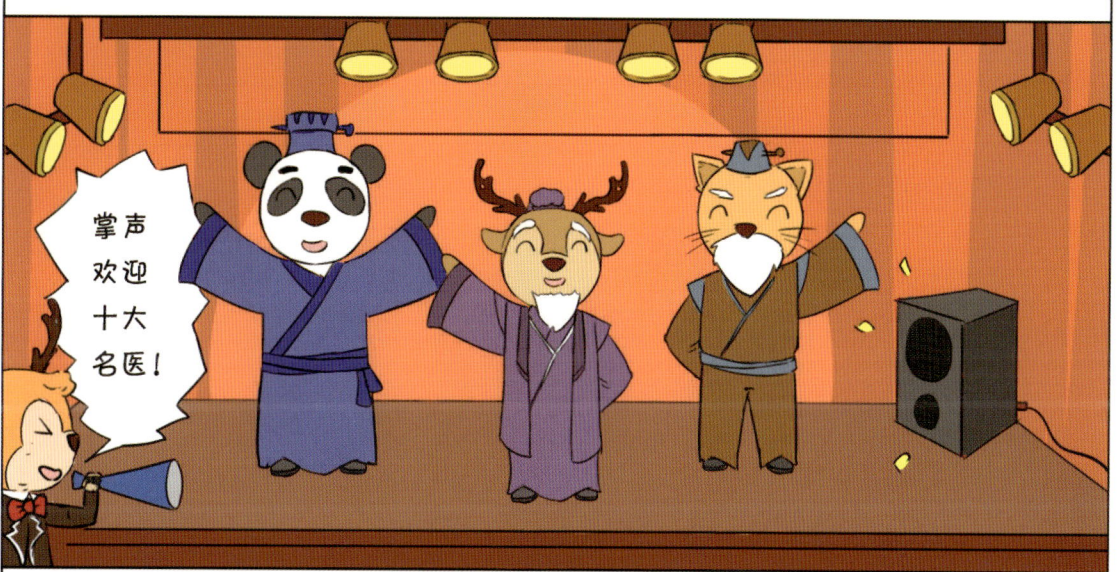

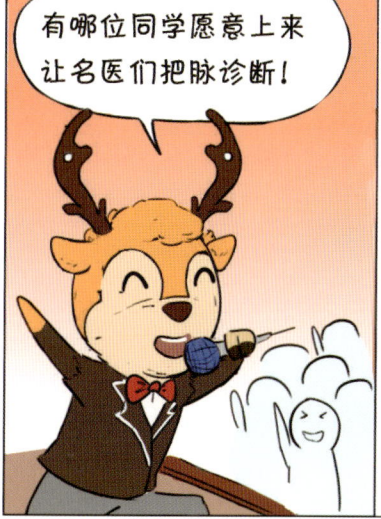

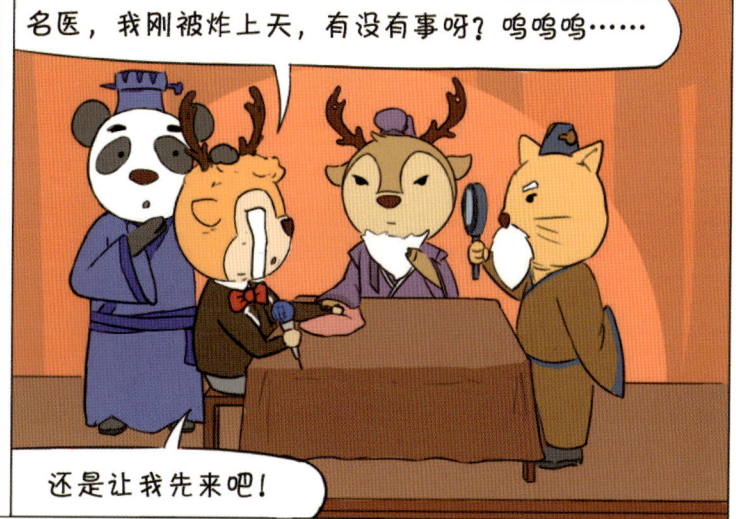

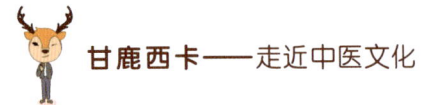

个人名片

个人资料： 扁鹊（前407—前310），姓秦，名缓，字越人，尊称扁鹊，号卢医

职　　位： 战国时期著名医学家，中国古代五大医学家之首

作　　品： 四诊法（望诊、闻诊、问诊和切诊）

特　　长： 精于内、外、妇、儿、五官等科，应用砭刺、针灸、按摩、汤药、热熨等法治疗疾病，被尊为医祖

历史评价： 用一生的时间，认真总结前人和民间经验，结合自己的医疗实践，在诊断、治法上对祖国医学做出了卓越的贡献，被称为"中国的医圣""古代医学的奠基者"

扁鹊衣着朴素，摇着扇子风度翩翩地走上舞台："大家好，我是扁鹊。

"今天我跟大家讲一个故事。一天，我去见蔡桓公，发现他的肌肤纹理间有些小病，便提醒他尽早医治，否则会加重病情，他不屑地说他没病。第二次去见他的时候，发现他的病在肠胃里了，就再次提醒他要医治，结果他好面子，硬是说天天健身，身体

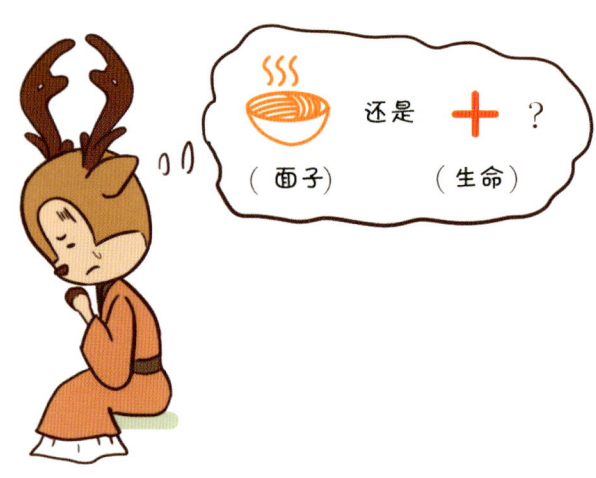

好着呢。等到第三次远远看见他，我就赶紧躲了起来，他的病已经到骨髓里了，已经无法医治了。不久后，他就病死了。

"同学们，千万不能盲目地讳疾忌医，隐瞒自己的疾病，不愿意医治，生命可不是玩过家家！"

同学们听得津津有味。扁鹊问道:"同学们,你们有没有听说过起死回生?"

"有啊!"

扁鹊笑眯眯地说道:"这里面也有一个故事呢。

"以前,我去巡诊的时候遇上一位太子刚刚死亡,诊断了之后,发现太子并没有死,而是患上了一种'尸厥病'。但是,别的太医们都质疑我的医术。我没有理会他们,天天忙碌地为太子用针灸、热敷、汤药等方法治疗。不久,太子就醒了过来。从此,我的医术得到了更多人的肯定。同学们,你们要相信,是金子总会发光的!"

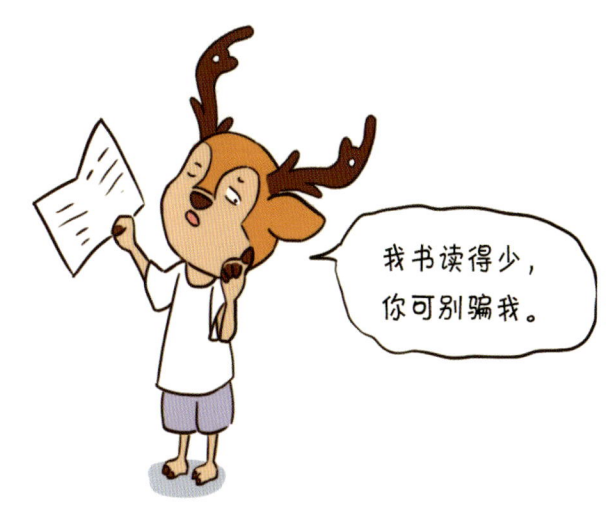

我书读得少,你可别骗我。

西卡有话说

中医四诊法:望、闻、问、切。

望是观察病人的形态、面色、舌苔、表情等。

闻是听病人的说话声音、咳嗽、喘息,并且嗅烂苹果味等异常气味。

问是询问病人自己所感到的症状,以前所患过的疾病等。

切是用手诊脉,或按腹部看有没有痞块。

望、闻、问、切,四者缺一不可,谁都离不开谁。

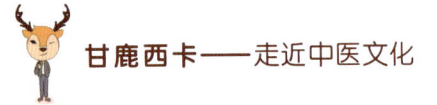

个人名片

个人资料： 华佗（约145—208），字元化，东汉末年著名的医学家

职　　位： "外科圣手" "外科鼻祖"

作　　品： 麻沸散、五禽戏

特　　长： 医术全面，尤其擅长外科，精于手术，并精通内、妇、儿、针灸各科

历史评价： 是中国医学史上为数不多的杰出外科医生之一

西卡回到舞台上说："下面有请第二位名医——华佗。"

华佗一上台就先来了一段"开场热舞"——五禽戏。表演完后，他淡定自如地跟大家打招呼："大家好，我是外科鼻祖华佗。

"很多人都觉得我很血腥，因为我喜欢在人身上'开刀'。其实我是个细心温柔的暖男。考虑到开刀的疼痛，我特地为病人量身定制一款'麻沸散'。这样开刀的时候病人就像睡着了一样，减轻了他们的痛苦。除了细心温柔，我还有充满男子气概的一面喔，我可是热爱健身、阳光活力的人呢。我创造出健身体操五禽戏，不但有利于身体健康，还能塑造完美身材喔！

"以前我还帮关羽'刮骨疗毒'呢，可是关羽却一点也不退缩，一边喝酒、吃肉、下棋，一边让我为他进行手术治疗，真是非常勇敢！同学们，你们也要向关羽学习，做个勇敢的孩子喔！"

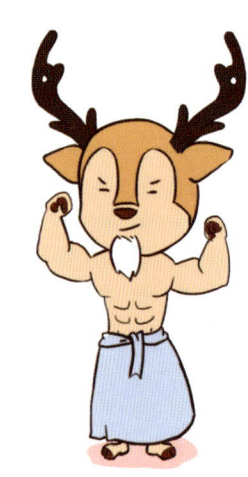

八块腹肌可不是说着玩的。

个人名片

个人资料：张仲景（约150—约219），名机

职　　位：东汉末年著名医学家，被后人尊称为"医圣"

作　　品：《伤寒杂病论》

特　　长：辨证论治、诊治伤寒病

历史评价：是我国历史上最杰出的医学家之一，为我国的医学发展做出了重要的贡献。他确立的辨证论治原则，是中医临床的基本原则。他创作的传世巨著《伤寒杂病论》，是后世学者研习中医必备的经典著作

主持人西卡回到舞台上说："下面有请第三位名医——张仲景，掌声欢迎！"

张仲景背着药箱走上舞台："大家好，我是医圣张仲景。同学们，你们在冬至这天有没有吃饺子的习惯呀？"

同学们纷纷回答："有！吃完饺子，妈妈再也不用担心我会冷了！"

张仲景继续说道："以前我读书的时候可没有你们这么好的学习环境，家里没有人可以教我，也没有老师教我。我那个年代，没有共享单车，也没有小汽车，双脚就是我的交通工具。为了拜访当地有名的老中医，

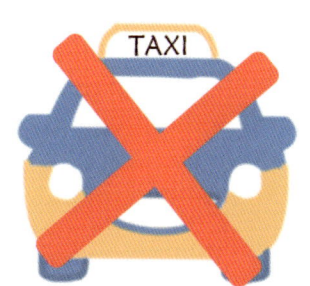

鞋都磨烂了好几十双呢!晚上又挑灯苦读医学著作。功夫不负有心人,我终于写出了《伤寒杂病论》,为医生们行医提供了参考。"

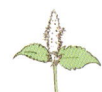 **西卡有话说**

为什么冬至要吃饺子呢?据说,在一个很冷的冬天,许多人的耳朵都冻伤了,张仲景看情况不妙,立马研究出用面皮和羊肉等做成饺子的方法,以食疗帮助人们御寒,人们吃完后,纷纷称赞。从此,这"神奇的偏方"便流传了下来。

个人名片

个人资料：皇甫谧（215—282），幼名静，字士安，自号玄晏先生

职　　位：西晋时期学者、医学家、史学家，被誉为"针灸鼻祖"

作　　品：《针灸甲乙经》

特　　长：擅长内科、外科、妇科、儿科、五官科等上百种病症及针灸治疗，并对五脏与五官关系、脏腑与体表器官关系、津液运行、病有标本、虚实补泻、天人相应、脏腑阴阳配合、望色察病，精神状态、音乐对内脏器官的影响等问题都做了探讨和理论上的阐述

历史评价：奠定了针灸学科理论基础，对针灸学乃至整个医学事业的发展做出了贡献

西卡回到台上："下面有请第四位名医——皇甫谧。"

皇甫谧熟练地用手转动着银针，热情地跟同学们打招呼："大家好，我是针灸鼻祖皇甫谧。听到'针'这个字，同学们是不是瑟瑟发抖了呢？别害怕，针灸和平时打针可不一样的。

"其实我小时候也挺叛逆的，不学无术，只会玩，虚度光阴，直到叔父叔母失望至极后，我才决定奋发图强。为了弥补这二十几年浑浑噩噩虚度的光阴，我每天起得比鸡早，睡得比狗晚，刻苦学习，后来成为著名的文学家。可是命运跟我开了个玩笑，我患上了关节炎，雪上加霜的是还耳聋了。在我意志消沉的时候，叔母鼓励了我，让我从哪里跌倒，就从哪里爬起来。于是我决定学医，治好自己的病。最后，我不但医治好了自己，还编写出《针灸甲乙经》这本书。"

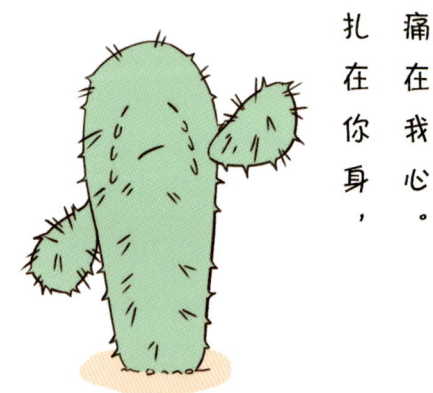

痛在我心。
扎在你身，

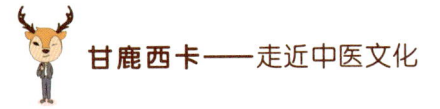

个人名片

个人资料：葛洪（284—364），字稚川，自号抱朴子

职　　位：东晋著名炼丹家、医药学家

作　　品：《肘后备急方》《抱朴子》

特　　长：葛洪在医学和制药化学上有许多重要的发现和创造，治学严谨且重视学习群众的实践经验，特别注意对客观事物进行深入细致的观察

历史评价：是东晋时期著名的道教领袖，内擅丹道，外习医术，研精道儒，学贯百家。他不仅对道教理论的发展卓有建树，而且学兼内外，于治术、医学、音乐、文学等方面亦多成就

西卡回到舞台上："下面有请第五位名医——葛洪出场！今天他的妻子鲍姑也来到了现场，让我们来听听这对'夫妻档'的精彩演讲吧！"

第一次面对着这么多人讲话，葛洪有些害羞，他紧张地拿起话筒说："大家好，我是道医鼻祖葛洪，这是我妻子鲍姑。"

"我的代表作品《肘后备急方》论述了很多传染病的预防与治疗方法，其中有应用青蒿抗疟的记载，可当时研究设备和资金有限，没能成功。但是我们中国中医科学院的研究员屠呦呦已经成功从青蒿中提取了青蒿素，挽救了数百万人的生命，还获得了2015年诺贝尔生理学或医学奖。

"而我的妻子鲍姑，是新时代女性，上得了厅堂下得了厨房，在灸法上有很深的研究，最擅长用灸法治疗面部的疙瘩，帮助人们恢复面貌，在我们那年代是小有名气的美容师呢！我们夫妻二人一起为百姓造福，正所谓男女搭配，干活不累！"

个人名片

个人资料：孙思邈（541—682）

职　　位：唐代医药学家、道士，被后人尊称为"药王"

作　　品：《千金要方》

特　　长：不仅精于内科，而且擅长妇科、儿科、外科、五官科。在中医学上首先主张治疗妇女儿童疾病要单独设科，并在著作中首先论述妇、儿医学，声明是"崇本之义"。非常重视预防疾病，提出预防为先的观点，坚持辨证施治的方法，认为人若善摄生，当可免于病。重视研究常见病和多发病，对针灸术也颇有研究

历史评价：孙思邈亲自采制药物，为人治病。他搜集民间验方、秘方，总结临床经验及前代医学理论，为医学和药物学做出重要贡献

西卡走到舞台上："下面有请第六位名医——孙思邈！"

孙思邈一边朗诵医德一边走到台上："大家好，我是药王。我非常注重医德，我的著作《千金要方》被称为中国历史上第一部临床医学百科全书，不但记载了五千多种民间药方，还列举了八百多种中药材的功效、采集时间、炮制方法等。同时我还很注重食疗呢，吃好、喝好、身体好！"

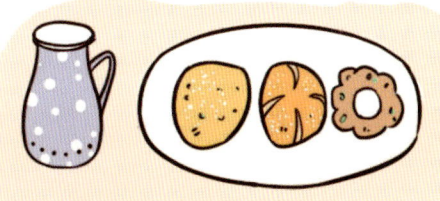
吃好喝好，身体棒棒哒！

个人名片

个人资料：钱乙（1032—1117），字仲阳

职　　位：我国宋代著名的儿科医家，尊称为"儿科之圣""幼科之鼻祖"

作　　品：《小儿药证直诀》

特　　长："五脏辨证"、主张养生，擅长面部诊病

历史评价：在儿科学方面的成就为后人称许，而且对中医的辨证学、方剂学均有较大影响，奠定了中医史上儿科的专业地位。他精通中医的至高境界——望诊，行医注重实践，非常同情民间百姓的疾苦，而且还善于总结在行医实践中得到的经验和感受，形成规律性、理论性的著作

西卡回到舞台："下面有请第七位名医——钱乙。"

钱乙瘦瘦弱弱的，仿佛一阵风就能把他吹倒，他唱着儿歌走上舞台，然后说："大家好，我是儿科医生钱乙。小时候，每当看到患病的孩子痛苦地哭喊，我都非常心痛，于是我立志成为一名儿科医生。我还有一个很神奇的技能喔，我有一双'透视眼'，可以透过你的五官看出你的五脏有没有毛病喔！"

个人名片

个人资料：宋慈（1186—1249），字惠父

职　　位：世界法医学鼻祖

作　　品：《洗冤集录》

特　　长：强调以查找证据为目的的检验勘查工作，除了对尸伤及现场进行认真仔细的勘验，检验官还要重视对现场周围以及相关人员的调查和访问，只有把各方因素综合思量之后，方能获取正确而有效的证据，探明案件真相

历史评价：为官清廉，生活朴实，一生无其他嗜好，唯爱收藏异书名帖，喜金石刻。晚年更加谦虚谨慎，爱惜人才，虽是后生晚辈，凡有一技之长，皆提拔

西卡回到舞台上："下面有请第八位名医——世界法医学鼻祖——宋慈。"

宋慈戴着墨镜神秘出场："大家好，我是法医宋慈。我是一个正直的人，原则是坚守真理，最看不惯一些官员因为懒惰和偏私而草草结案，让许多百姓蒙受不白之冤。我的职责就是找出真凶，为无辜的人洗清冤情。很多人说我'重口味'，喜欢验尸，其实我这是为了真相而献身啊……"

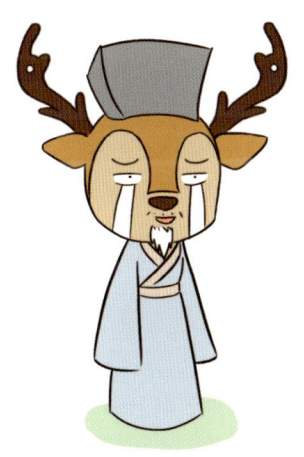

宋慈表示委屈极了。

西卡有话说

宋慈铁面无私，他的座右铭是公平公正。他的岳父是当朝一品大官，一次查案，宋慈居然发现自己的岳父违法了，他左右为难，做了很久的思想斗争，最后还是选择不留情面依法查办了自己的岳父。大家对他的做法都佩服不已。

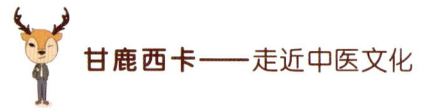
甘鹿西卡——走近中医文化

个人名片

个人资料：李时珍（1518—1593），字东璧，晚年自号"濒湖山人"

职　　位：明代医药学家，被后世尊称为"药圣"

作　　品：《本草纲目》《濒湖脉学》

特　　长：擅长辨认药材，善于观察与总结，足迹遍布大半个中国，同样善于临床试验与动植物解剖，以身试药，治学态度十分严谨

历史评价：李时珍是历史上杰出的名医，他的一生都贡献给了医学研究。他对工作非常认真严谨，凭借着不畏艰苦的精神完成了《本草纲目》。李时珍医术高超、学术知识丰富，敢于用自己的生命去追求科学的真谛，成为后人敬仰的楷模

西卡回到舞台上："下面有请第九位名医——李时珍。"

李时珍哼着《本草纲目》走上舞台："大家好，我是你们熟悉的李时珍。大家都知道我的成名之作《本草纲目》吧，我为了完成这本著作，花了27年的时间，几乎游遍全中国，尝了上千种草药呢。很多人对我有一些误解，觉得我就是个'富二代'，天天去旅游，吃喝玩乐，还说我是个贪吃大胃王，把各个地方的草药都吃了个遍，日子过得可滋润了！真是淘气，我这是为中医学的发展奠定基础呀！"

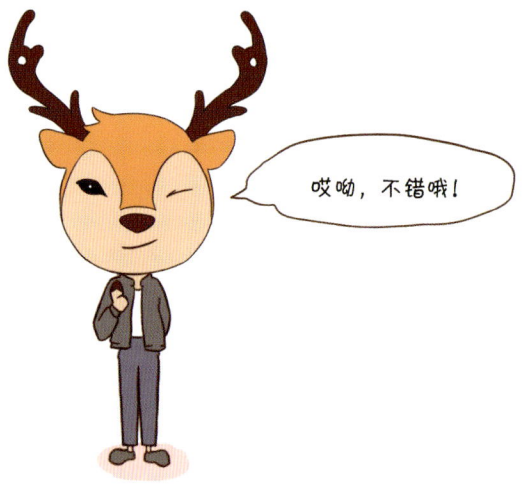
哎呦，不错哦！

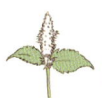 **西卡有话说**

　　李时珍有一个"预见未来"的神奇技能，他可以预知活人的死亡时间。是不是觉得这是骗小孩子的？从前就有一个人在大吃大喝后纵身翻越柜台，请李时珍为他把脉，李时珍告诉他活不了三个小时了，那个人听后气得破口大骂，说李时珍诅咒他。最后，这个人不到三个小时真的死了。原因是暴饮暴食后，又剧烈运动，导致肠子断了。真是"不听时珍言，吃亏在眼前"啊！

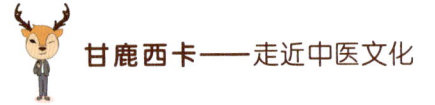 甘鹿西卡——走近中医文化

个人名片

个人资料：叶桂（1666—1745），字天士，号香岩，别号南阳先生
职　　位：清代著名医学家，四大温病学家之一
作　　品：《温热论》《临证指南医案》《未刻本叶天士医案》
特　　长：卫气营血辨证论治
历史评价：是一位贡献巨大的伟大医家，他是温病学派的奠基人物，又是一位对儿科、妇科、内科、外科、五官科无所不精、贡献很大的医学大师。无论其医学理论，还是治学态度都是值得后人学习的

西卡再次回到舞台上："有请最后一位名医——叶桂出场！"

叶桂小跑着来到舞台上，说道："大家好，我是叶桂，我出生在医学世家，在家庭氛围的熏陶下，我对医学产生了浓厚的兴趣。我天资聪颖，再加之学习刻苦，很快就掌握了中医的基本知识。可是没有料到，我的父亲因病去世了，这对我来说无异于晴天霹雳，当时我心灰意冷，但是在经过一段时间的思考后，我决定从哪里跌倒就从哪里爬起来，重新振作，拜师学医，继续完成自己的梦想。"

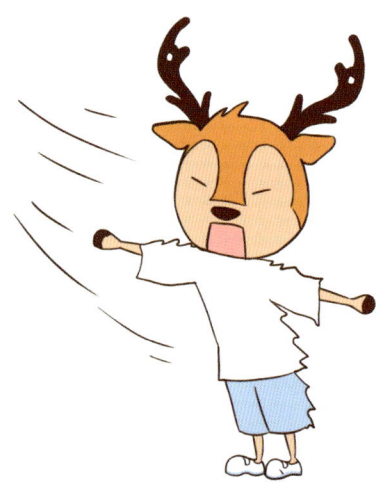

吹呀吹呀我的骄傲放纵~

西卡有话说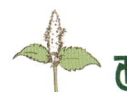

一直以来,疫病都像是人见人怕的魔鬼,谁都拿它没办法。在清朝乾隆时期发生的一次疫病中,叶桂勇敢地站了出来,并带着他的弟子们一起为百姓诊病、熬药,一起渡过难关。叶桂还专治疑难杂症。一次,一个衣衫褴褛的年轻人请求叶桂医治他的"穷病",听起来很荒唐,神奇的是叶桂真的治好了他的"穷病"!

他给这位年轻人的药方是一枚橄榄,用法就是把果肉吃了,将果核种下去。年轻人心里暗想:"这也太简单了吧!"但还是半信半疑地按照他说的去做。事情的真相是叶桂早就预料到会有一场疫病发生,而橄榄叶是治疗疫病效果很好的一种药材,但药店却很难买到。因此,种植橄榄的年轻人真的发家致富了。

还有些病人由于乐极生悲引发失明,叶桂只要故意令他生气愤怒,"破解"掉前面的高兴,就能恢复视力。

"在欢乐的气氛中,晚会也即将落下帷幕,最后让我们用动听的歌声结束我们的迎新晚会吧!"

"马钱子、决明子、苍耳子,还有莲子、黄药子、苦豆子、川楝子,我要面子……"同学们一起哼着歌,意犹未尽。

晚会结束,大家各回各家。

回到家,莎卡习惯性地坐在沙发上看起电视来,屁股都还没坐热就被鹿妈妈拎了起来。莎卡一脸茫然,不知道什么情况。

鹿妈妈说:"你可是个明天要上学的人了,赶紧洗澡刷牙洗脸回房睡觉!"

莎卡对她的动画片恋恋不舍。西卡在帮妹妹收拾书包,把明天上课要带的课本、铅笔、橡皮擦放进书包。

鹿妈妈帮莎卡洗澡时,不停地嘱咐她到了学校要有礼貌,向老师问好,要跟同学好好相处,不能太小气,上课要认真听讲不能发呆,要好好吃饭不能挑食……鹿妈妈的叮嘱像"咒语"一样传输到莎卡的耳朵里,莎卡听得一愣一愣的,心早就不知道飘到哪里去了。洗完澡,莎卡可算是"解放"了。

鹿妈妈的"咒语"转移到了西卡耳边,"你要好好照顾妹妹,注意别让她吃那么多零食……"

第三章
养生堂开饭啦

饮食平衡
定时定量
吃对晚餐
食补更好

第一节 挑食惹的祸

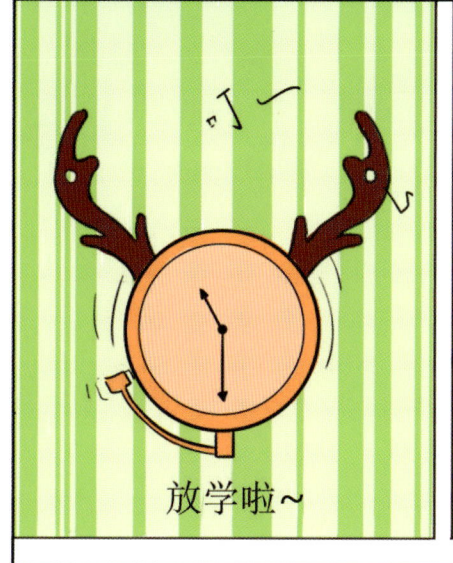
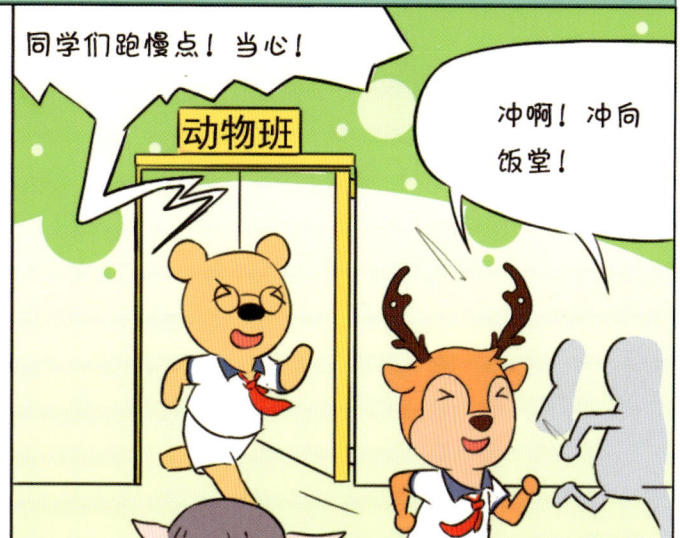
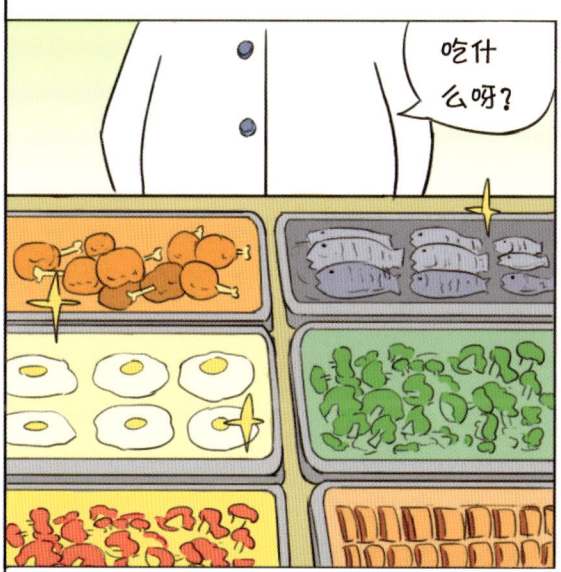
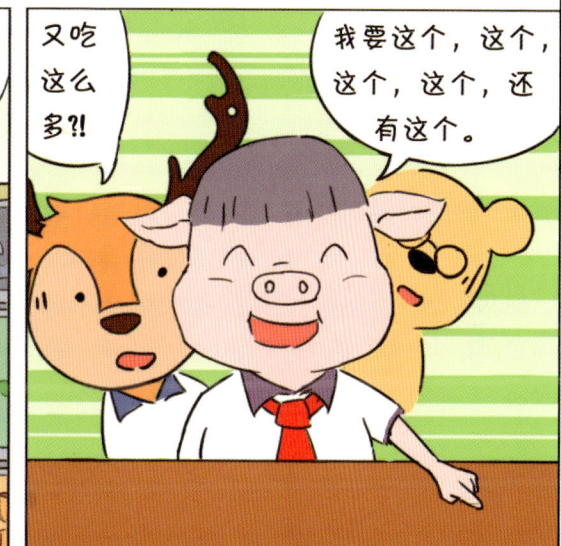
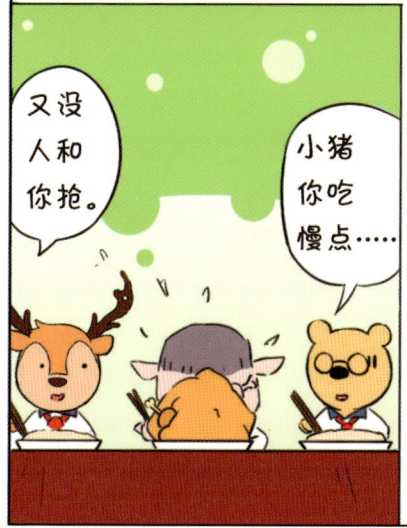
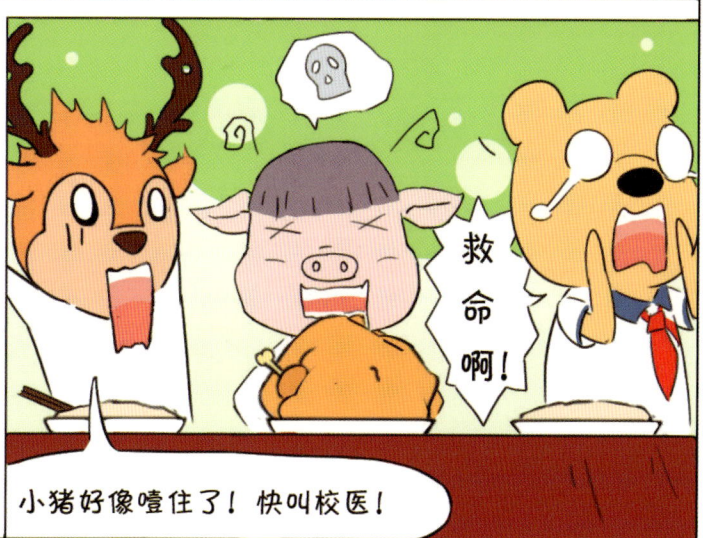

今天是正式上课的第一天，在最后一节课临近下课的时候，同学们的肚子都饿得咕咕叫，已经蠢蠢欲动想要冲去饭堂饱餐一顿了。

鹿爸爸看出了同学们的小心思，调侃道："看你们已经按捺不住，是不是打算下课铃一响撒腿就跑啊？"

莎卡随即说道："人是铁饭是钢，一顿不吃饿得慌！"说完还为自己的口才感到无比得意。

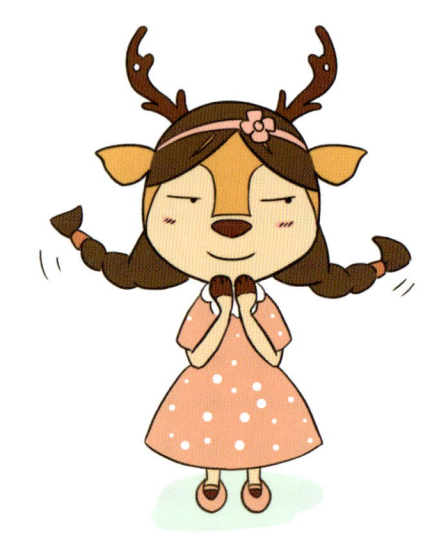

不久，"丁零零、丁零零……"下课铃响起，此时此刻没有比这更动听的音乐了。于是大家各自结伴去养生堂吃饭啦！

莎卡一蹦一跳地跟着西卡来到养生堂。

养生堂分为素菜区、肉食区和靓汤区。莎卡一看到这么多肉，眼睛直放光，立马撒开抓着西卡衣服的手，奔向她的"天堂"。

莎卡指着鸡腿、猪肉饼、烤鸭，兴奋地说道："我要这个！这个！这个也要！"似乎还意犹未尽，但无奈盘子已经装满了。

西卡刚打完一份青菜、一份虾仁炒蛋和一份木耳炒鸡，找到莎卡时，看见莎卡满盘的肉，生气又无奈地说："你怎么又吃那么多肉！你就不能'宠幸'一下蔬菜吗？你都快变成一个'肉球'了。"

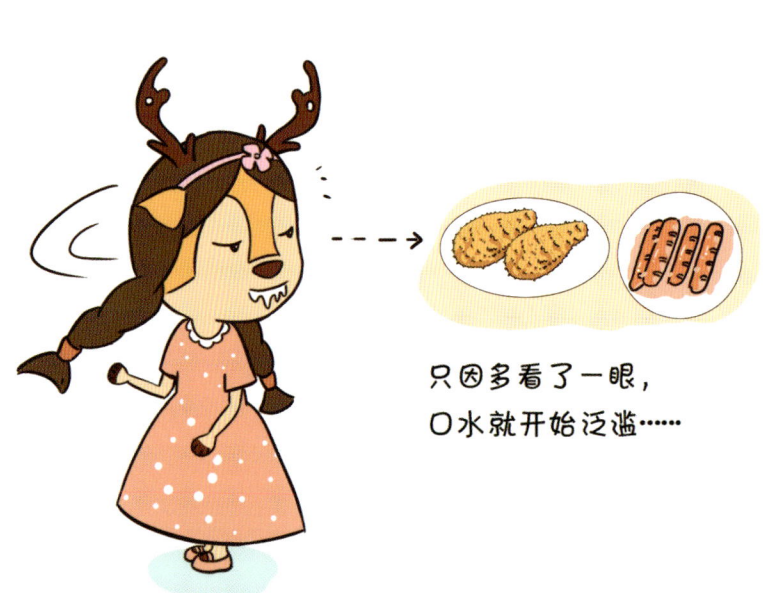

只因多看了一眼，口水就开始泛滥……

莎卡自从来到学校，少了爸爸妈妈的监管，终于可以放飞自我，满足自己的食肉欲，顿顿吃肉，对蔬菜置之不理。

几个星期后的一天，鹿妈妈发现莎卡食欲不振，大便积结。

鹿爸爸随即帮莎卡把脉，并且询问莎卡最近吃了什么。

莎卡数着手指头说："鸡腿、烤鸭、肉饼、大虾……"

鹿爸爸惊讶地问道："难道你在学校都没有吃水果和蔬菜吗？"

莎卡挠挠头，心虚地回答："没有。"

鹿爸爸说："真相大白了，这应该是由于你纤维素摄入过少而引起的，真是少看着你一会都不行。以后吃饭，要保持食物的多样平衡，谷、肉、果、菜这四类食物必不可少，这样才能营养均衡身体棒！可不能偏心喔，挑食可是会影响身体健康的！"

莎卡乖乖地点头说道："我知道错了，以后一定每类食物都吃！"

第二节 能吃不一定是福

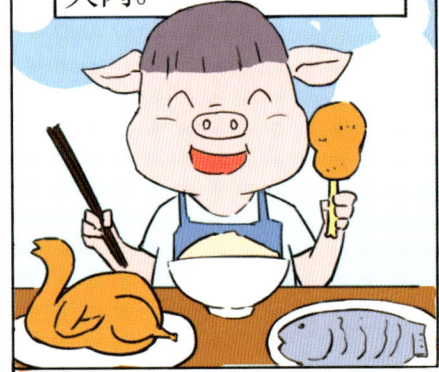
小猪的父母非常疼爱他，几乎每顿都是大鱼大肉。

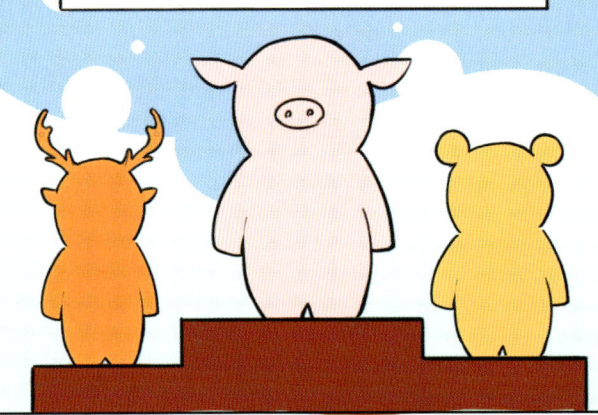
身形也比其他小朋友大很多。

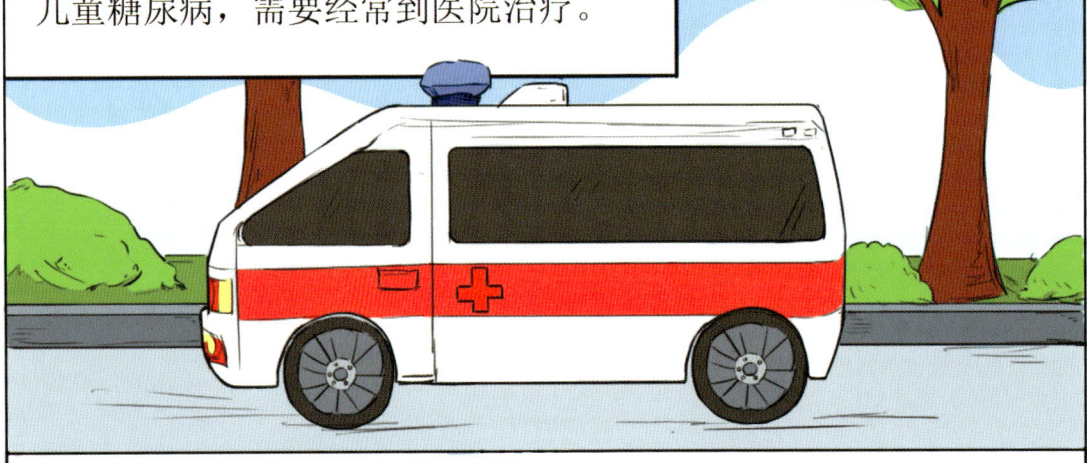
因为过度肥胖，他患上了儿童高血压、儿童糖尿病，需要经常到医院治疗。

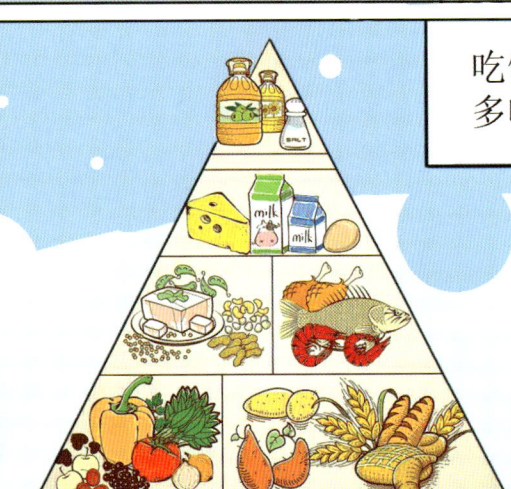
吃饭就吃七成饱，营养搭配要均衡。多吃蔬菜多喝水，坚持运动身体棒。

小猪可是动物班里的"重量级人物",跟班上其他同学相比就像个巨人,连熊仔都要怕他三分。小猪的食量也大得惊人,号称"大胃王",一饿就吃,一天要吃五六顿,他的胃容量一直是个谜。小猪是家里的独生子,猪爸爸猪妈妈对他宠爱有加,每顿饭都是大鱼大肉,特别丰盛。猪爸爸每当看到小猪大口大口地吃,总欣慰地说道:"好儿子!能吃是福啊!"

小猪还特别爱喝饮料和吃油炸食品,是麦当劳、肯德基的超级粉丝。长时间下来,脂肪也"爱他",小猪被养得白白胖胖的。不仅如此,小猪的喝水量也能吓倒一片"吃瓜群众",每节课都在不停地喝水、上厕所。

一次学校体检中,医生检查出小猪的血糖值严重超标,胰岛素也不正常,最后诊断为儿童糖尿病。

这可吓坏了猪爸爸猪妈妈,他们惊讶地说道:"什么?还有儿童糖尿病?"

正是因为吃得太丰盛,顿顿大鱼大肉,营养过剩才导致了儿童糖尿病,小猪的惊人喝水量也是糖尿病的症状之一。猪爸爸猪妈妈懊悔不已,没想到疼孩子反倒疼出病来了。

西卡有话说

我们人体的饮食规律是七点到九点吃早餐,十一点到十三点吃午餐,十七点到十九点吃晚餐。不要吃太多零食哦,不然饮食规律会"吃醋"的。只有我们乖乖听话,按时进食,才能拥有良好的消化功能,健康成长。

饮食不但要定时,还要定量。有些人为了保持身材,觉得多吃一口都是罪恶,这可饿坏了肠胃,肠胃可"委屈"了,久而久之就支撑不下去了。而有些人一看到食物就控制不了自己,大口大口往嘴里塞,非要吃得肚子圆滚滚才肯罢休。我们的肠胃也是需要"私人空间"的,要知道吃得太少和吃得太多都是不行的,七分饱则是与肠胃最适宜的相处模式。

第三节　晚餐要朴素

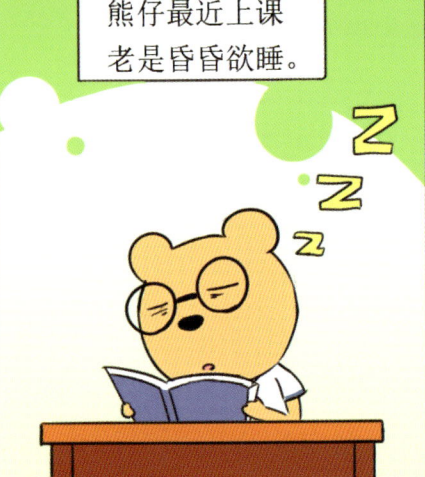
熊仔最近上课老是昏昏欲睡。

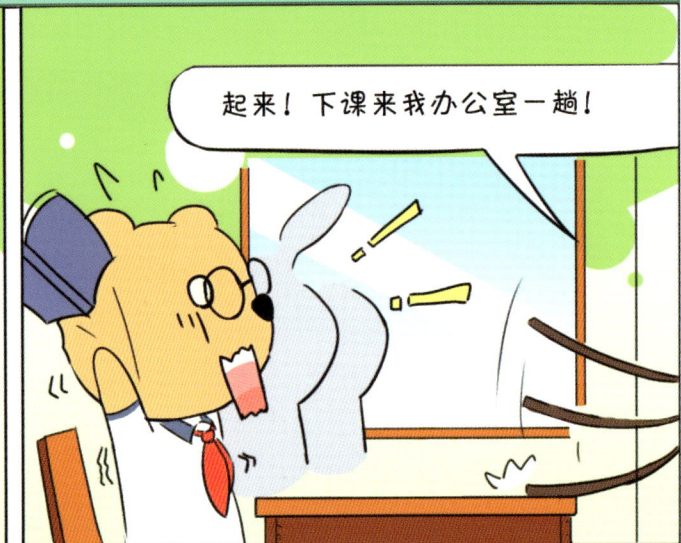
起来！下课来我办公室一趟！

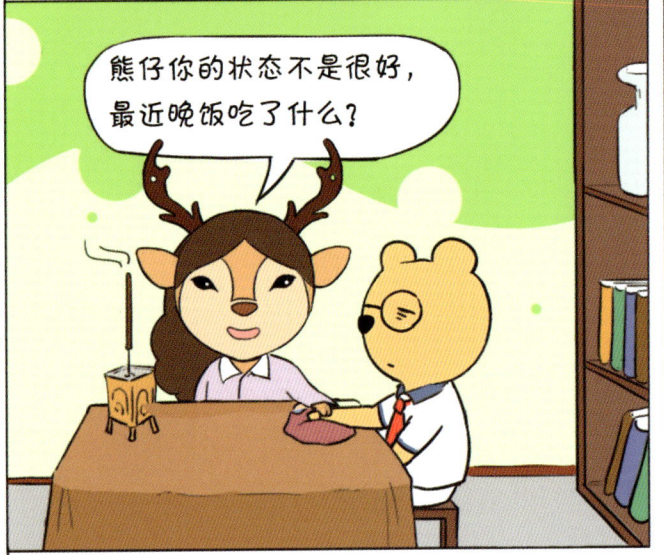
熊仔你的状态不是很好，最近晚饭吃了什么？

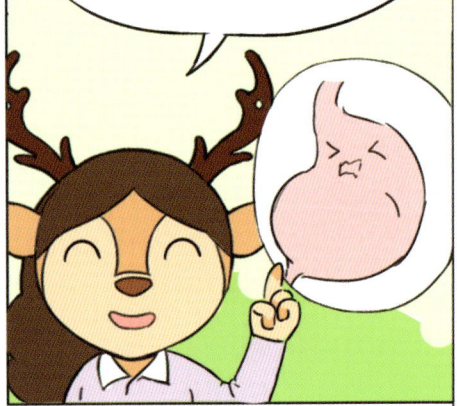
你这是晚饭吃太多大鱼大肉了，吃太饱，伤了脾胃，影响了消化和休息。

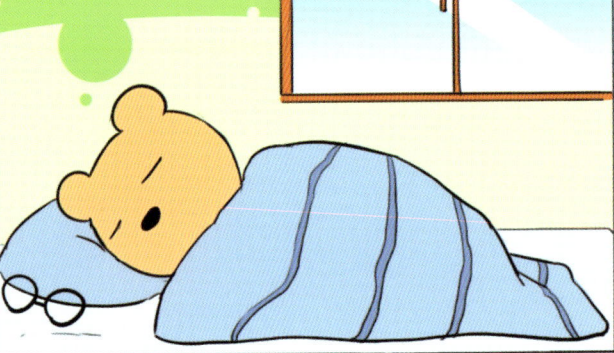
调整了饮食后，熊仔的睡眠质量好了很多。

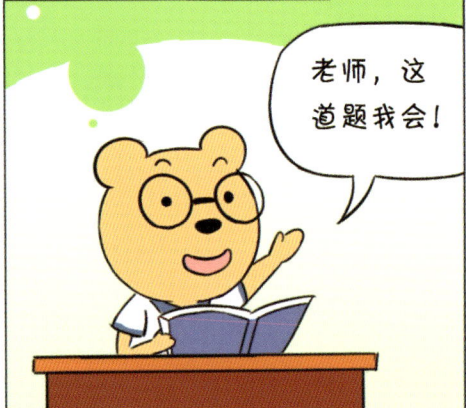
上课也有精神了。

老师，这道题我会！

一天，鹿爸爸在动物班上课，发现平时成绩名列前茅的熊仔居然昏昏欲睡。鹿爸爸生气地敲敲桌子，熊仔惊醒，尴尬地站了起来。

鹿爸爸严厉地说道："下课来我办公室一趟！"

下课后，熊仔鼓起勇气，紧张地敲开鹿爸爸办公室的门。

鹿爸爸语重心长地说："熊仔啊，你平时表现一直很好，可是为什么最近上课老打瞌睡呢？是不是晚上偷偷打游戏了？你可不能拿自己的学业开玩笑啊！"

熊仔委屈地说："冤枉啊！我每天都在努力学习呢！只是最近晚上老是失眠，一到白天就困得不行，注意力不集中，还老感觉肚子胀。"

鹿爸爸奇怪地问道："小小年纪就失眠了？这不应该呀。"

鹿爸爸让熊仔去医务室检查一下，经过校医鹿妈妈的询问和诊断，终于发现了熊仔的病因，鹿妈妈担忧地对熊仔说："你每天晚饭都吃那么多，不失眠才怪呢。"

原来，熊仔的妈妈看熊仔每天这么努力学习，担心营养跟不上，想做点好吃的给他补补身子，每天晚餐有鱼有肉，特别丰盛。而熊仔每天吃完饭就立马回房投入学习中，晚上做完作业还有一顿"奖励餐"。

熊仔无奈地说："看我的体型就知道，我妈是最好的'饲养员'。"

鹿妈妈找来熊妈妈说："熊仔最近吃得太多又不运动，导致饮食积滞，伤了脾胃，影响了睡眠，您可以买点健胃消食的药回去让他吃，还有最重要的一点是晚餐一定要清淡，七分饱就好了，更不要再加餐啦！"

熊妈妈按照鹿妈妈的要求，把熊仔的晚餐转换为"朴素路线"，减少肉类，增加蔬果，几天后，熊仔果然一觉睡到天亮，学习也有精神了。

西卡有话说

你们知道什么会导致胃生气——也就是胃气不和吗？一种是晚餐吃太多荤类食物，胃承受不住。另一种是吃完饭没有让胃休息一下，就马上投入工作学习。还有一种就是睡前加餐，睡觉前还要让胃起来运作，这也太折磨它了，胃也会困会累的。

第四节　食补的好你们不知道

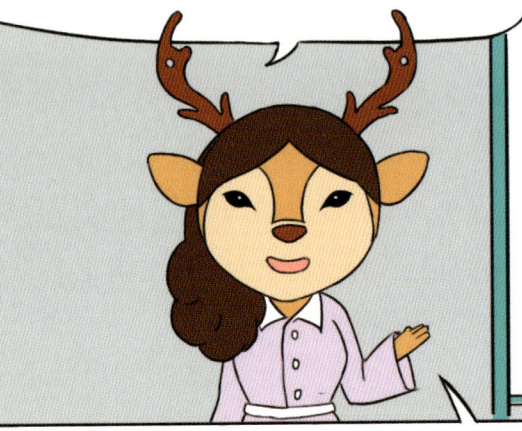

今天给大家讲的是"食物的功能"。

食 补

下面我会具体以几个同学为例子进行介绍。

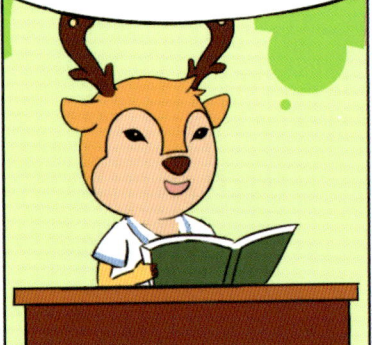

西卡喜欢读书，应该多吃些补脑的，比如核桃、小米、菠菜、花生等。

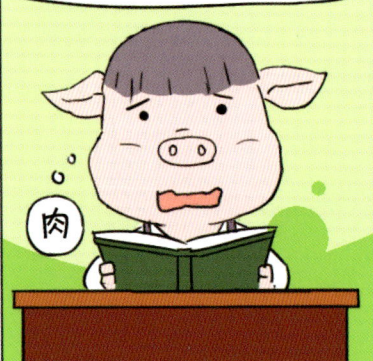

小猪同学这么胖，就要多吃蔬菜，可适量吃苦瓜，不能吃零食，要严格控制体重。

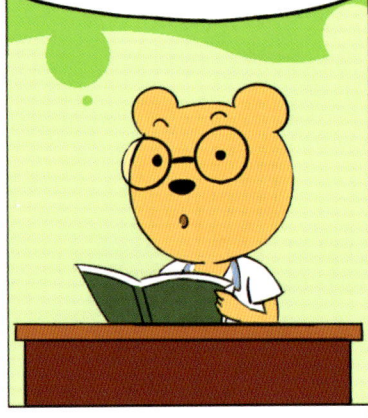

熊仔这样"高冷"的体质，可以适当吃韭菜、羊肉等一些热性的食物。

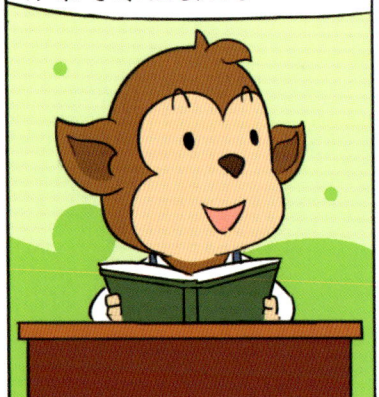

小猴"火爆"的体质，可以适当多吃丝瓜、绿豆、芹菜等寒性食物。

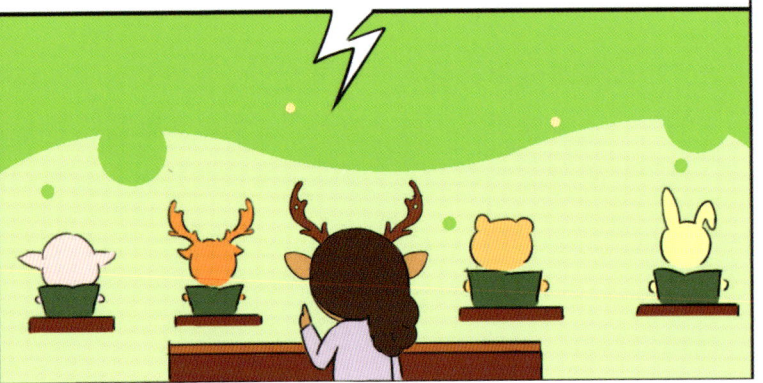

每个人的体质不同，需要摄取的食物营养当然也有很大的差距。但是都要多吃粗粮，多吃蔬菜水果，营养搭配均衡才行。

鹿妈妈跟校长鹿爷爷反映，每当同学们身体一出现小毛病就立马跑到校医室开药。然而，是药三分毒啊，而"食补"这么好的方法居然被埋没了。因此，学校决定开个会，给学生们普及一下中医食补方法。

大会开始，鹿妈妈问同学们："你们知道什么是食补吗？"

莎卡积极地回答："我知道我知道！是'十全大补汤'啊！"

鹿妈妈说："你知道的还是太少了，要继续努力学习。"鹿妈妈解释道："食补就是指在中医理论的指导下，利用食物的特性来调理身体、防治疾病的一种方法，经济实惠、取材方便、副作用小。虽然疗效相对来说慢了点，但是治病治根。"

小猴兴奋地问："是不是我多吃点就会变帅了？"

鹿妈妈说："食物要吃对！每种食材都有它的脾气。有'寒、热、温、凉'这四气，有的是热性子，称为热性；有的性格温顺，称为温性；有的很高冷，称为寒性；凉性则次于寒性。还有一部分性质平和，称为平性。"

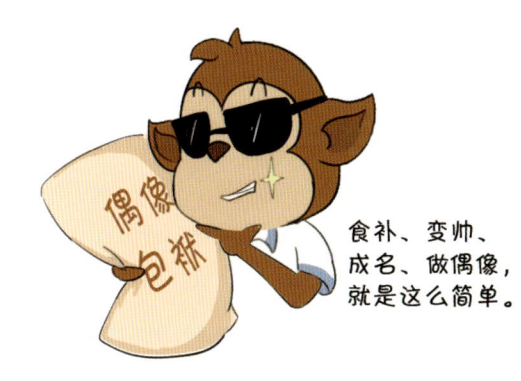

食补、变帅、成名、做偶像，就是这么简单。

鹿妈妈看同学们一副发现新大陆的样子，继续说道："还有'酸、苦、甘、辛、咸'这五味。酸能让人增加食欲，它的人缘特别好，因为它总能让人开胃。一说到酸，我们马上想到醋，它的优点多着呢，可以消除疲劳，助消化，还能预防衰老，美容护肤。说到苦，同学们是不是马上想到苦瓜？一提起它是不是都舌头发麻？别害怕，告诉你们一个神奇的功效，它可是减肥的好帮手呢！甘，存在于富含糖类的食物中，听到这个，相信小朋友们都流口水了。不过从中医上说，甘味的食物不仅指口感甜，更重要的是有补养精气、补益强壮、补益脾胃的作用。平时可以泡杯红糖或者蜂蜜水，健康又养生。

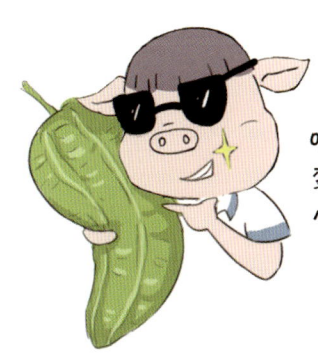

吃苦瓜、减肥、变帅、成名，和小猴一起成为偶像。

"说到辛，同学们是不是已经脑补出重庆火锅、麻辣串、麻婆豆腐这些辣得一把鼻涕一把泪的美食？其实这只是辛的其中一员，它还有很多其他兄弟姐妹呢，如姜、葱、薄荷……它们的功力可一点儿也不比辣差呢。这些辛味的食物具有发散、行气的作用哦。

"咸，让人不禁想到口渴，然后猛灌水的情景。最直接想到的就是盐，别小看它，人可是离不开它的，要是缺了盐，身体可就麻烦了。除了盐，还有海产品及某些肉类也是属于咸味的食物呢，不但能消肿散结，还能清热化痰、消积润肠呢。"

西卡有话说

虽然食补好处多多，但也不能包治百病哦，在病情较重的时候还是要药物的支援。今天鹿妈妈带领同学们走入"食补"的世界，是不是有茅塞顿开的感觉？"吃"，可有大学问！身体如果出现一些小毛病，不要立刻给自己扣上"生病"的帽子，从此药不离口。应该先用食物耐心地去调理它，多点关爱和呵护。

第四章

作息健康

顺应自然
子午流注

第一节 生物钟闹脾气了

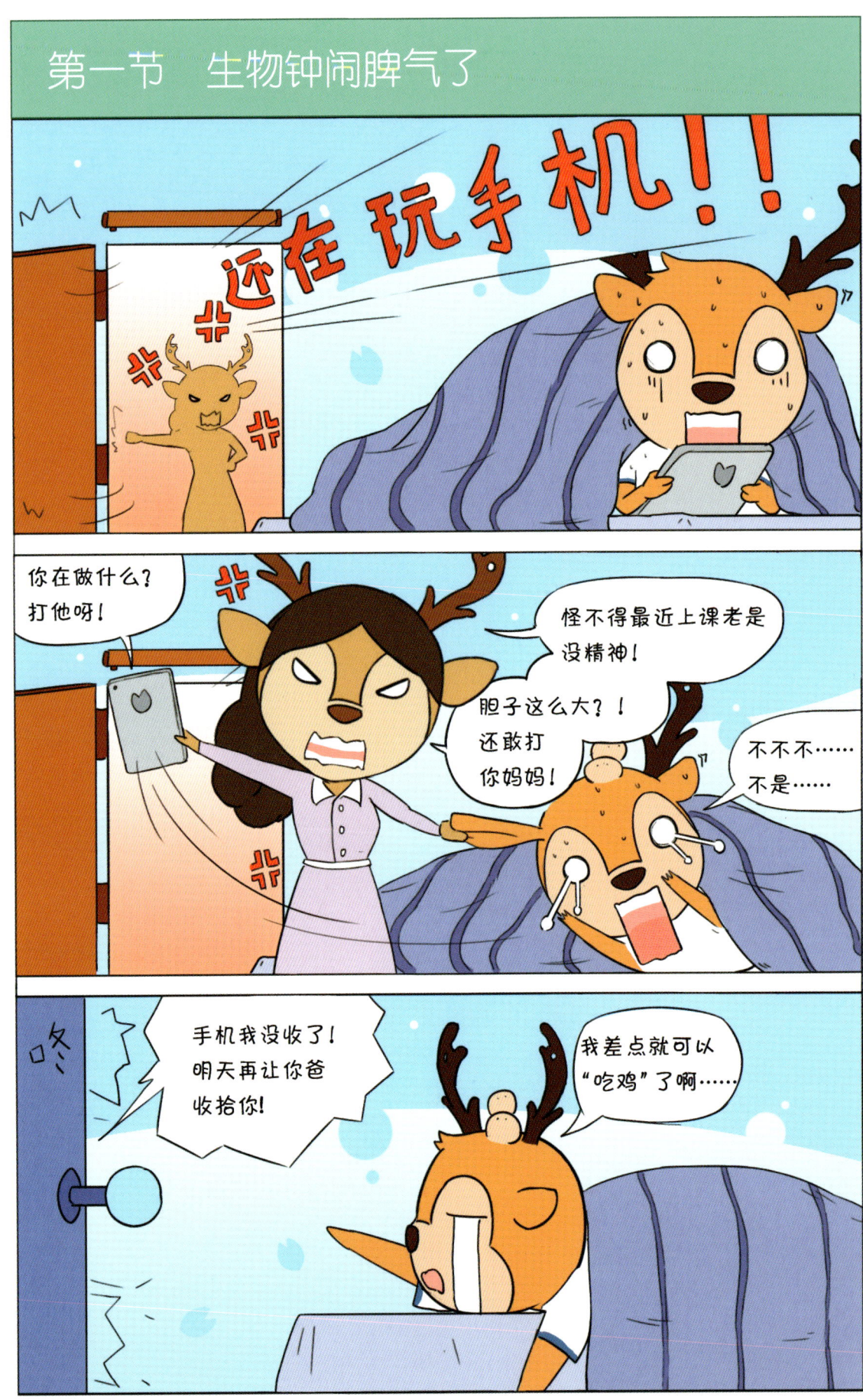

最近，西卡还没将假期的生物钟调整过来，一到晚上就亢奋得睡不着，悄悄地躲在被窝里看球赛、打游戏。因此一到白天就犯困，哈欠一个接着一个。鹿妈妈察觉到了西卡的不对劲，晚上熄灯后便悄悄地起来看西卡有没有在睡觉，不出意料，鹿妈妈从被子透出的光便知道西卡在打游戏。

鹿妈妈冲进去，把西卡的手机拿走了，决定明天让鹿爸爸给他上一堂作息健康课，让他认识到作息时间的重要性，让他娱乐健康两不误。

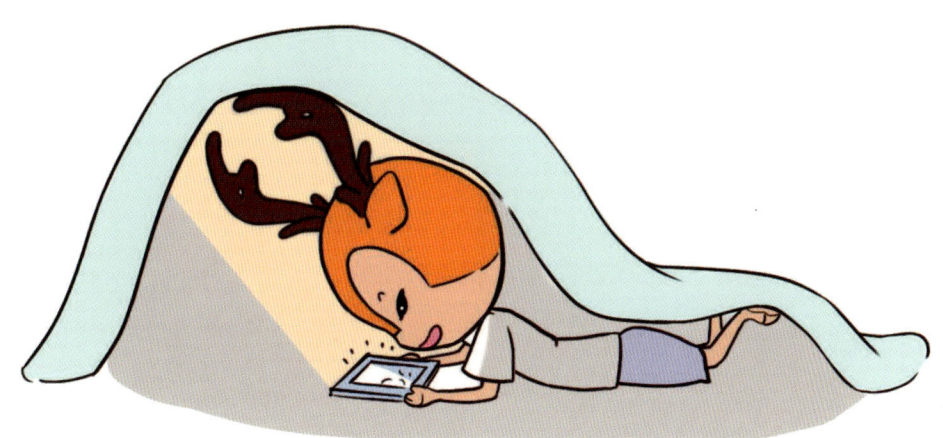

第二节 十二经络值班表

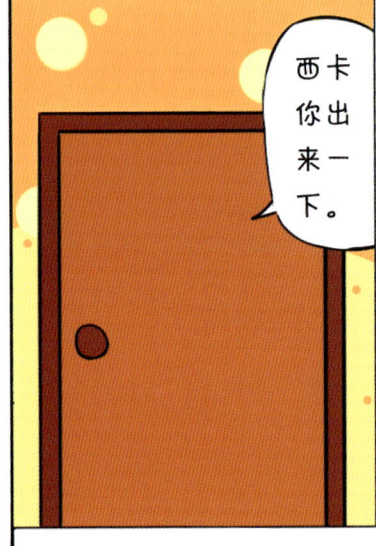

西卡你出来一下。

完了，肯定是昨晚玩手机的事，又要被骂了……

西卡，玩游戏要控制好时间，这样才能娱乐健康两不误。

对不起，爸爸，我以后不会了。

爸爸没有发脾气，反而是温和地与西卡沟通。

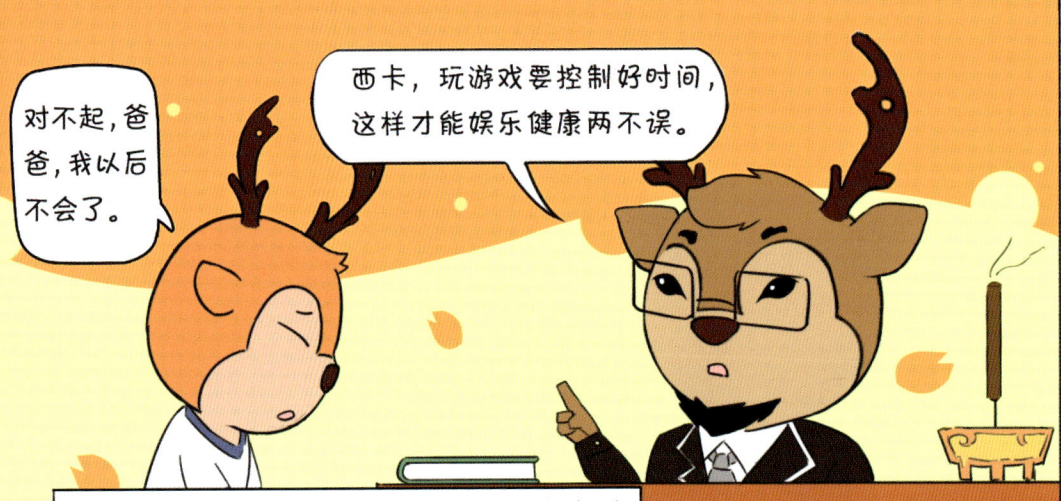

没毛病~　　我要改才行……　　稳住！　　我要早点休息！
　　很对！　　　　　　　　　　　　　　又学到了。
　　很稳，我就是这样的。
　　早睡使我快乐！　　　　　　　　　　看来夜猫子不少呀~

🌙 早睡　　　● 早起

每天，人体都有十二经络轮流值班，看护并运作我们身体的各个器官，保护我们的身体健康。我们要按时吃饭、休息，调理好自己的生物钟。

第二天，吃完早饭，鹿爸爸把西卡叫到书房里，莎卡凑热闹地也一同跟去。

鹿爸爸问："你们知道人体的十二经络有哪些吗？"

莎卡积极举手说道："有月经、抽筋，还有……"

西卡接着说道："神经。"

莎卡生气地瞪着哥哥说："你干吗骂我！"

西卡无辜地说："没有啊，我在说经络啊。"

● 23点，该睡觉了哦，胆经开始上班，1点下班。

眼看着这兄妹俩又要拌起嘴来，鹿爸爸赶紧出来打圆场，他说道："每天人体都有十二经络轮流值班，看护并运作我们身体的各个器官，保护我们的身体健康。23～1点是胆经值班，它的职责是什么呢？它是胆囊的清洁工，负责把脏东西都挑出去，帮胆囊洗个干净舒适的澡，让我们第二天神清气爽。但只有你睡了，胆经才能工作，不然就只能闲着发呆了，胆经要是没干活，第二天你就会脸色晦暗，皮肤粗糙，头晕眼花了，吃再多的猪蹄都补不回胶原蛋白啊！"

莎卡掐掐自己的脸蛋开心地说："怪不得我满满的胶原蛋白呢。"

西卡无语地说："你那是肉……"

鹿爸爸继续说："你们有没有听说过肝胆相照？肝和胆是共患难的好兄弟！1～3点轮到肝经值班，肝经是肝血的司机，负责将肝血安全送达肝那儿，滋养它。如果这时你不睡觉，肝经就不能工作，输送不了新鲜血液给肝，肝经就要挨骂了。肝的责任特别重，压力也特别大。肝要是出问题，那就是大问题了，会导致面色青灰，脸还会变丑，敷再贵的面膜喝再多的燕窝也补不回来的。"

鹿爸爸讲完，西卡拉起莎卡的手说："我们也要当一对好兄妹！以后有什么好吃的可别忘了哥哥喔！"

莎卡回答西卡："那你可以帮我做作业吗？"

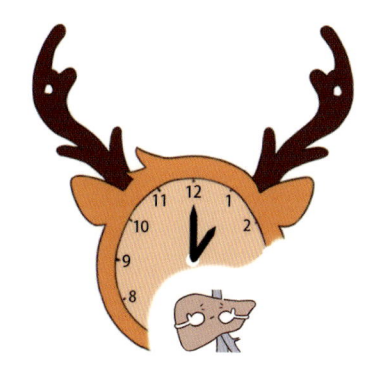

● 1点，肝经开始工作，3点下班。

西卡说:"不可以……"

鹿爸爸继续说道:"肺经和肠经是一对好朋友。3~5点是肺经值班,这时是人们睡得最沉的时候。"

莎卡疑惑地问道:"难道不是上课的时候吗?"

鹿爸爸继续说道:"这时人体的气像滑梯一样,是往下走的,一过3点,人们就会困到眼睛都睁不开。那么等人们睡着了,肺经会干吗呢?它会把之前肝经运输给肝的血液输送到身体的每个角落,但如果有肺病或者肺热的话,就可能会因为咳嗽或者呼吸困难而醒来。到了5点,它的好朋友大肠经过来换班,它的工作内容是吸收津液,传导糟粕。"

莎卡不解地问:"这是什么意思啊?"

西卡说:"吸收津液就是把大肠里多余的水分重新吸收,传导糟粕就是拉粑粑呀!"

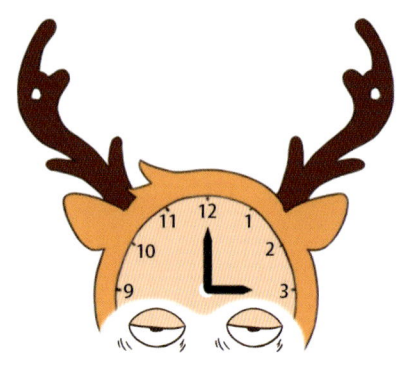

3点了,肺经开始工作,5点下班,这段时间是睡得最沉的时候。

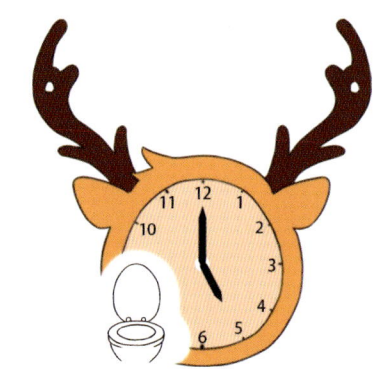

5点了,大肠经开始工作,7点下班,早起上厕所不要错过喔。

鹿爸爸继续说:"可如果你睡懒觉,错过了排便的最佳时间,大肠经下班后你可就很难找到它了。你的粪便没有办法出来,只能憋屈地待在大肠里,小肚子就会鼓鼓的,乍一看还以为你又吃胖了。而为什么说肺经和大肠经是一对好朋友呢?正是因为肺经值班的时候,肺气往下走,给了一股力量帮助粪便排出去,粪便在肺气的帮助下就能顺利排出大肠。

"脾胃就像个连体婴,去哪这俩都要黏在一起。7~9点轮到胃经上班了,它是干什么的呢?它开始接受和腐化胃里的食物,所以我们必须吃早餐,它才有力气运动。早餐很重要,吃饱早饭才能给我们的身体提供满满的能量,让我们精神抖擞。

"到了9点,脾经该上班了。如果说胃是一锅粥,那么脾就是它的分配员,负责将胃中的营养成分运送到身体的各个器官。所以胃里必须有充足的营养和食物,脾才有东西分。如果经常不吃东西,胃空着,脾没有工作干,就会造成脾虚。脾虚的人常常感到头晕,浑身乏力。"

第四章 作息健康

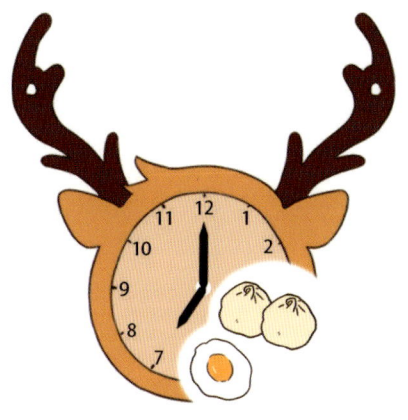
- 7点了,胃经开始工作,9点下班,不要错过吃早餐的时间啊。

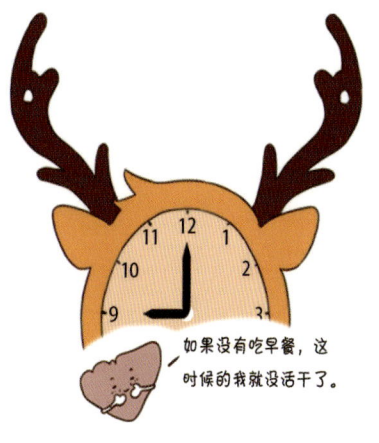
- 9点了,脾经开始工作,11点下班。

鹿爸爸喝了口茶,继续说道:"心和肠是热恋中的小两口,人们常用'热心肠'来称呼它们。11~13点是心经的上班时间,其他小伙伴可羡慕它了,赶着饭点来上班,但是别以为它就只是来吃吃喝喝,人家过来可是干正事儿的。它主要负责给心脏充电,补充血液,让心脏有力气推动身体的血液运行,所以吃完饭最好能小睡一会儿,让心脏充满电。心经下班后就由小肠经接它的班,它对体内的营养和糟粕进行整理和分类,把好东西挑出来给脾,把不好的东西挑出来再分成液体和渣滓。液体给膀胱,渣滓就分给大肠。因此,我们应该在小肠经上班前(13点前)就把午饭吃完。

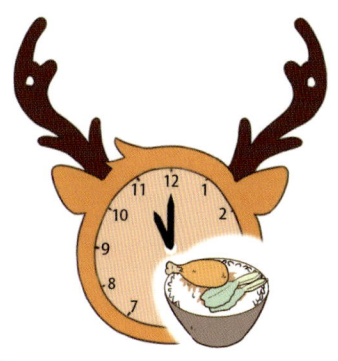
- 11点了,心经开始工作,13点下班,可不要错过吃午饭的时间呀。

"到了15点,膀胱经该值班啦。这时膀胱需要区分水液和津液。津液留下来,继续在身体里流动,而水就从尿道里排出去。别小看膀胱经,从脚丫子一直沿着背后,经过后脑勺走到眼睛,都是归它管的呢。头痛、目疾、鼻病、遗尿、小便不利等疾病都是要找膀胱经解决的喔。

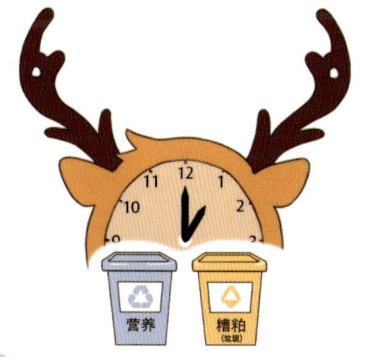
- 13点了,小肠经开始工作,将胃里的午饭进行分类,15点下班。

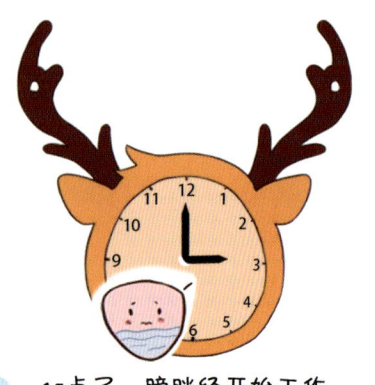
15点了，膀胱经开始工作，17点下班。

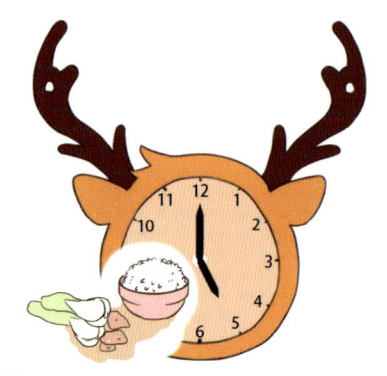
17点，肾经开始工作，19点下班，这段时间该吃饭了喔。

"17～19点轮到肾经上班了。这时人们都去吃饭了，哪还有空理肾经，肾经只能闲着了。但如果你工作压力大、劳累过度的话，肾经会在它上班期间变得痿软无力来提醒你肾气虚了，该补补啦。

"下面说的这两条经络平时很低调，有些人还不知道它们的存在。19～21点是心包经值班，它主要负责赶走心脏周围的坏人——'外邪'。这时候人们吃完饭适宜散散步，正所谓'饭后百步走，活到九十九'。"

莎卡问："散步不是老年人的事吗？"

鹿爸爸摸摸莎卡的头说："散步老少皆宜，不但可以增强心功能，还能保持身材呢！

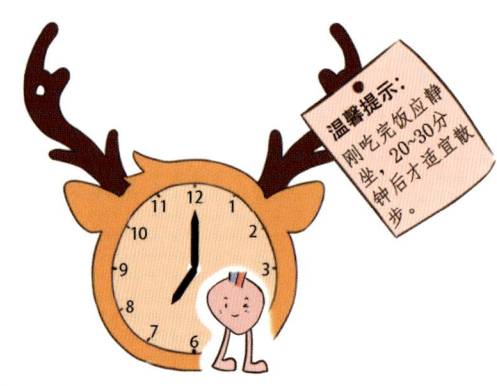
19点了，心包经开始工作，21点下班。

温馨提示：刚吃完饭应静坐20~30分钟后才适宜散步。

"21～23点，则轮到三焦经值班了，它主管人体诸气，还负责疏通水道。这个时间是睡美容觉的黄金时间，在心包经和三焦经值班的时候可千万别生气吵架，应该保持心情舒畅，放松心情，释放压力，不然晚上可都别想睡了。

"听完十二经络的值班时间，是不是发现自己都没有按照它们的上班时间生

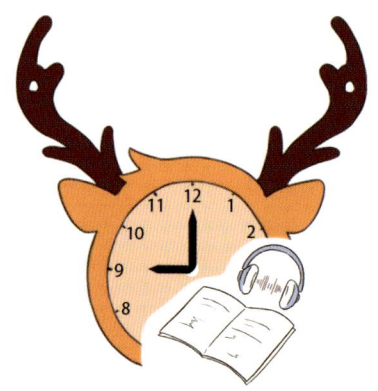
21点了，三焦经开始工作，23点下班，这段时间要放松心情才好入睡哦。

活？我们也理解，但身体是自己的，拥有健康的身体才是人生最大的赢家。熬夜就是慢性自杀药，对于成年人，在晚上11点前就应该进入睡眠状态，而小朋友就应该在9点前入睡喔。"

西卡认识到了自己的错误，羞愧地低下了头，并跟鹿爸爸主动认错，承诺以后再也不会晚上偷偷玩游戏了，一定按时睡觉。

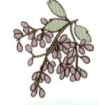

西卡有话说

　　一年分为四个季节、二十四个节气和七十二候。五日为一候，三候为一气，六气为一时，四时为一年。气为节气，时为季节。

　　我们的身体就像一个小小的星球，一天之中随十二时辰，一月之中随日月盈亏，一年之中随二十四节气而运动。大自然中各种生物的生命运动都存在着一种时间节律，就像我们生活中的时钟一样，人们称之为"生物钟现象"。

　　人的活动如果能遵循这一时间节律，就能保持良好的生理及心理状态，预防和减少诸多疾病的发生。反之，人们如果违反了时间节律，就会患疾病，并提前衰老。

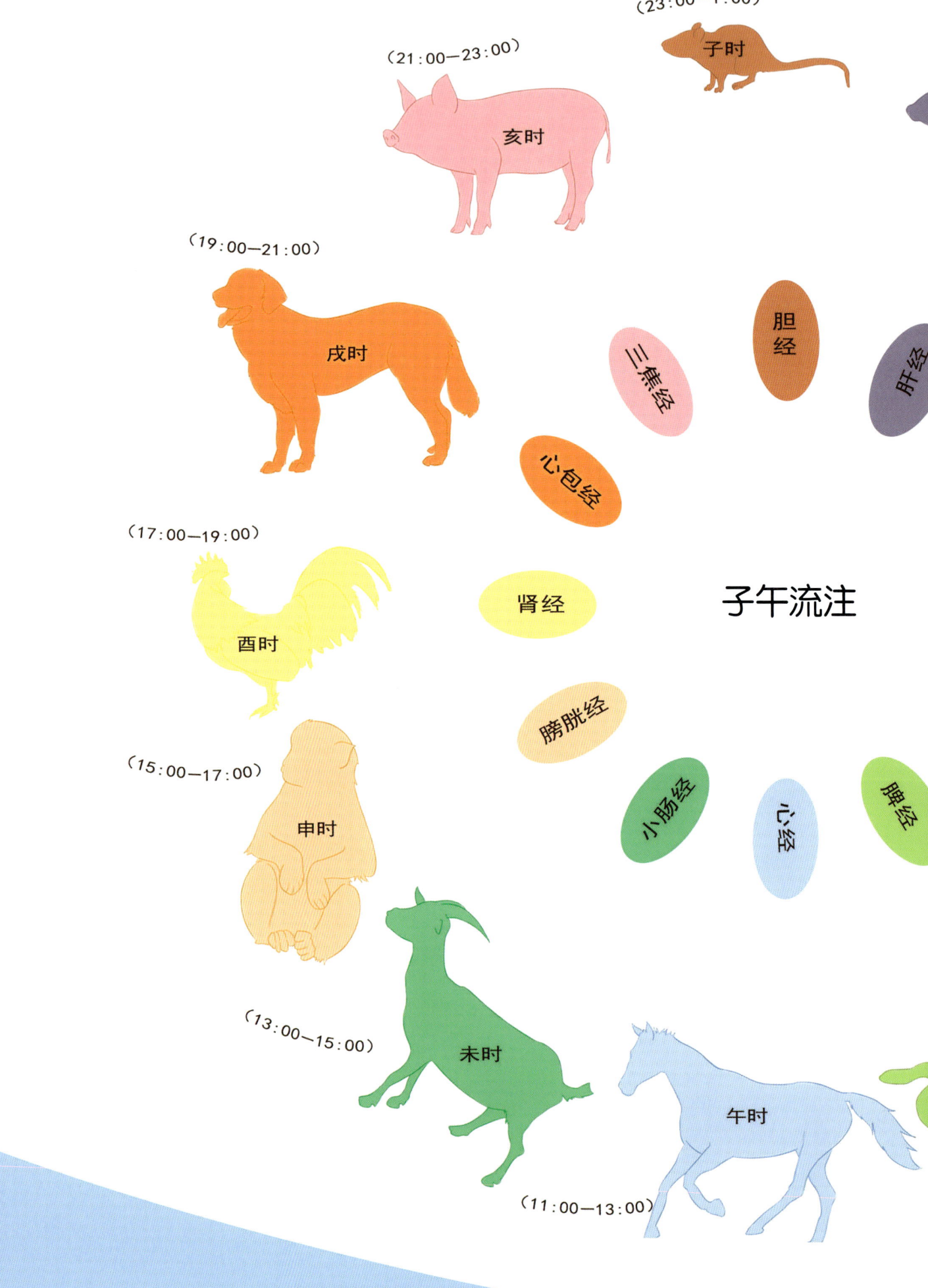

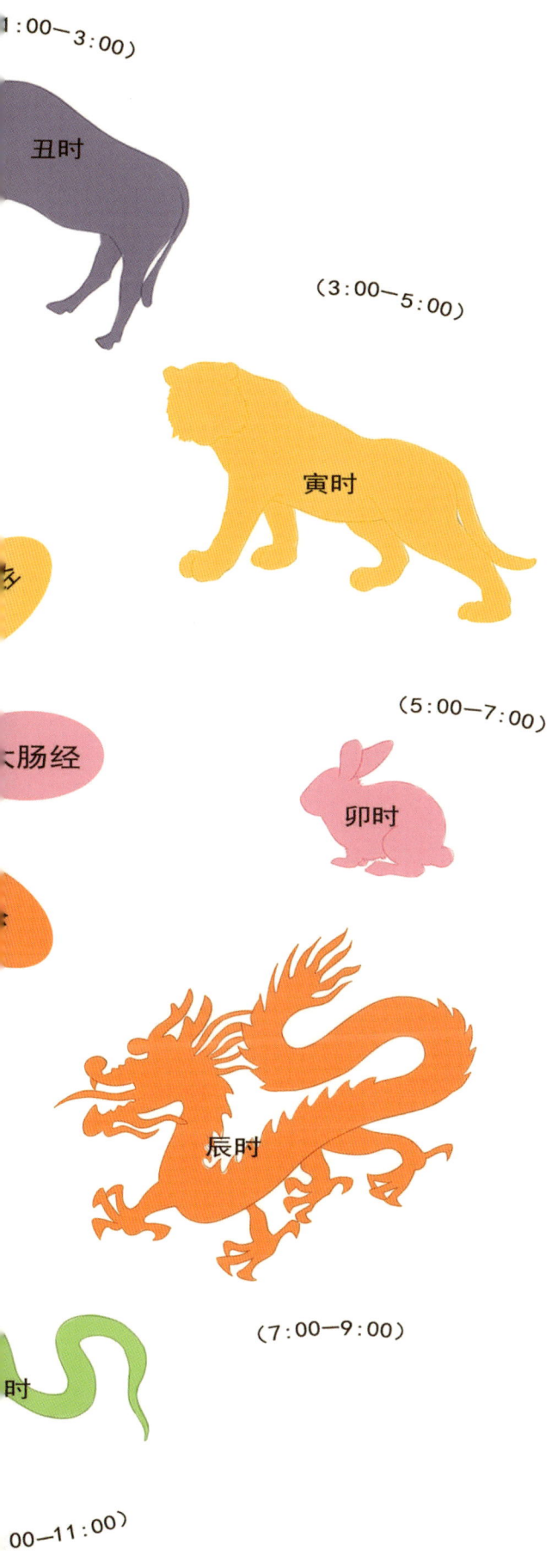

十二经络轮班值日图

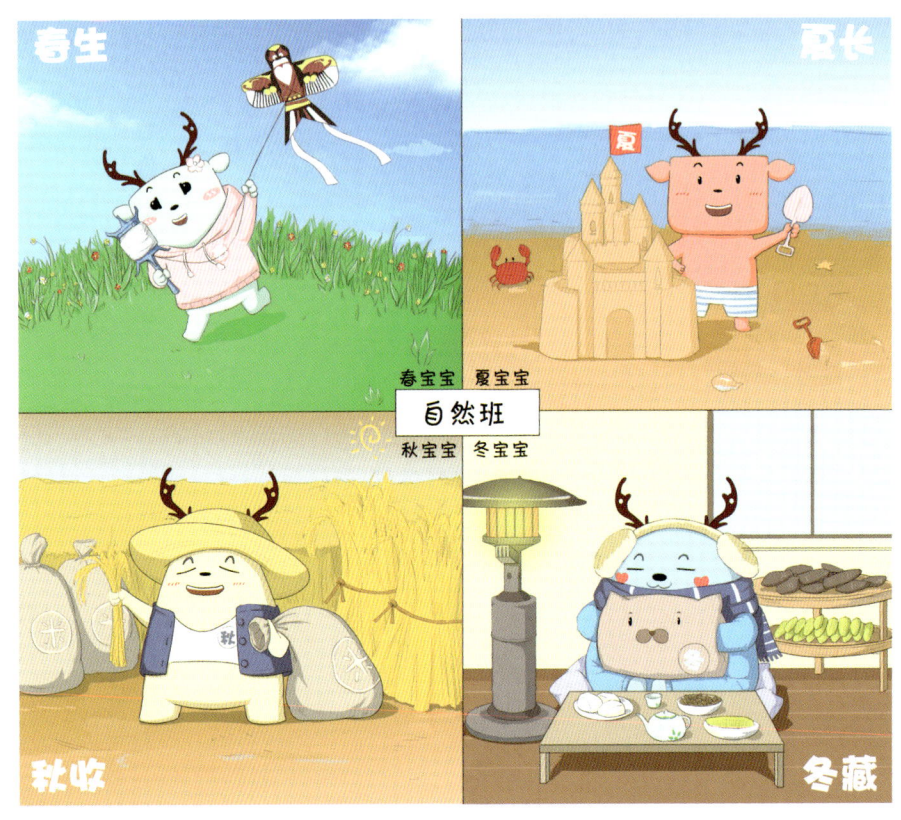

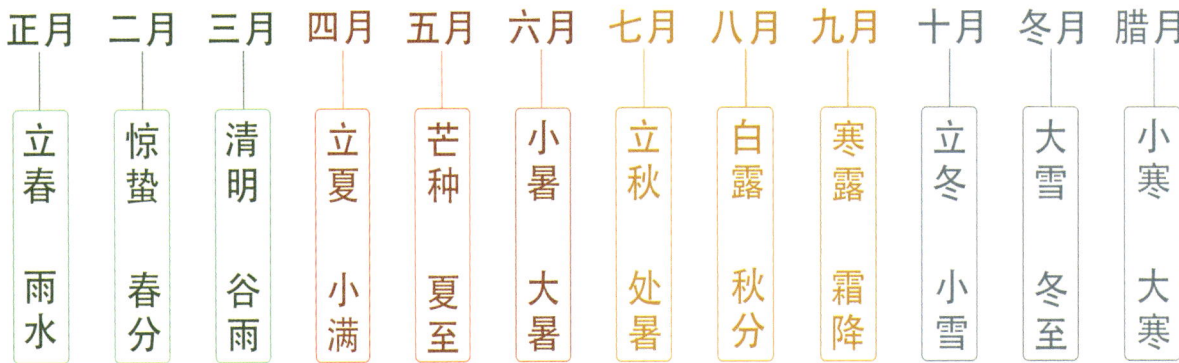

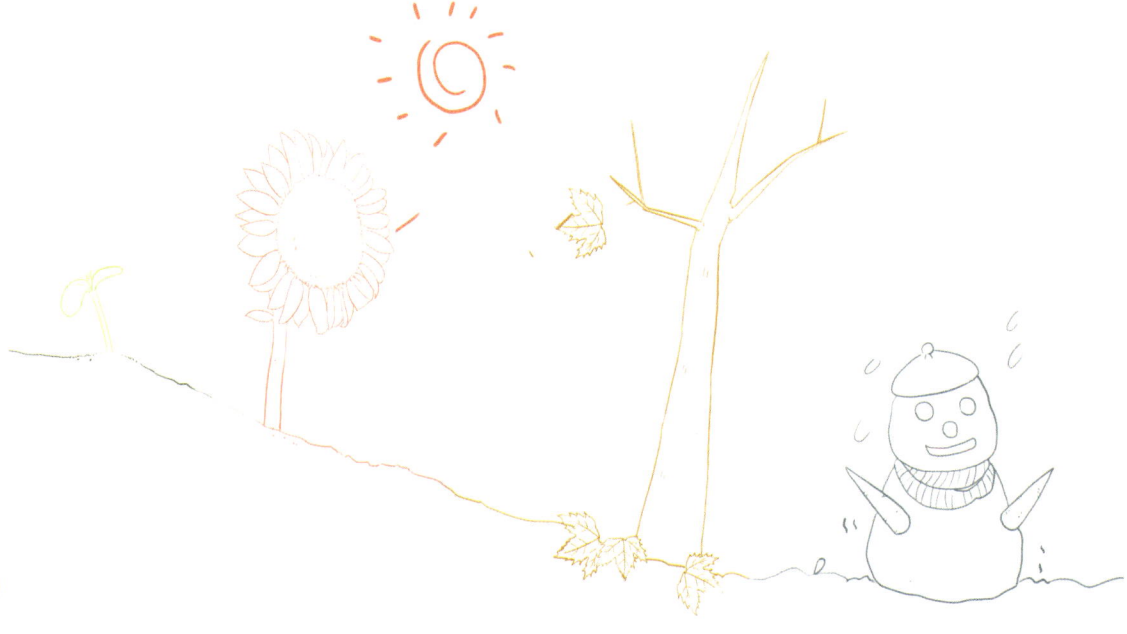

第五章
你们的体能还充足吗

经常运动
适度运动
动静相宜
五禽戏
过用则病

第一节 体能测试

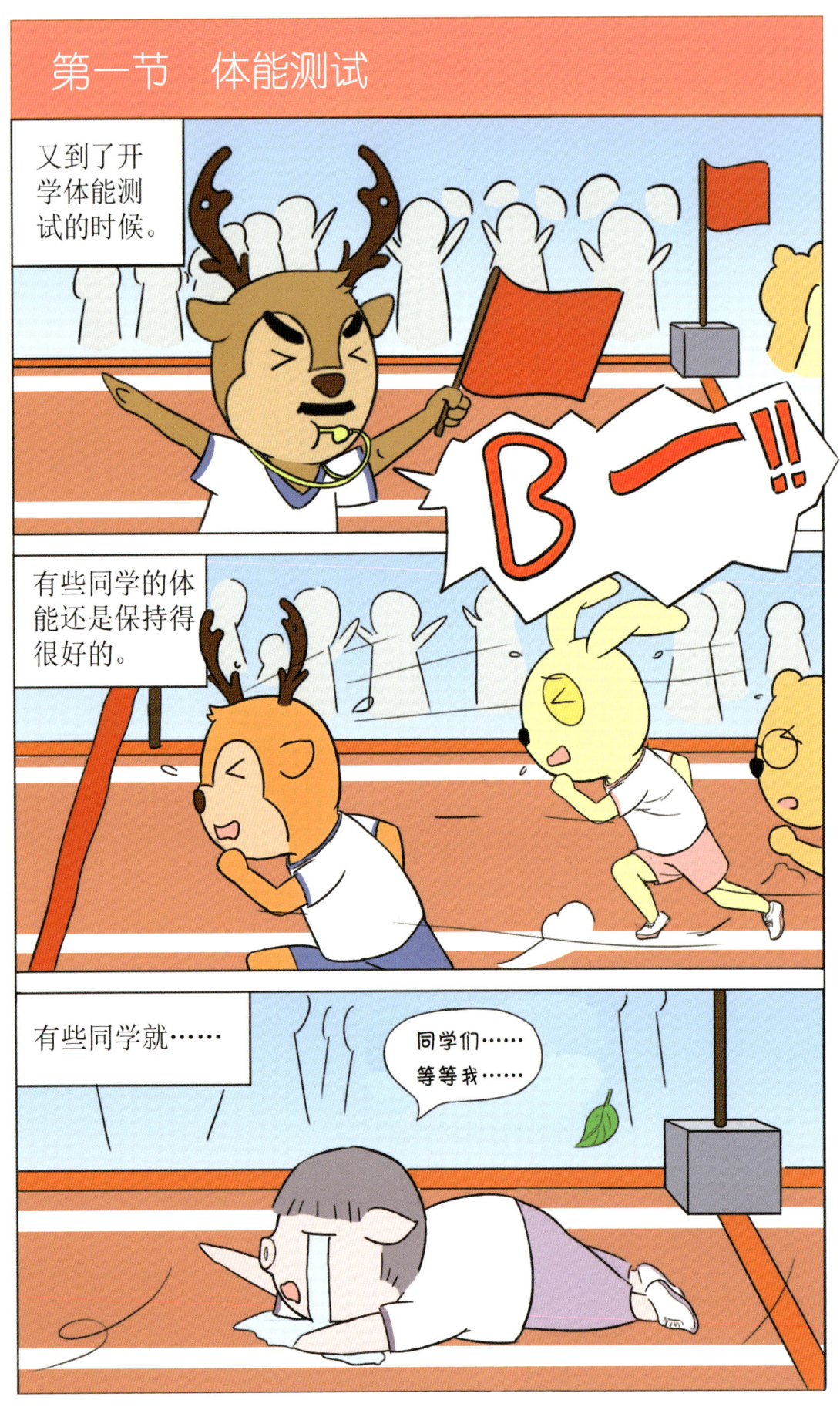

第五章　你们的体能还充足吗

不知不觉开学已经两个星期了，大家在学习上也慢慢进入了状态，可是大家的体能还充足吗？鹿爸爸为了更清楚地了解同学们的身体素质情况，决定一星期后开展一次体能测试。

这可是有人欢喜有人忧啊！西卡信心满满地说："终于可以大显身手了！"而小猪、熊仔等同学则忧心忡忡，都害怕自己垫底，想到自己跑两下就气喘吁吁的，到时上场跑不动可就丢脸了！西卡察觉到了他们的烦恼，决定带领大家一起为即将到来的体能测试准备一下。

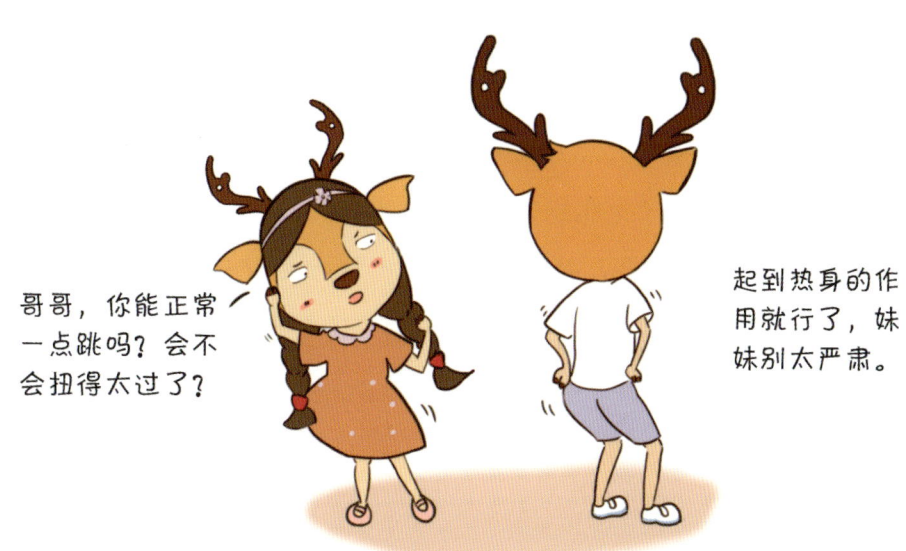

第二天，西卡把平日里极少运动的莎卡、熊仔、小猪、小猴等同学召集起来，六点钟到操场上集合。大家懒懒散散，一副还没睡醒的样子。西卡先带领大家做一下准备运动，活跃一下自己的身体。

首先，拉伸一下筋骨，莎卡随即唱起"左三圈，右三圈，脖子扭扭，屁股扭扭，跟着我一起做运动"，大家在欢笑声中拉伸完毕。接下来正式进入"魔鬼训练"。

第一项任务是800米跑，预备，开始！西卡唰地一下就冲了出去，健步如飞。而其他小伙伴则跑不到半圈，双腿就已经不听使唤了，被远远地甩在了后面，渐渐地放慢了脚步。

西卡见大家都跑得力不从心，便停下来，为大家加油打气，鼓励大家坚持就是胜利。大家硬着头皮继续往前跑，虽然跑得很艰难，但还是完成了他们今天的第一项任务。

休息片刻后，进入第二个环节，投实心球。

莎卡害怕地说："这简直就是搬起石头砸自己的脚呀！"

到了最后一个环节，仰卧起坐，一个个在躺下去的那一刻已经没有动力再起来了，都想闭上眼呼呼大睡。

西卡看大家一动不动，只能出狠招了："再不起来做的话多做五十个！"一听到这句话，大家立马弹起来。

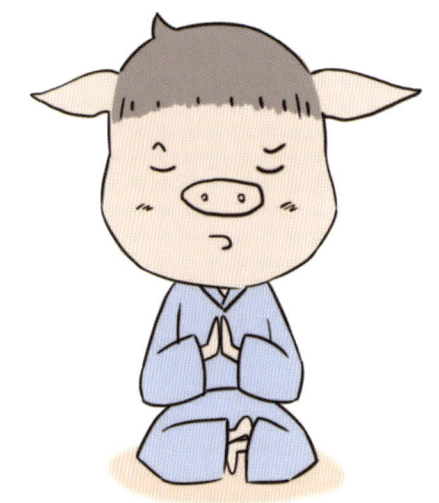

体能测试什么的，缘分到了，自然就过了。

三个训练项目把他们累坏了，这一天的运动量可比他们一个月的都要多啊！小猪实在是热得心烦意乱，一解散就冲去小卖部买冰可乐，准备回教室一边吹空调一边喝可乐，心里已经在暗暗谋划要找什么借口可以推脱掉接下来一周的训练。当其他人还每天坚持训练的时候，小猪以感冒为借口不来。体能测试一步步靠近，大家一个个都铆足了劲，全力奋战。而小猪却优哉游悠地继续吃喝躺，将体能测试抛到九霄云外去了。

终于，体能测试这一天到来了。首先第一项是进行800米跑，哨子声一响起，同学们都火箭般地冲了出去，西卡遥遥领先，其他小伙伴也都信心满满地冲刺着，连笨重的熊仔在经过一星期的魔鬼训练后跑起步来都身轻如燕，顺利跑完800米。

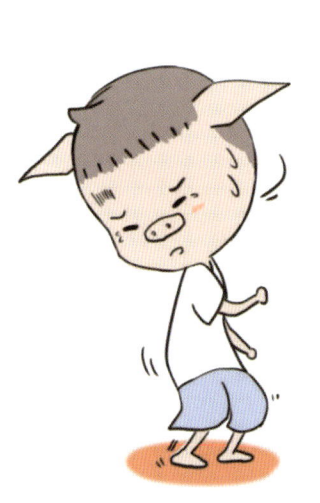

双脚仿佛被粘住。

当大家都差不多跑到终点时，小猪还停留在第一圈，气喘吁吁，双腿仿佛被强力胶水粘到了跑道上。小猪看着跑道上就剩自己还在苦苦挣扎，欲哭无泪，后悔莫及，真是"考前不努力，考时徒伤悲"啊！

接着进行第二项内容，投实心球。这可是熊仔的强项，他单手举起，随便一扔就是十几米，这可累惨了捡球的小伙伴。而小猴在投实心球上就大不如跑步了，这细胳膊细腿的，要举起实心球都是困难呐！莎卡见情况不对，便想了个法子，别人投球，她滚球。她将球滚出去，虽然不远，但也比投出去的好得多。而小猪经历了上一个项目的折磨，忐忑不安地举起实心球，结果球还没扔出去就掉了，砸中了自己的脚，疼得小猪哇哇大叫。

熊仔忍不住笑起来，说道："你这是虚胖啊！"

小猪涨红了脸，生气地说："你嘲笑我！"

熊仔见小猪快要被气哭了，赶紧说道："我只是开了个不成熟的小玩笑，别生气。"

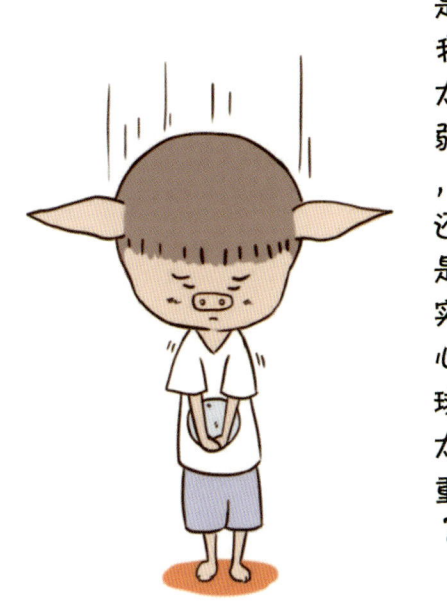

是我太弱，还是实心球太重？

上午测试结束，同学们都汗流浃背，身上黏糊糊的，想立马冲回宿舍痛快地洗个凉水澡。这时西卡叫住大家："大量运动后由于毛孔张开，马上洗凉水澡的话，湿寒之气容易入体，所以要一个小时之后才能用温水洗澡。"

下午开始了最后一项测试——游泳。这可难倒一大片同学了，一个个站在泳池旁迟迟不敢下水。西卡见大家都迟疑不决，便率先跳进水里，其他同学见状也纷纷一起下水。等同学们上岸后，鹿爸爸立马让大家擦干头部和身体，生怕他们受风寒导致感冒。

经过一天的体能测试，大家都累趴下了。可是为什么一运动就这么累呢？那是因为大家太懒，能坐着绝不站着，能躺着绝不坐着。正所谓"久卧伤气"，缺少运动会导致体能下降，产生疾病。你静止了，血液也会跟着偷懒，慢悠悠地流动，身体的其他器官从而产生了从众心理，一个个跟着偷懒，那么谁还能提供动力给你呢？因此，一运动起来就会感到非常吃力，像是生锈了的机器。

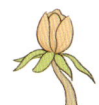 **西卡有话说**

> 经常运动可以促进气血流通，保持身体健康。久坐和久卧都不利于人体健康。中医学认为"久卧伤气"，同时也提出"劳则气耗"，所以要适度运动，才能保持身体健康。从中医"气"的角度来说，肥胖的人多半气虚，气虚导致懒动，不活动则"久卧伤气"，致使更加气虚。因此，胖孩子一定要加强运动。当然，运动不能过度，否则也会过劳伤气。

第二节 要晨练啦

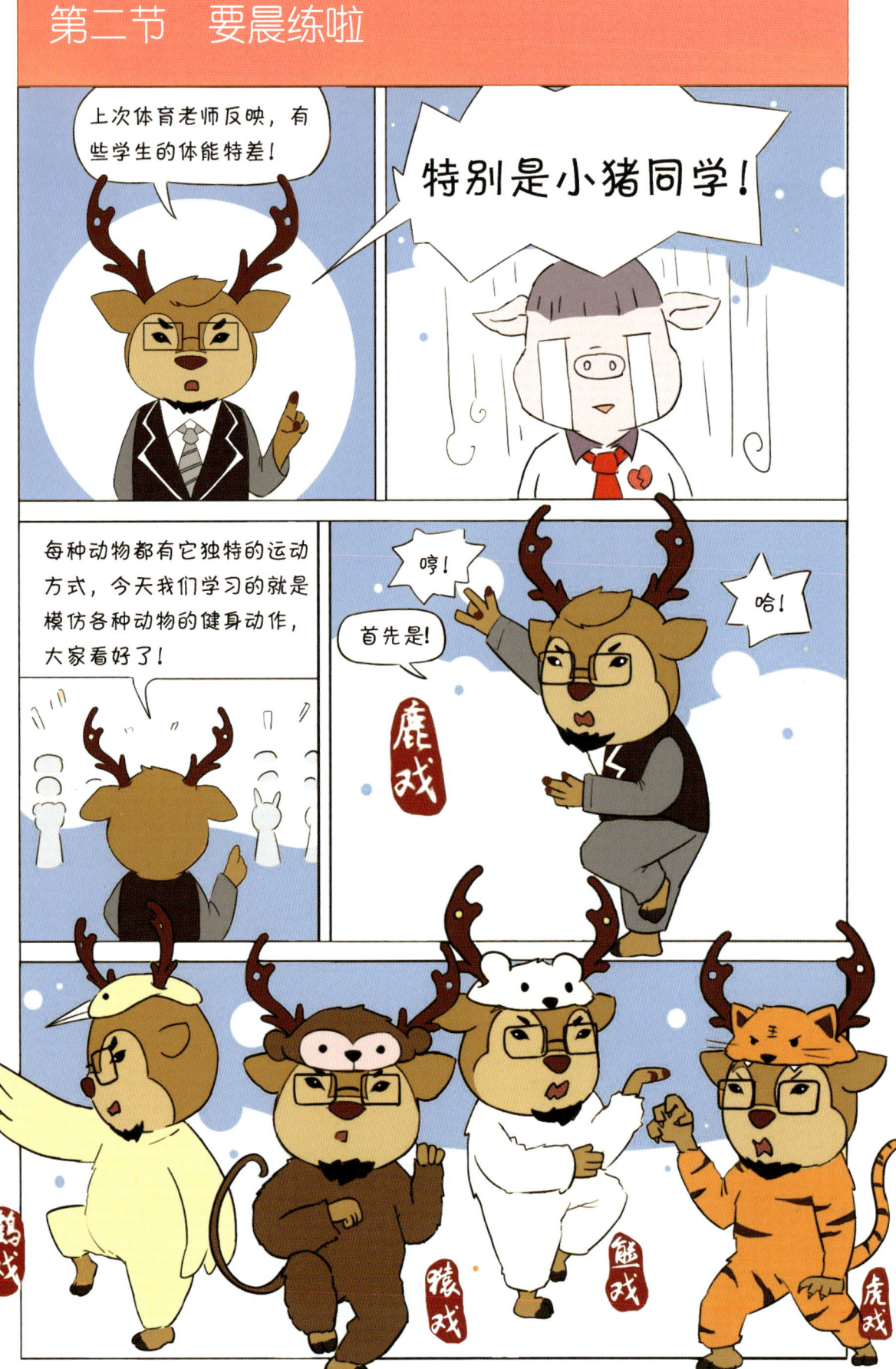

第五章 你们的体能还充足吗

鹿爸爸为了让同学们每天都得到充足的锻炼，决定早上 7 点进行五禽戏、八段锦和晨跑。第二天早晨，同学们在操场集合，准备开始第一项内容"五禽戏"。

别小看这五禽戏，作用可大了。虎戏有益于肝，鹿戏对肾有好处，熊戏有健脾益胃之功效，猿戏有益于心，鸟戏有益于肺。一套简单的五禽戏，便能让器官活力四射！

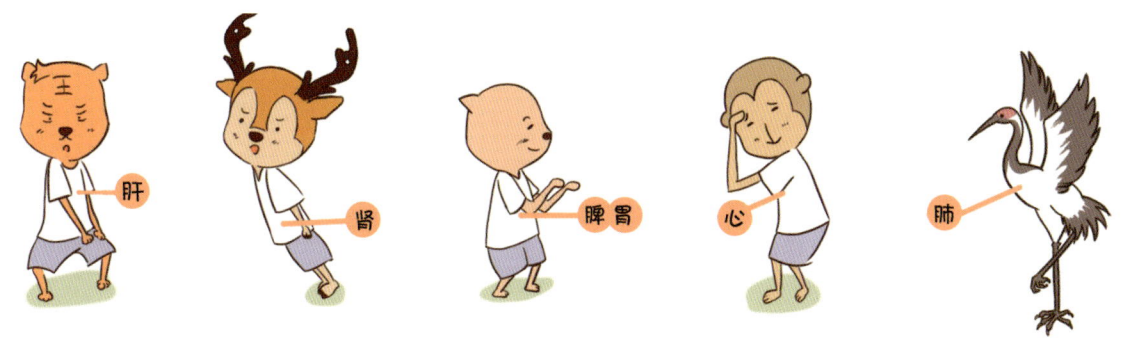

接下来便是八段锦，这可并非是老年人才能练，八段锦看似简单，其实动中有静，静中有动。但别以为摆个动作静止不动就完事儿了，在练习八段锦时，虽然是肢体在运动，但要保持全身放松，内心平静。可别走神了，这样才能使动作柔和舒缓，形神相随，身心俱健。

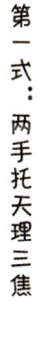
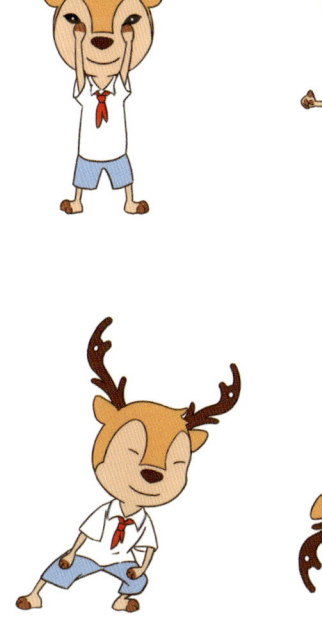
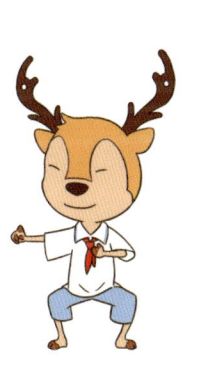
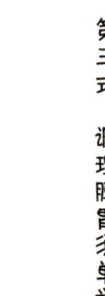
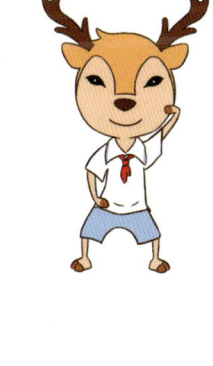
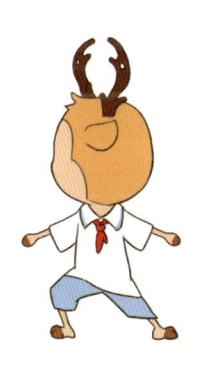
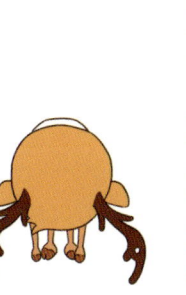
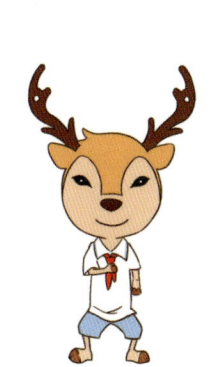
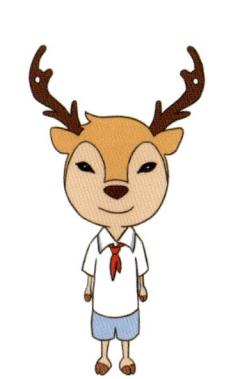

第一式：两手托天理三焦
第二式：左右开弓似射雕
第三式：调理脾胃须单举
第四式：五劳七伤往后瞧
第五式：摇头摆尾去心火
第六式：两手攀足固肾腰
第七式：攒拳怒目增气力
第八式：背后七颠百病消

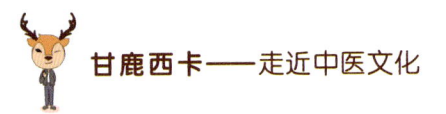

最后一项内容是跑步，这可没有前面两项那么舒服了，大部分同学依旧跑得非常吃力。而熊仔在跑步时一不小心摔了个跟头，去校医室检查，鹿妈妈说骨头没事，只要适当治疗，再休息半个月就可以了。

可是熊仔奶奶不放心，爱孙心切，再三叮嘱熊仔要躺着静养，伤筋动骨一百天，不许熊仔参加体育活动。可奇怪的是，自从熊仔摔伤以来，每天吃好喝好睡好，怎么上课的注意力反倒是越来越不集中呢？

鹿爸爸找熊仔来谈话，熊仔委屈地说："自从摔伤后，一回家奶奶就让我躺着，干啥都不让我动，之后就总觉得身体懒洋洋的，提不起精神。"

鹿爸爸找来熊仔的妈妈，熊妈妈担忧地说："最近发现熊仔额头上的汗很多，近半个月还感冒了两次呢。"

鹿爸爸对熊妈妈说："熊仔的摔伤早就好了，不用刻意去静养，多参加体育锻炼就好了。"

熊仔终于可以做回活蹦乱跳的熊了，可以打打篮球，踢踢足球。不久，熊仔又变回那个精力充沛、活泼的熊仔了。

西卡有话说

虎戏——模仿虎的形象，取其神气，善用爪力和摇头摆尾的动作。

鹿戏——模仿鹿的形象，取其长寿而性灵，善运尾闾。

熊戏——模仿熊的形象，取其体壮力大，外静而内动。

猿戏——模仿猿的形象，取其机警灵活，好动无定。

鸟戏——又称鹤戏，即模仿鹤的形象，取其动作轻翔舒展。

这五种练法各有侧重，但又是一套有系统的运动方法，经常练习，具有养精神、调气血、益脏腑、通经络、活筋骨、利关节的作用，可以达到祛病健身的目的。

第三节 劳逸结合是王道

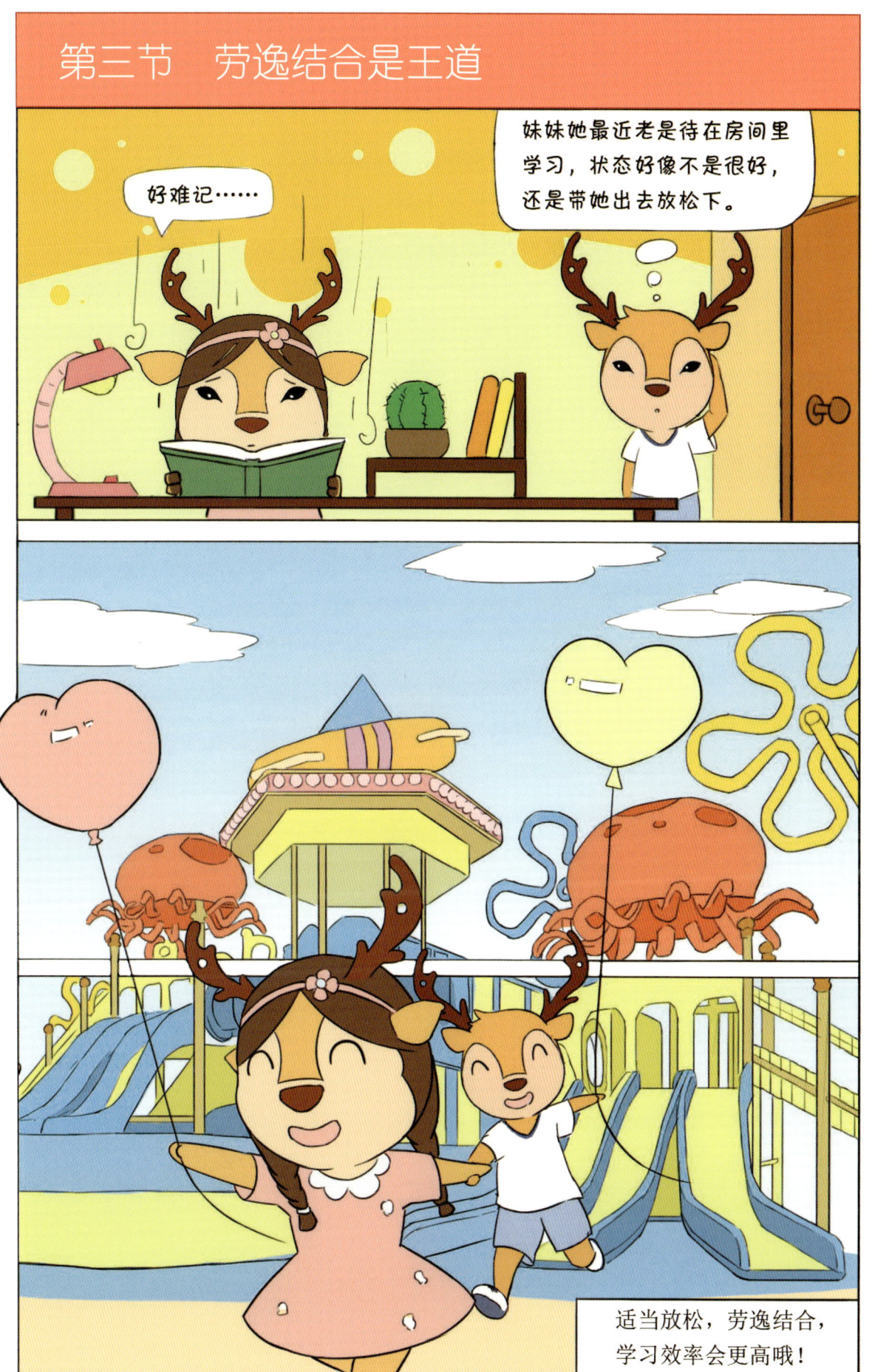

莎卡知道自己除了贪吃贪玩外，成绩也不好，家人在她面前经常表扬哥哥，要求她向哥哥学习，所以莎卡决定要努力学习，让全家人惊喜一下。

接下来一段时间，每天一到学校，从早上到放学，除了上课、吃饭、上洗手间外，莎卡一直坐在座位上做作业、看书，把以前学过的知识全部温习一遍。由于坐的时间太长，缺乏锻炼，莎卡的身体素质变差了，加上长时间看书，导致了假性近视。

全家人看到莎卡这么努力学习，都很高兴，但是莎卡没有劳逸结合，于是鹿爸爸赶紧与莎卡沟通如何合理学习，适度放松。莎卡听取了鹿爸爸的意见后，除了每天坚持做两至三次眼保健操，课间在教室的走廊走走，跟同学们玩耍之外，每天还保证有一定的运动量。果然，莎卡的学习效率比以前更高了，而且视力也慢慢恢复了。

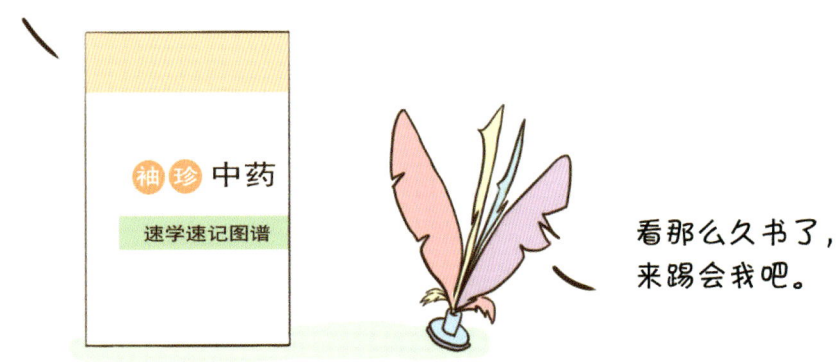

西卡有话说

形体的运动和精神的静养是养生的两个方面，两者需相互融合，不可偏颇。在日常生活中做到动静结合，十分有利于保持健康。"动以养形，静以养神"是中医养生思想的重要组成部分，两者紧密结合，相辅相成，不可分割。

第四节 眼保健操怎么做

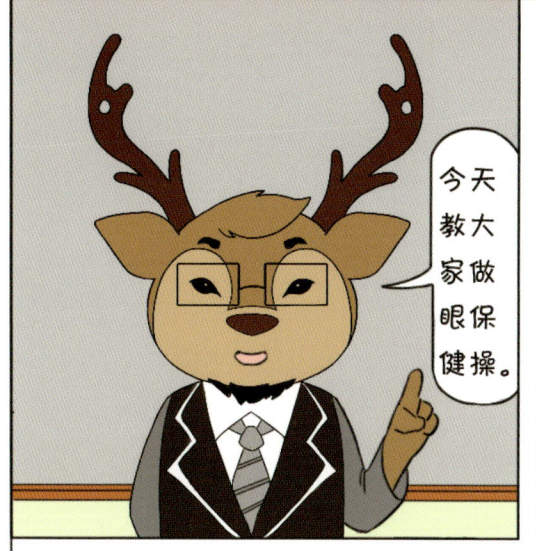
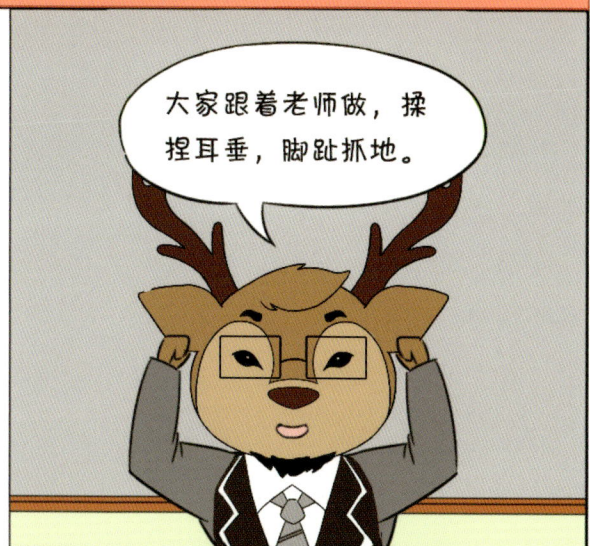
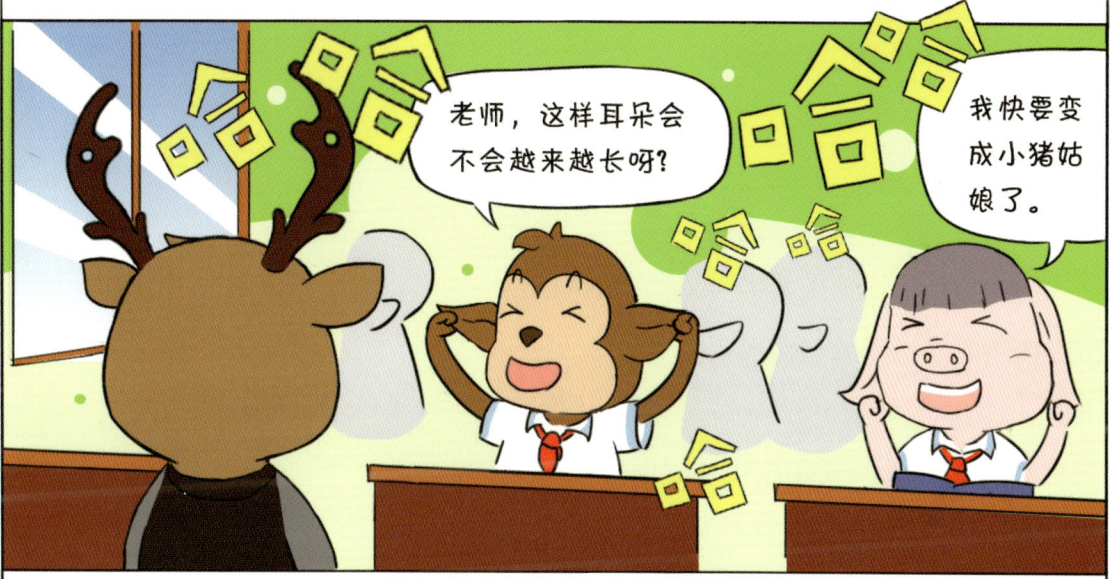
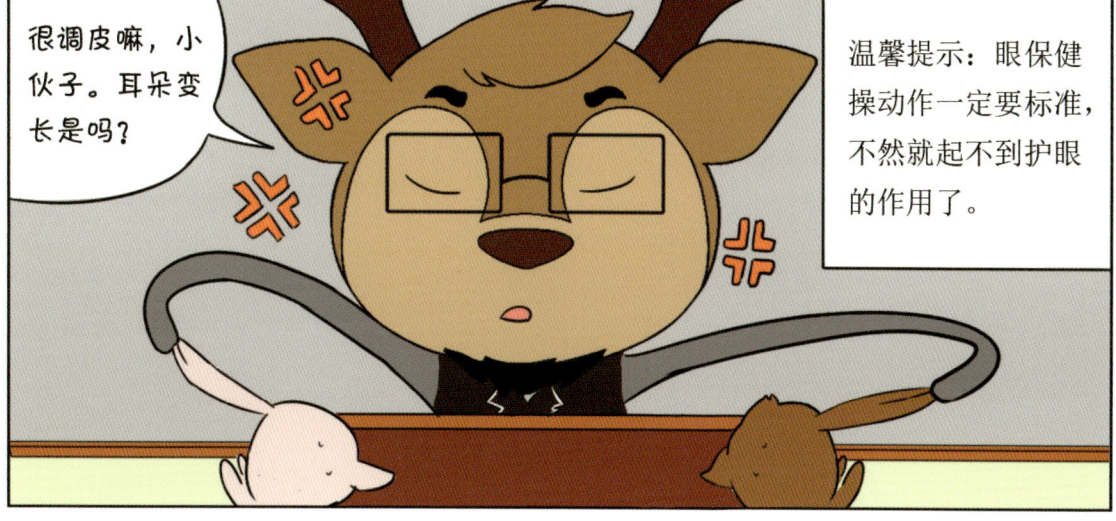

鹿爸爸发现，每当课间做眼保健操时，同学们都在下面搞小动作，有交头接耳说悄悄话的，有装装样子实际上是闭着眼睛睡觉的，有传小纸条的，还有按错穴位的……

鹿爸爸说："眼睛是心灵的窗户。不好好做眼保健操，眼睛近视了，戴着厚重的眼镜可就不美了。你们也不想以后被叫'四眼妹''四眼仔'吧！"

鹿爸爸继续说："长时间用眼，使眼睛处于紧张状态，久而久之就成了近视眼。眼保健操是针对造成近视眼的原理，运用医学中的推拿、穴位按摩等方法，综合而成的预防近视的措施。在整个人体中，经络系统与血液循环系统相似，也是分布于全身的。眼保健操的穴位按摩，就是起到疏通经络的作用，属于物理疗法。这种微弱的穴位按摩刺激，可以通过神经的反射，加强整体组织的新陈代谢，改善和促进血液循环，消除和调节眼部紧张，恢复人体的生理机能，从而起到预防近视的作用。"

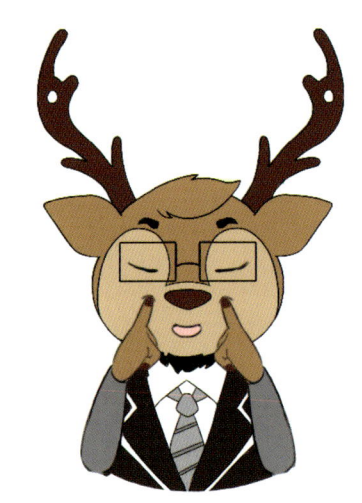

所谓近视，就是看近处清楚，而看远处模糊不清。近视发生的原因有先天和后天两种。先天的近视和遗传有关，就是父母近视，孩子也容易近视，但并不是说小孩生下来就会近视，而是因有先天的因素，加上不良的生活和学习习惯，才会导致近视。后天的近视与长期不恰当的用眼有关，如在光线不足的情况下看书写字，或书本与眼的距离过近、歪头看书、躺着看书等，都会使眼睛疲劳而产生近视。

鹿爸爸开始手把手演示做眼保健操。

第一步：按揉攒竹穴。

用双手大拇指螺纹面分别按在两侧穴位上，其余手指自然放松，指尖抵在前额上。随音乐口令有节奏地按揉穴位，每拍一圈，做四个八拍。

第二步：按压睛明穴。

用双手食指螺纹面分别按在两侧穴位上，其余手指自然放松、握起，呈空心拳状。随音乐口令有节奏地上下按压穴位，每拍一次，做四个八拍。

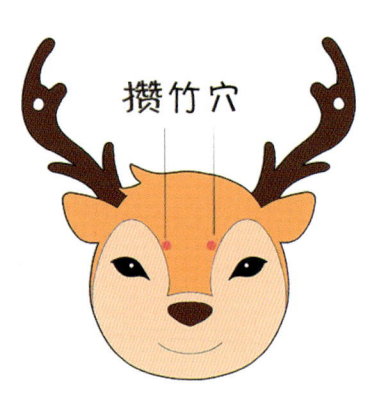

第三步：按揉四白穴。

先以左右食指与中指并拢，放在靠近鼻翼两侧，大拇指支撑在下颚骨凹陷处，然后放下中指，在面颊中央按揉。注意穴位不需移动，按揉面不要太大。每拍一次，做四个八拍。

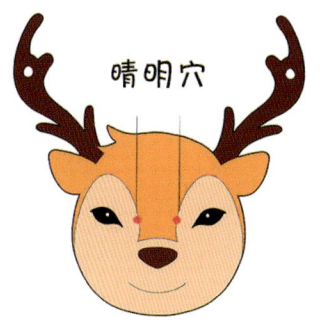

第四步：按揉太阳穴刮上眼眶。

用双手大拇指的螺纹面分别按在两侧太阳穴上，其余手指自然放松，弯曲。伴随音乐口令，先用大拇指按揉太阳穴，每拍一圈，揉四圈。然后，大拇指不动，用双手食指的第二个关节内侧，稍加用力从眉头刮至眉梢，两个节拍刮一次，连刮两次。如此交替，做四个八拍。

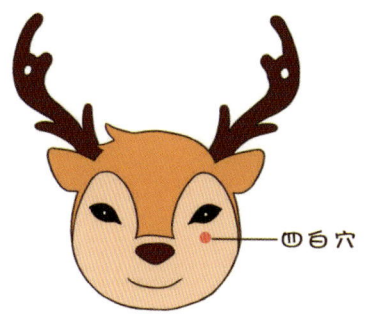

第五步：按揉风池穴。

用双手食指和中指的螺纹面分别按在两侧穴位上（后颈部，后头骨下，两条大筋外缘陷窝中，相当于与耳垂齐平），其余三指自然放松。有节奏地按揉穴位。每拍一次，做四个八拍。

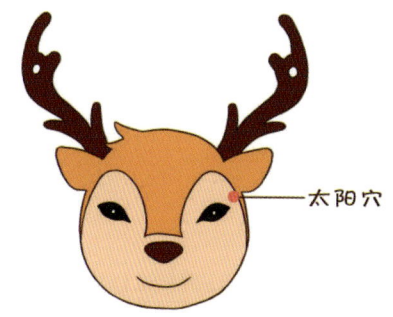

第六步：揉捏耳垂，脚趾抓地。

用双手大拇指和食指的螺纹面捏住耳垂正中的眼穴，其余三指自然并拢弯曲。用大拇指和食指有节奏地揉捏穴位，同时用双脚全部脚趾做抓地运动。每拍一次，做四个八拍。

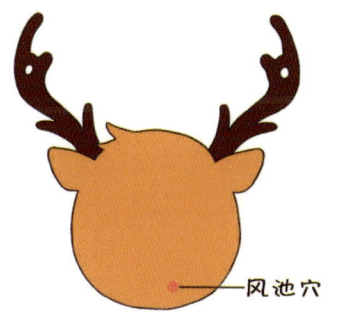

人体内，遍布着运行气血、联系脏腑的通道——经络，如果说人体是一个城市，十二经脉就是十二条联通各个站点的地铁。倘若气血的运行受到阻碍，就会在经络上有所表现。同样，如果腑脏中有异常，与它们相关联的经络也会产生变化。

而这些"地铁"经过的"站点"，就是穴位。在十二条"地铁"上，总共有大约360个"站点"。

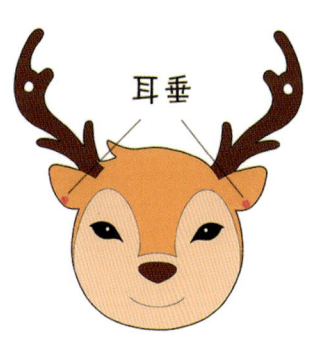

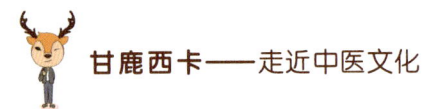

如果身体发生异常,穴位就会发出"警报"来提醒人们。穴位能表现身体的异常,我们也能通过刺激穴位,让气血通畅,让疾病得到治疗。

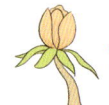 西卡有话说

预防保健:
- 平时注意营养,多吃新鲜蔬菜,不要偏食。
- 看书或看报时,眼睛与书面呈45°保持30厘米的距离,并避免长时间近距离看书。阅读或书写0.5~1小时,应休息几分钟,看看远景,闭眼休息或做体操运动。
- 避免在光线不足或光线强烈的地方看书写字,光源应均匀地由背后或左斜方投射过来。
- 避免使用不洁毛巾或公共洗脸用具,以防感染。
- 保持充足睡眠,时常进行户外活动,经常远望绿色植物。
- 不要长时间看电视、玩电脑、打游戏,眼睛与屏幕保持距离。
- 每天做3~4次眼保健操。
- 定期做视力检查,发现问题及时治疗。

第六章
每种情绪都有它的脾气

恐惧伤肾
思虑伤脾
恼怒伤肝
情志相胜

第一节 国庆小长假

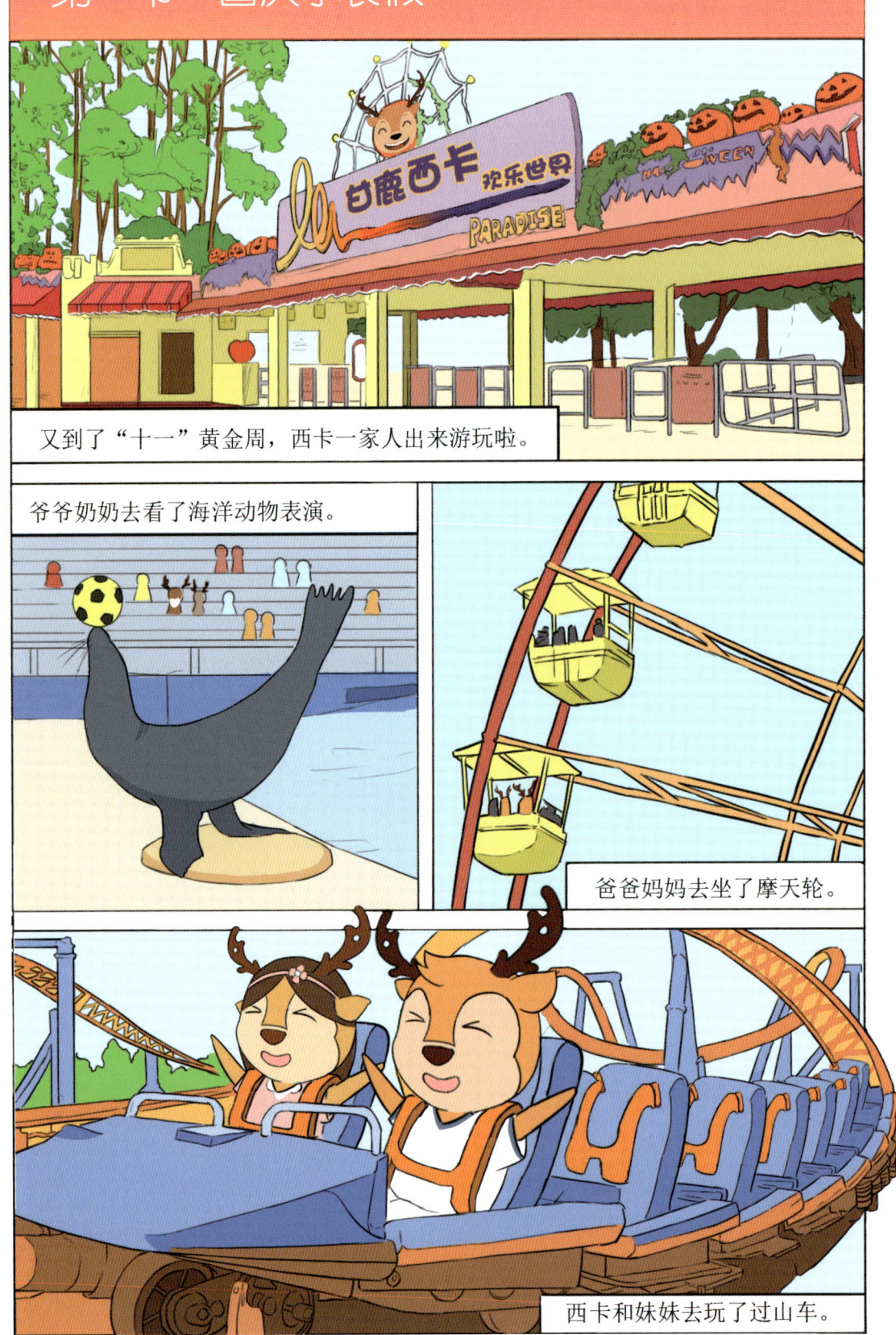

又到了"十一"黄金周，西卡一家人出来游玩啦。

爷爷奶奶去看了海洋动物表演。

爸爸妈妈去坐了摩天轮。

西卡和妹妹去玩了过山车。

第六章　每种情绪都有它的脾气

终于盼来了国庆七天长假。莎卡在回家的路上一边跳着一边问西卡："我们放那么多天假，去哪玩好呢？"

西卡打趣地说："还是学中医最好玩！"

莎卡翻了翻白眼说："能不每天都提学习吗？"

回到家，莎卡假装不经意地说："哎呀呀，放那么多天假，干什么好呢？好无聊呀。"一边说着一边偷偷瞟一下鹿爸爸鹿妈妈。

鹿爸爸鹿妈妈相视一笑，说道："早就知道你那点小心思啦！"

鹿爸爸继续说道："我们已经在甘鹿西卡欢乐世界订好票了，决定带你们一起去玩！惊不惊喜？意不意外？"

莎卡开心得拉着西卡跳起舞来："旋转，跳跃，我不停歇……"

第二天，一家人开开心心出发喽！

西卡牵着莎卡的手来到第一个他们要玩的项目——U型滑板。机器启动，莎卡害怕地紧紧抓着西卡的手大叫："救命啊！妈妈啊！"

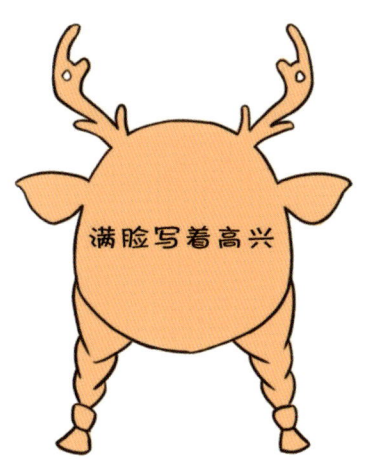

满脸写着高兴

橙色代表兴奋、喜悦、活泼、温和等情绪。

西卡心里也很害怕，但是觉得堂堂男子汉居然被区区一个U型滑板给吓到，太没面子了！而且他是要保护妹妹的。于是就强忍着害怕，心里默念："我不害怕，我不害怕，不怕不怕……"

第一个项目玩完了，莎卡似乎越玩越兴奋，还没等西卡缓过来就拉着他去到第二个项目——超级大摆锤。西卡强装镇定地陪莎卡一同上去。

大摆锤在空中甩来甩去，莎卡放肆地大叫："啊啊啊啊啊啊！"

西卡冷汗都冒出来了，下来后，双腿直发软。而莎卡已经迫不及待准备去下一站，也是最刺激的过山车之王——垂直过山车。过山车下坠的时候可真要命，吓得人们的心脏跟不见了似的！

西卡看着垂直过山车，两眼冒金星，劝说妹妹："你太小了，不能玩这个。"

莎卡根本无心理会哥哥的劝告，一心排着队等候。

无奈，西卡还是硬着头皮上了。在过山车缓缓升到最高点时，西卡屏住呼吸，心怦怦地跳，心都到嗓子眼上了。等过山车垂直冲下来时，强大的离心力令西卡终于憋不住了，他号啕大哭："妈妈！妈妈！"终于，惊心动魄的垂直过山车结束了，西卡和莎卡安全着陆。

莎卡看着哥哥脸色苍白、冷汗直冒，担心地问道："哥哥没事吧？"

不一会儿，西卡居然尿裤子了，莎卡想笑但是忍住不敢笑。西卡脸蛋通红，尴尬地挠了挠头说："你想笑就笑吧！还不是因为过山车太刺激，我太害怕了！"

不知不觉也到了饭点，他们决定去吃一顿美味的自助餐，缓解一下恐惧的情绪。

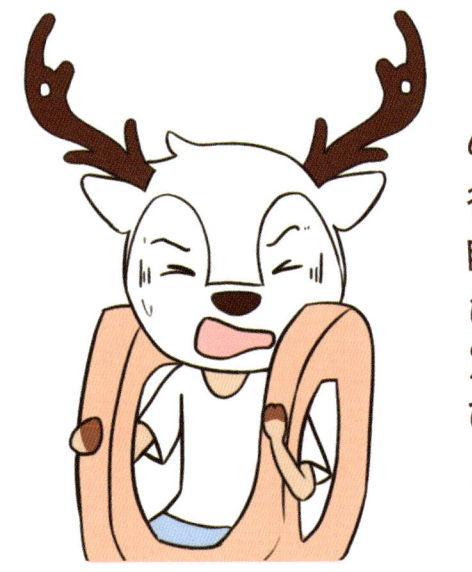

吓得脸色发白！

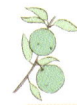 西卡有话说

为什么受到惊吓会大小便失禁呢？因为我们人体就好比一家公司，肾就是公司的财务部，掌管着公司的命脉，肾气就是公司的资金。要知道惊恐过度会耗伤肾气，耗费公司大量资金，公司资金缺乏，无法正常运作，只能面临破产。因此惊恐过度吓得肾气逃跑，就会面色苍白、大小便失禁，甚至还会突然昏倒。

第二节 忘了还有考试这回事儿

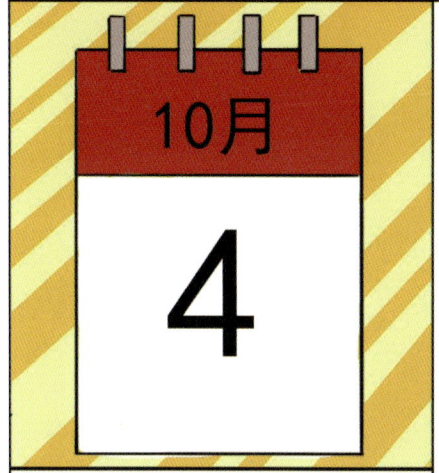
国庆长假快结束了。

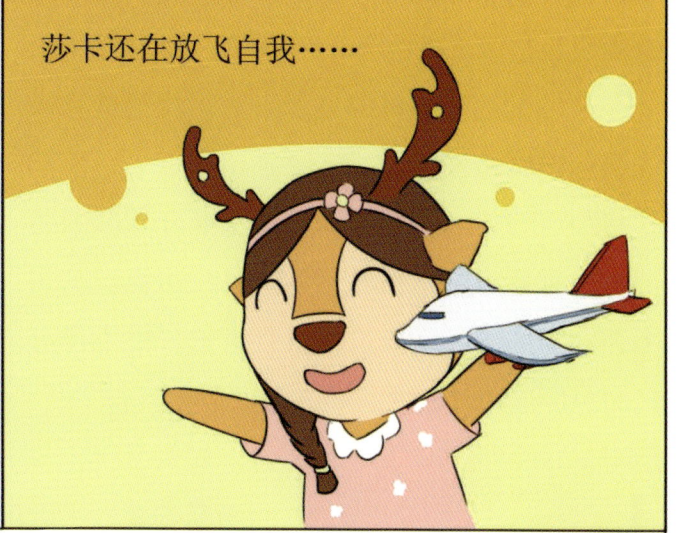
莎卡还在放飞自我……

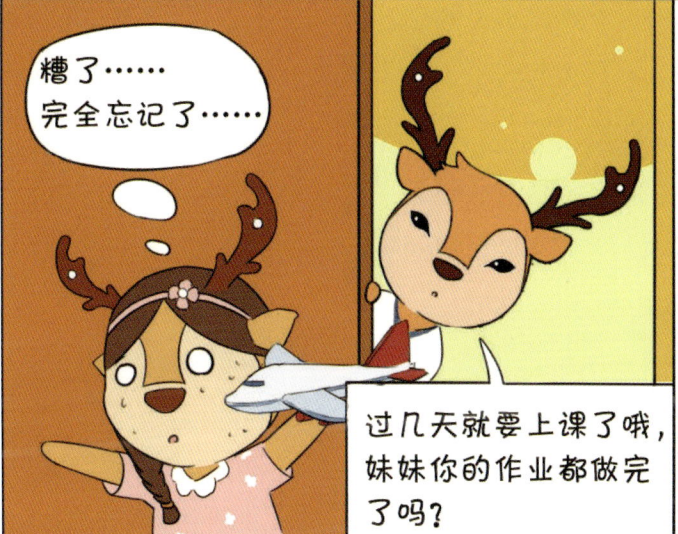
糟了……完全忘记了……
过几天就要上课了哦，妹妹你的作业都做完了吗？

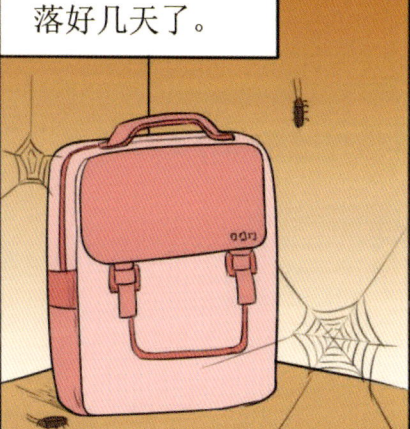
书包已经待在角落好几天了。

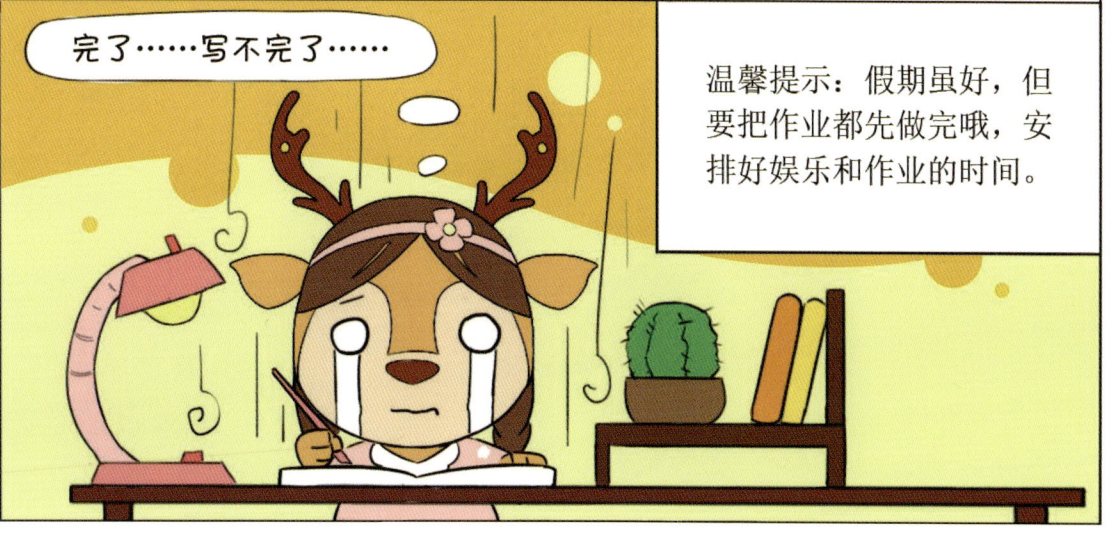
完了……写不完了……

温馨提示：假期虽好，但要把作业都先做完哦，安排好娱乐和作业的时间。

国庆假期快结束了，莎卡猛然想起放完假回去就要进行期中考试了！惨了惨了！假期过得这么潇洒快活，考试分数会好好"报答"她的！

莎卡赶紧把书包里的书翻出来，放假这几天她连书包拉链都没拉开过，更别说翻书了，不知道这些中医知识还认不认识她。莎卡开始抓紧每一分每一秒复习，当遇到难题时，一边抓破脑袋思考，一边由于时间急迫而紧张害怕。恨不得有记忆面包，这样就能把书本的知识全啃下去。

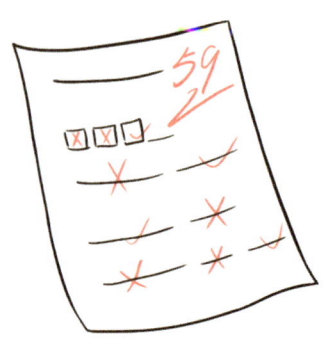

不多不少，差一分及格！

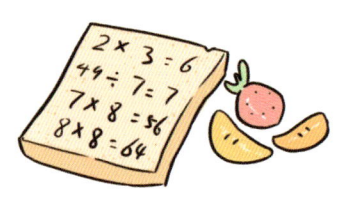

吃下这块记忆面包，还怕什么数学？

短短几天，莎卡茶饭不思，日渐消瘦，脸蛋也变得黄且黯淡，平时倒下床就呼呼大睡的莎卡这几天居然失眠多梦，还很健忘，多愁善感。这下可把鹿妈妈给急坏了，家里少了莎卡的大吵大闹和叽叽喳喳还真不习惯呢。

为此，鹿爸爸想了一个对策。鹿爸爸跟莎卡说："我们晚上一起去吃西餐，冰箱里有东西吃，你就在家好好复习吧。"

莎卡听到爸爸妈妈出去吃大餐居然不带她，还让她自己一个人在家吃剩饭复习，岂有此理，顿时气得涨红了脸，直跺脚，气冲冲地跑回房间了。

西卡好奇地问鹿爸爸："爸爸你怎么忍心让莎卡一个人在家呢？"

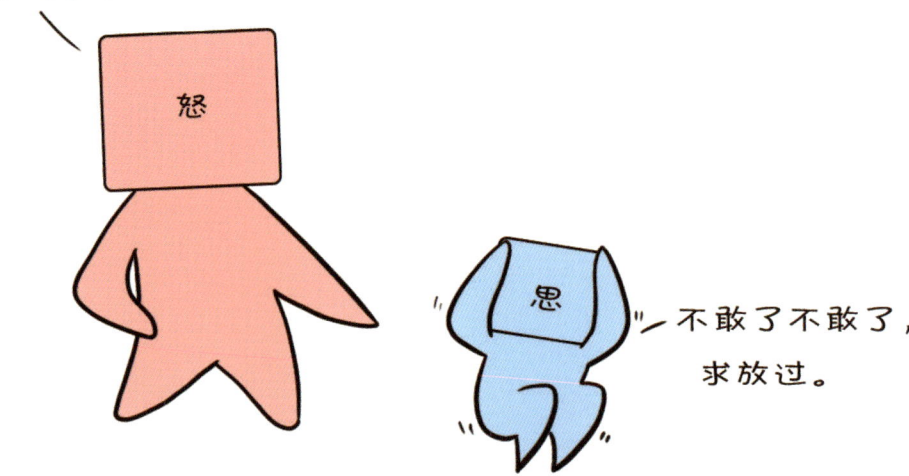

鹿爸爸无奈地说:"我这是在为她调节情绪呢。"

西卡更加疑惑了,问爸爸:"难道激怒她是帮她调节情绪?"

鹿爸爸说:"对的,莎卡最近是因为考试的事思虑过度而引发了失眠,而'怒'可以打败'思',我激怒她,她的症状自然就会好啦。"

鹿爸爸详细地跟西卡解释:"我们人有很多种情绪,会开心,会悲伤,会思虑,会发怒,还会恐惧。但是无论它们多厉害,总有些'把柄'在别的情绪手上,总会有情绪可以对付它,不让它肆意妄为。'怒'是'思'的顶头上司,'悲'可以制服'怒','悲'却又是'喜'的手下败将,'恐'能够打败'喜','思'让'恐'往东走,它就不敢往西走。"

西卡像发现新大陆一样惊呼:"哇!好神奇啊!我知道的还是太少了。"

不久,莎卡的情绪渐渐平稳下来,又变回那个能吃能睡、古灵精怪的莎卡了。

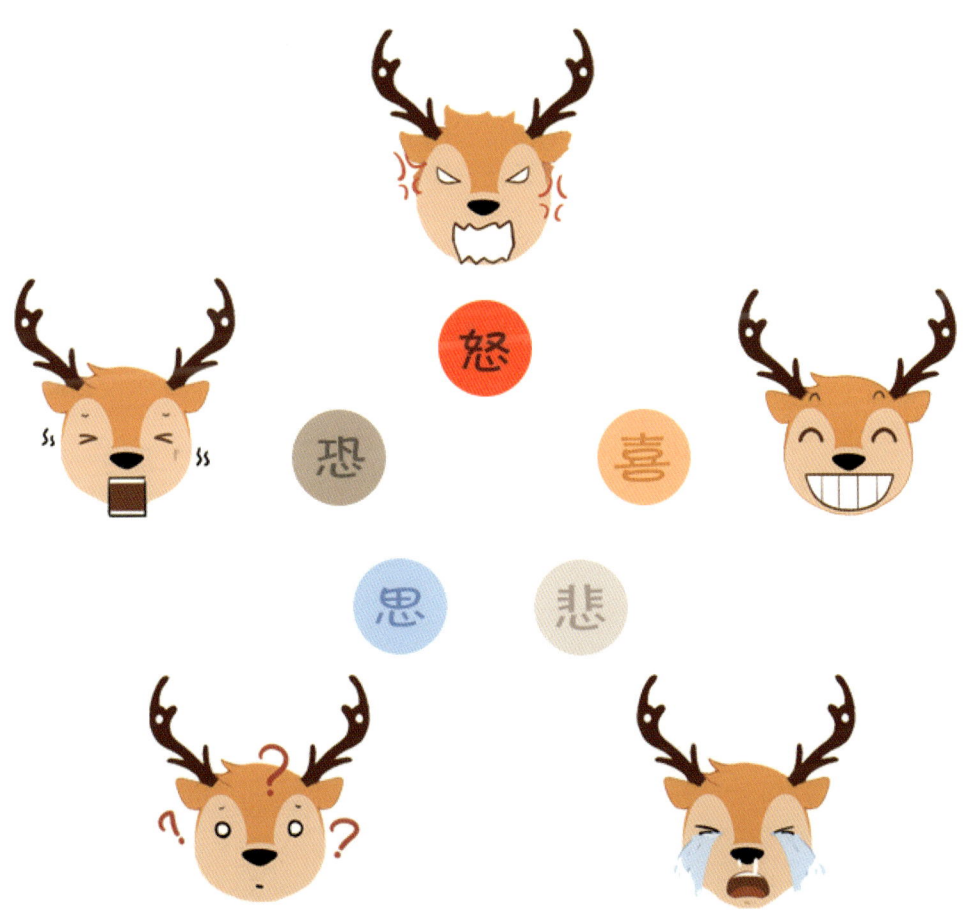

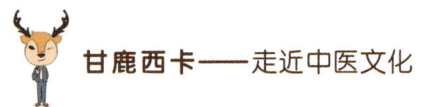

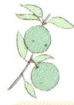 ### 西卡有话说

为什么思虑会伤脾呢?别误会,这可不是让你不思考的理由。如果单纯地思考问题是不会引发疾病的,但一般在进行思维活动时,或多或少都会伴随着喜、怒、忧、悲、恐、惊这些情绪。而思考带着那么多情绪就很容易造成交通堵塞,脾胃就像是我们的马路,一旦堵塞了,车子没办法出去又没办法进来,就会令我们食欲不振、饮食不化,久了就会腹部闷胀、消瘦面黄、失眠多梦、健忘心慌、多愁善感等。

第三节　鹿爸爸发火啦

又回到上课的日子了。

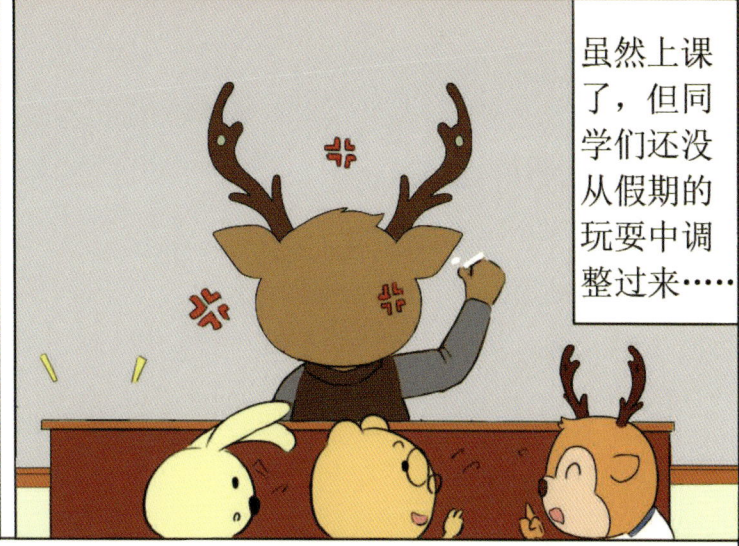

虽然上课了,但同学们还没从假期的玩耍中调整过来……

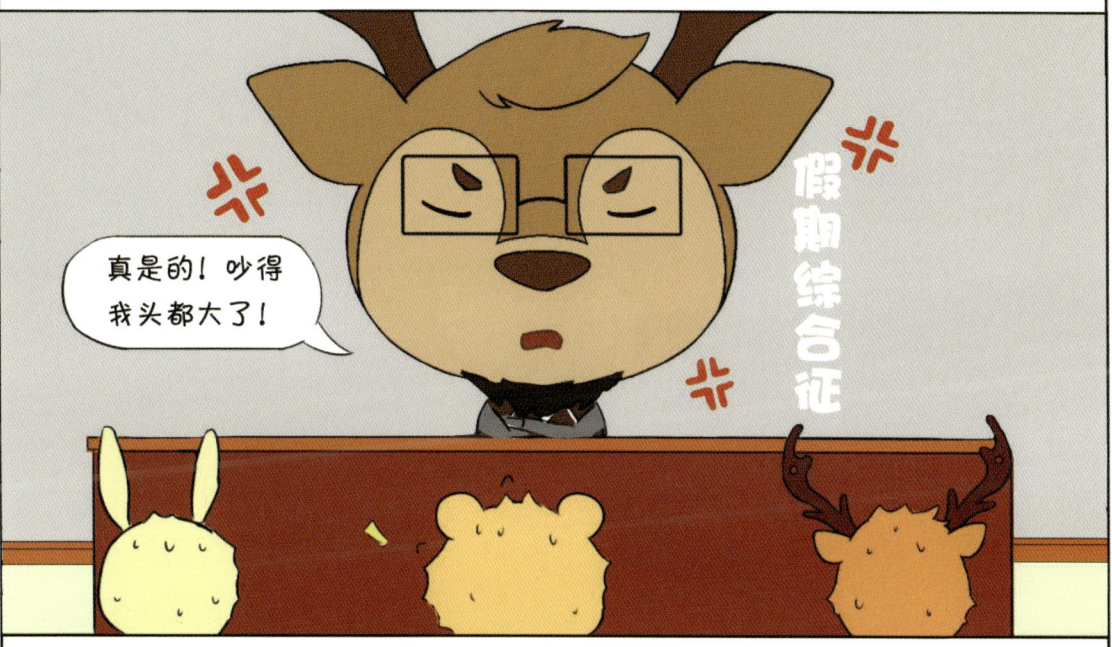

真是的!吵得我头都大了!

假期综合征

温馨提示:过完假期,就要收心回校上课了哦。如果有什么有趣的假期故事要分享给同学的话,记得下课再聊。

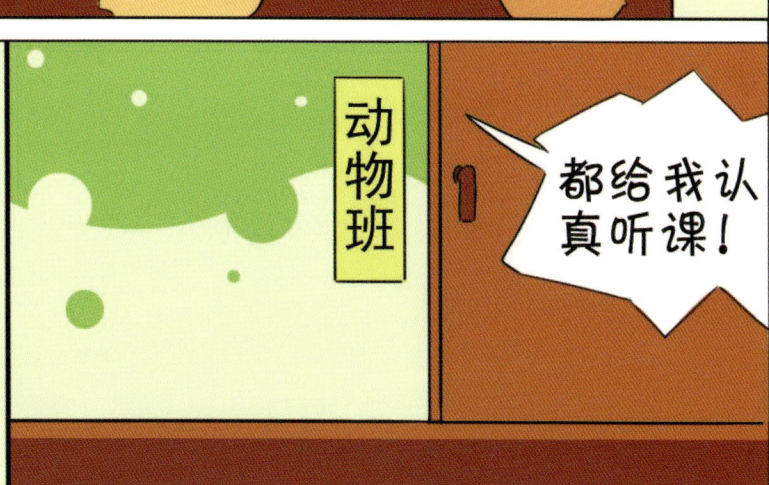

动物班

都给我认真听课!

国庆长假已经告一段落,该静下心来好好学习了。同学们带着对假期的不舍回到学校。

"丁零零……"上课铃响起,鹿爸爸走进教室准备上课,但同学们还在兴奋地讨论着这个假期去了哪儿玩,全然不知已经上课了。

鹿爸爸见同学们还没安静下来,敲了敲黑板提醒道:"上课时间已经过去三分钟了,别说话了!"

班里顿时安静下来。然而过了一会儿,当鹿爸爸背过身在黑板上列出重要知识点时,同学们瞅准机会"乘虚而入",又开始叽叽喳喳谈论起来。

班里像菜市场一样炸开了锅,鹿爸爸还是努力压抑住心中的怒火,心里想着还是要保持微笑,于是再次敲敲黑板说道:"你们赶紧记笔记,不要说话了。"

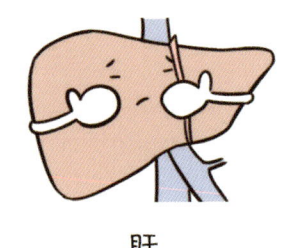

抱住因为"怒"而受伤的自己。

肝

同学们安静下来抄了两分钟笔记,嘴巴又闲不住了,按捺不住心里的小兴奋,继续分享自己的奇闻趣事。

终于,鹿爸爸忍不住了,把书重重地砸在讲台上,严厉地说:"放了个假你们的心都飘了,还能不能静下心来学习了!"

说完后,鹿爸爸捂着肝,道:"我得缓缓。"

同学们看到鹿爸爸生气了,都愧疚不已地说道:"老师您别生气,我们再也不敢了,我们一定好好听课!"

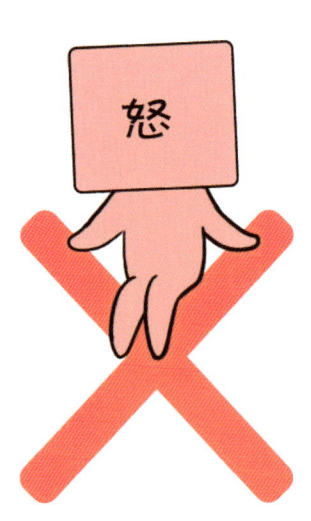

没想到,本来还带着怒容的鹿爸爸马上变回了平时憨笑的鹿爸爸,同学们惊讶地说道:"老师您这变脸比翻书还快啊!"

鹿爸爸随即说道:"其实我刚刚并没有生你们的气,我只是想更形象生动地讲解一下今天的上课内容,'愤怒与健康的关系'。"

同学们舒了口气说:"怎么能把我们当实验品呢,吓死我们了!"

鹿爸爸说:"理论与实践结合嘛,不过你们刚刚真的很吵!"

同学们异口同声地说道:"我们不吵了,老师息怒啊,身体要紧!"

第四节　成绩惹的祸

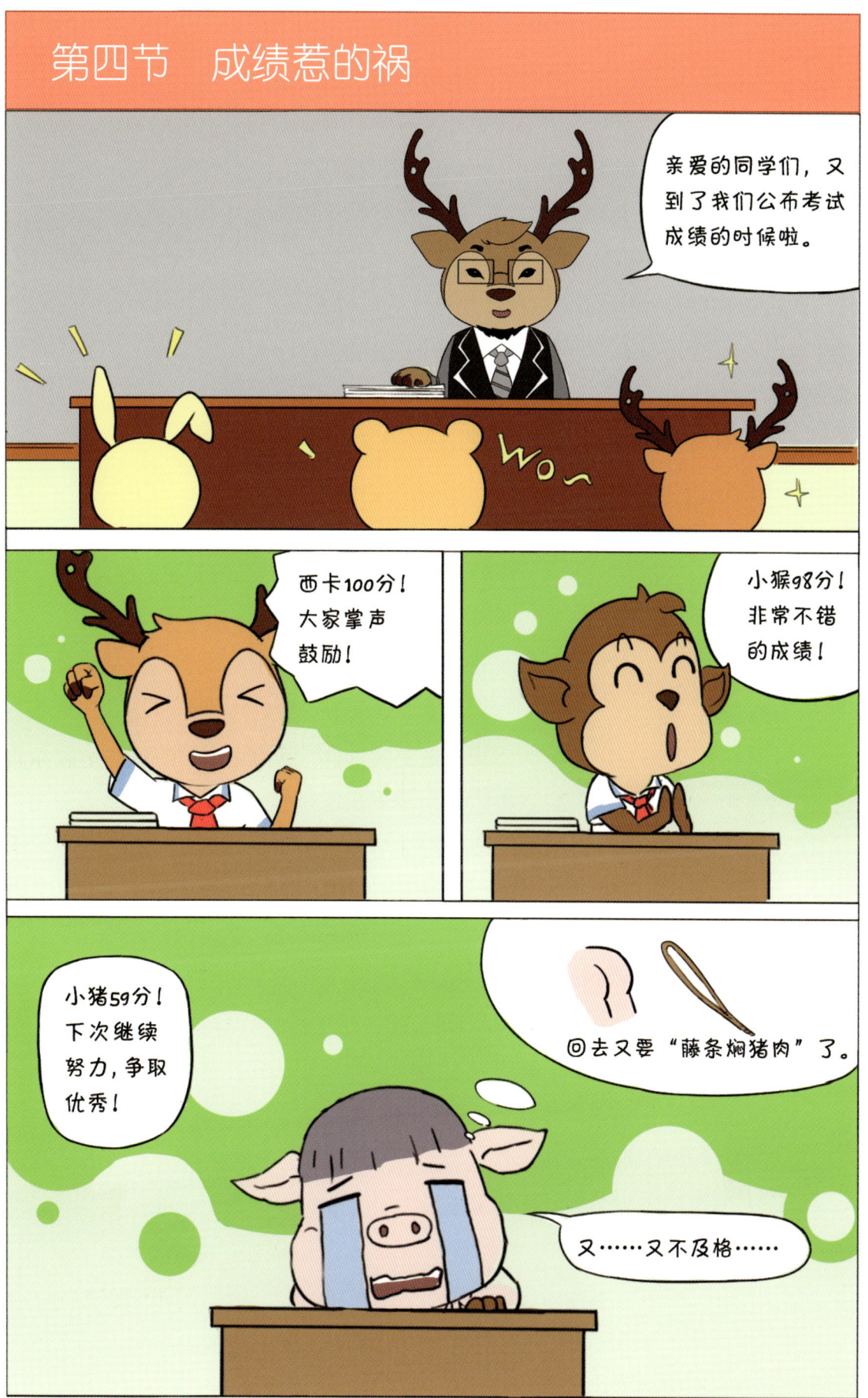

这天,考试成绩出来了。看着鹿爸爸捧着大家的"命根子"——试卷缓缓走上讲台,大家忐忑不安,心里都五味杂陈。成绩好的同学就满心期待着鲜艳的分数,成绩差的已经想象着回家被"藤条焖猪肉"的惨景,希望这张试卷永远消失。

令人紧张的时刻来了,"西卡100分!第一名!"同学们热烈鼓掌。"小猴98分!"小猴美滋滋地冲到讲台上,眼睛都快笑成一条缝了。"熊仔80分!""小猪59分!"……试卷已经发到每个人的手里了,同学们都好奇地看着周围同学的分数,看到考得比自己好的,心里羞愧不已,看到考得比自己差的,心里好像有了一丝安慰。

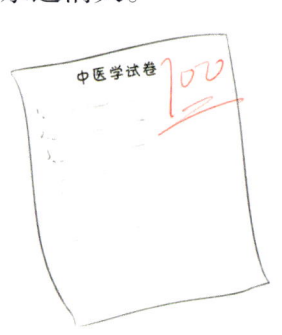

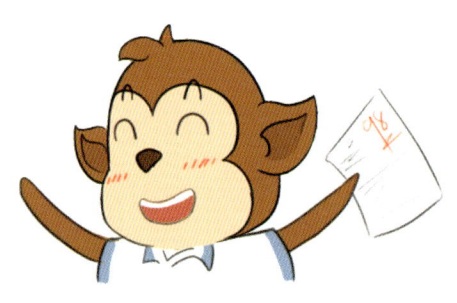

98分~美滋滋~

小猴这次考得不错,可把他给高兴坏了,他手舞足蹈,夸张地捂住自己的心脏,假装说:"哎呀!考得太好了,我的小心脏承受不来!"

课间,小猴骄傲地拿着试卷到处晃来晃去,在走廊上遇到莎卡。莎卡只考了80分,叹着气,心想自己平时也挺勤奋的,可成绩为什么就是上不去呢!莎卡一想到与哥哥差了这么大的距离,她就发愁。平时课间嘴不停的莎卡此时居然毫无胃口,她的脾胃也跟着忧虑起来而"罢工"了。

而小猪则更加悲伤了,考了个不及格,回家就不只是"藤条焖猪肉"这么简单了,想想爸爸那生气的眼神,妈妈那着急又无奈的样子,小猪就更加害怕与自责了。他悲伤到咳嗽,连话都说不出来了。

而小猴偏偏在这个时候冷嘲热讽:"怎么考这么低呀?这么简单的题都不会做,真是笨呐!"

莎卡、小猪他们听到,顿时火气就起来了。

小猪大吼:"别以为你考高这么几分就了不起了!有什么好得意的!"

小猴翻着白眼慢悠悠地说道:"可不

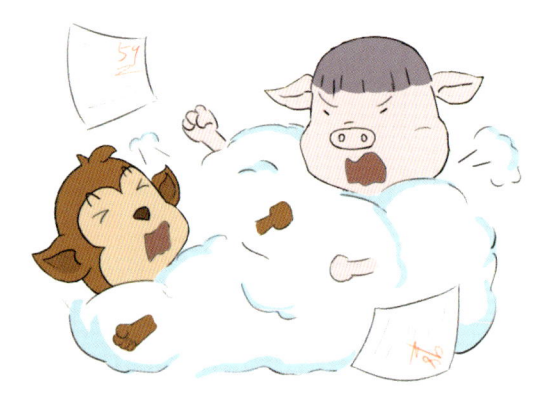

止几分喔。"

小猪气得一挥拳头，"啊！"小猴捂着眼睛，疼得直叫唤，扑上去准备揍回来！幸亏有同学拦住了，还叫来了班主任，鹿爸爸及时赶到现场，赶紧"救火"，这才避免了一场打闹。

鹿爸爸将他们几个带回办公室询问。莎卡委屈地将事情的来龙去脉一一道来。鹿爸爸听后，对小猴说："小猴，你这样是很不对的，考得好不能够骄傲，你应该在每次的考试中吸取经验，争取更大的进步，而不是骄傲自满。小猪，你也不对，再怎么样你也不能动手打人啊！要好好学习，争取下次用成绩说话。"

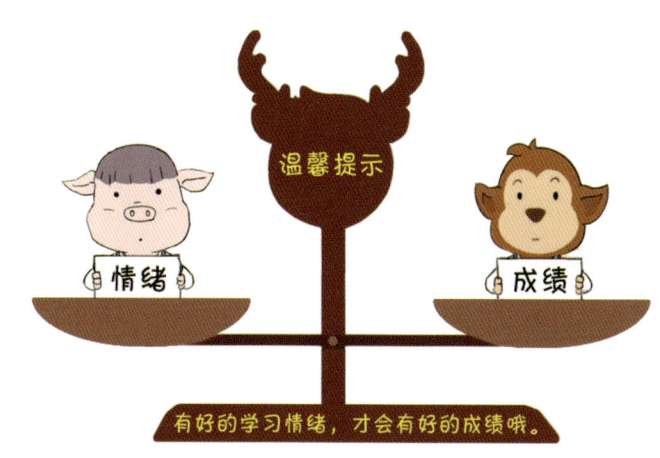

小猪认识到了自己的莽撞冲动，诚恳地道了歉。而小猴还是很生气，气得吃不下饭，睡不着觉，觉得自己受了天大的委屈。因此，他也没有完成作业。

鹿爸爸觉得这个问题比较严重，因为情绪对成绩的影响相当大。基于这个情况，鹿爸爸召开了家长会。

家长会上，鹿爸爸对家长们说："由于近段时间一些同学发生了争执，有必要跟大家介绍一下情绪的重要性，成绩会影响情绪，情绪会影响身体的健康，从而影响到成绩，形成恶性循环。

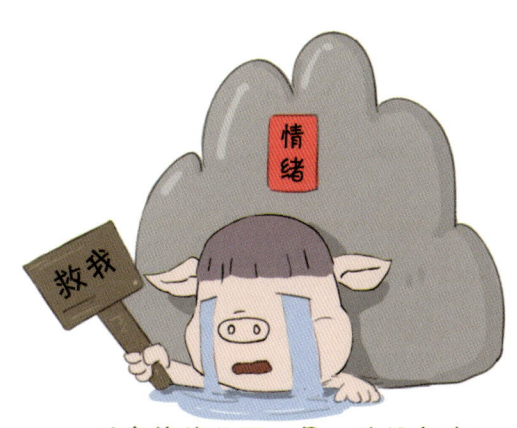

"中医学所讲的'七情'，是指喜、怒、忧、思、悲、恐、惊七种情志变化。七情在正常情况下是情绪的表达，不会引起疾病，但过分强烈或过于持久的七情也会成为一种病因，导致人们生病。正常人都会有七情的表现，会欢喜、会发怒、会思虑、会悲伤、会惊恐，适度的情绪表达是人体对外界客观事物做出的正常反应，有助于体内气血的流通，进而保持健康。

相反，情绪的过分压抑或过度表达都不利于健康，甚至会导致疾病的发生。过分压抑情绪而不表达，会使正常的情绪得不到释放，积聚在体内，导致气血郁滞，不能正常地流通，久而久之就会产生疾病。但是过度地表达情绪同样会损伤人体的脏腑，如前面所讲的恐惧会伤到肾、大怒会伤到肝、过度思虑会伤到脾胃，还有暴喜会伤到心脏、过度悲伤会伤到肺等。可见，情绪对人体的健康有很大的影响，调节好自己的情绪是十分重要的。

"所以家长不能只关心成绩，认为成绩跟情绪没有关系，其实是有直接关系的。关心孩子的情绪就是关心健康，这样才会有好的成绩。关心成绩，不只是停留在只关心孩子有没有认真上课，掌握了多少知识。如果情绪方面的问题没有解决好，也是会令成绩下滑的，这个需要家长们对孩子进行全方位的关注。希望家长们能通过最近发生的事件，学会进入孩子的世界，做到真正了解、理解孩子的内心，更好地协助他们建设心理，孩子们才会真正快乐。

"身心健康不能只靠老师，老师当然很关心，我作为班主任的同时也是心理导师，但是也需要家长协助，回到家，父母就是孩子最好的老师。跟孩子沟通遇到问题时，可以随时跟班主任老师沟通协调，考虑到现在家长微信群内讨论的问题比较杂，有作业，有考试，有纪律，有每天的学生情况反映，我作为班主任，想征求各位家长的意见，是否建立一个关于情绪的沟通群，凡是有关情绪的问题以后可以在这个群里沟通，这样也不会影响到我们正常的家长群沟通。"

家长们听到这个意见，纷纷表示同意开通。

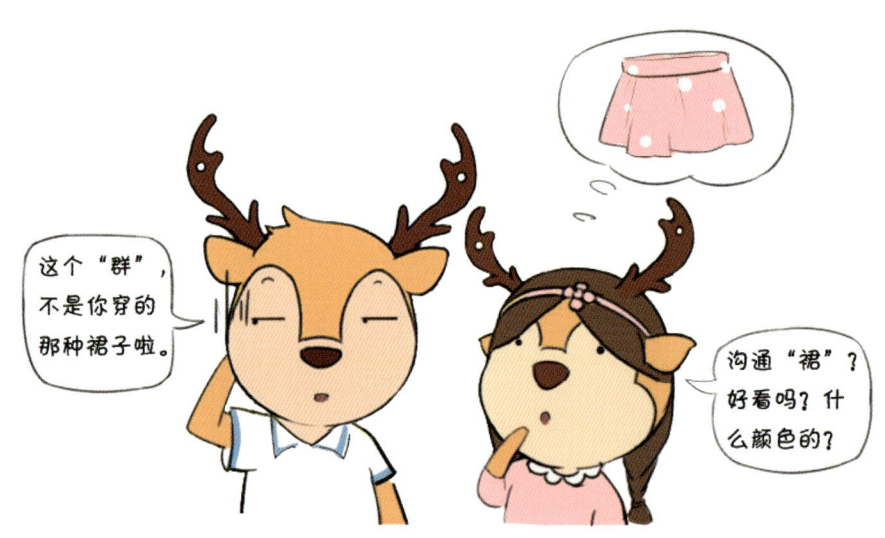

第六章 每种情绪都有它的脾气

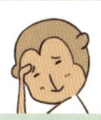
小猴妈妈
鹿老师，在吗？

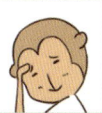
小猴妈妈
小猴要买玩具，我没给他买，他就在超市里大吼大叫撒泼打滚，怎么劝都不停，我实在是没办法了！您快给我支个招吧。

我在，你先别急，通过闹脾气来得到想要的东西是小孩子最常用的一招。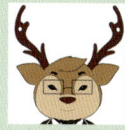

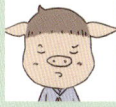
小猪妈妈
是的，还真的是这样！我家小猪也经常这样，拿他毫无办法。

首先，小孩子会这么做，大多时候是因为他认为发脾气是一种沟通方式，只有发脾气才会引起你的重视，从而满足他的需求。这个时候我们要有耐心地改正小孩子这种乱发脾气的行为，而不是轻易地妥协。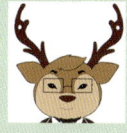

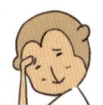
小猴妈妈
那我现在该怎么做呢？在公共场合真的是太尴尬了！

有些小孩子在无法满足他的需求的时候往往会选择咆哮一通或者发脾气来宣泄。遇到这种情况，最好的解决方式就是视而不见，保持共情的态度站在那儿等着他发完脾气，他发完脾气后见你没有妥协，就会知道发脾气并不能帮他解决这个问题。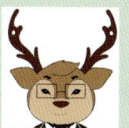

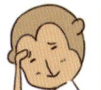
小猴妈妈
原来是这样啊！

 小孩子发脾气有不同的应对解决方法，不能一概而论，小孩子的情绪多变，最重要的还是家长们要耐心引导啊！

第五节 忧伤得连鸡腿都冷落了

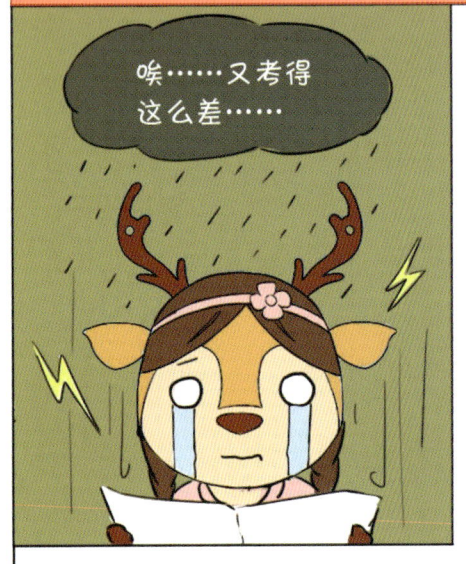
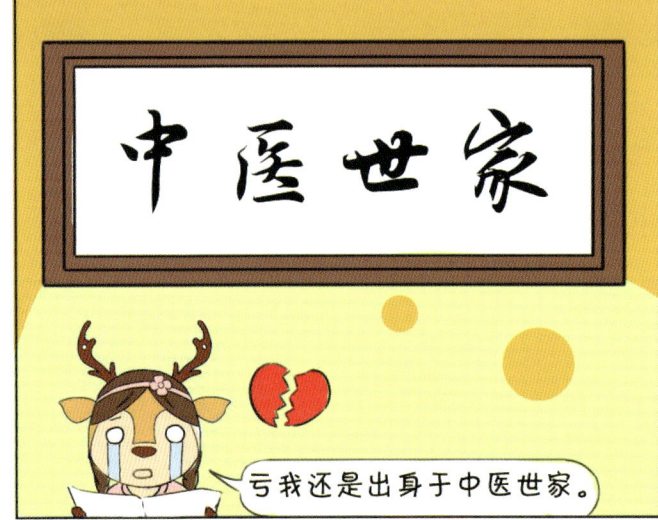
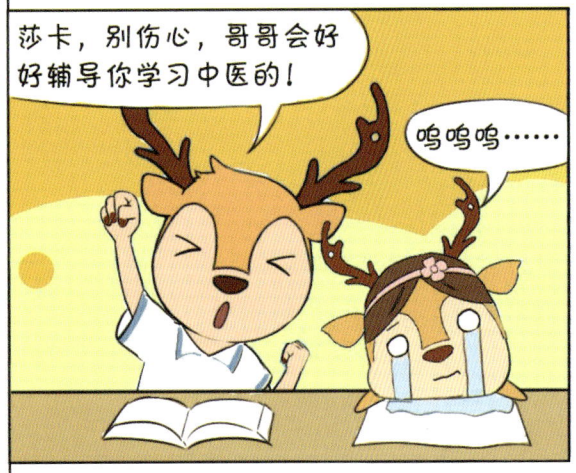
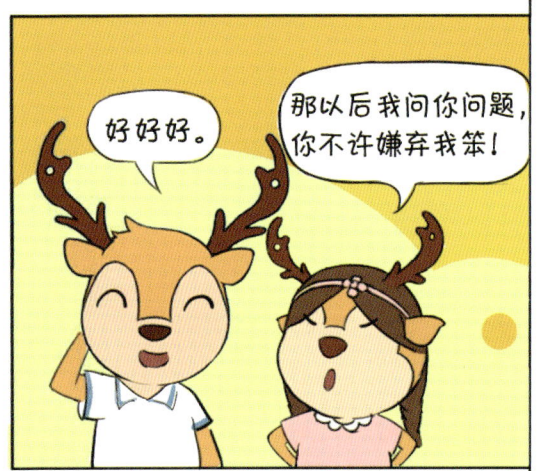
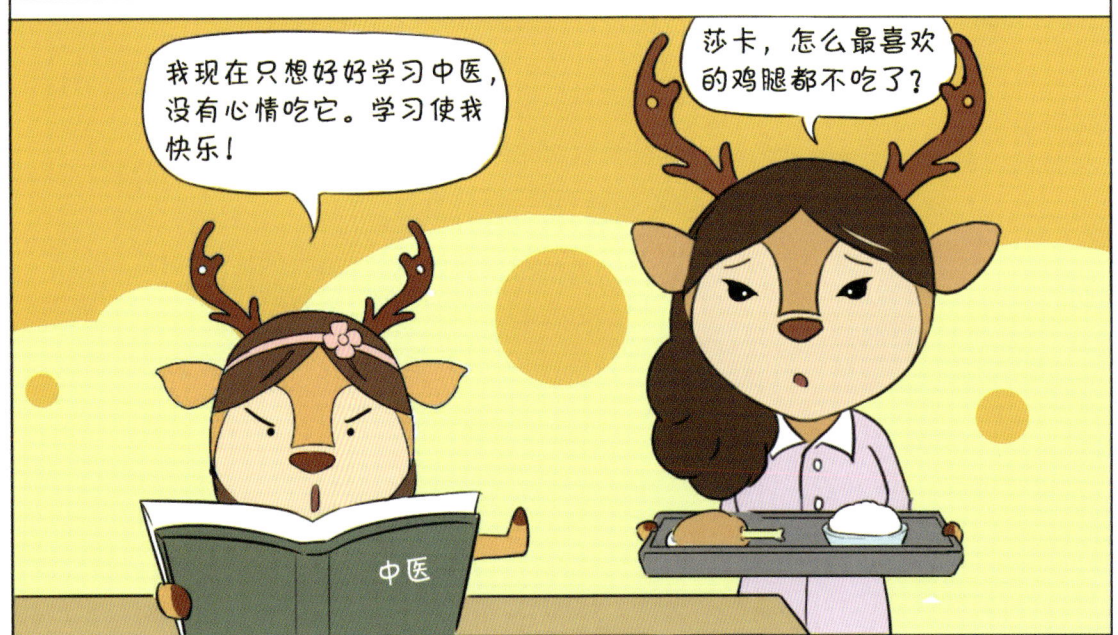

莎卡带着忧伤的情绪回到家里,即使与小猴争吵这件事已经告一段落,但她还是为自己没有取得满意的成绩而忧伤。想想家里哪个不是中医的"大人物"?自己作为出身于中医世家的小孩却连中医都没学好。看着西卡在中医领域进步得这么快,越来越出色,莎卡不禁觉得压力山大。

往常的莎卡一进家门就叽叽喳喳地说个不停,一会说"可以吃饭了吗?""我好饿啊!",一会又说"我想吃……",今天的莎卡画风突变,一进家门就安静地走回房间,垂头丧气地趴在床上。

鹿奶奶看着不对劲,以为莎卡在学校受了什么委屈,立马放下手上的活儿,走进房间关心地问:"怎么了呀,我的宝贝儿?"

莎卡一听到鹿奶奶的关心,就愧疚地哭了出来,吓得鹿奶奶不知所措,心疼地问:"是谁欺负你了呀?没事儿,奶奶帮你!"

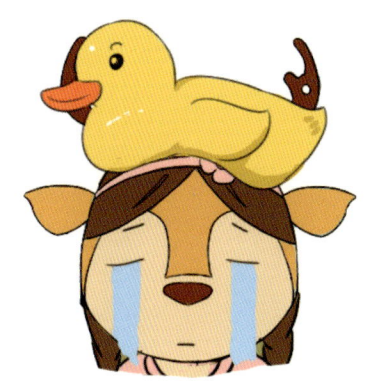

感到"鸭"力。

这时,鹿爸爸鹿妈妈鹿爷爷和西卡也都回来了,得知莎卡心情不好,还哭了,赶紧连鞋都没换就冲到莎卡房间。

鹿爸爸了解到莎卡还在为这次的考试成绩耿耿于怀,便温柔地摸摸莎卡的头,和蔼地说:"爸爸知道你很努力学习中医了,没关系的!一次失败能代表什么?我们不会怪你,要知道失败是成功之母。成绩并不能决定一个人的能力,学习是学习,成绩是成绩,两者有时关系很好,有时闹别扭。要知道,考试是一次总结,但不是终结。这才是每一次考试的真正意义。"

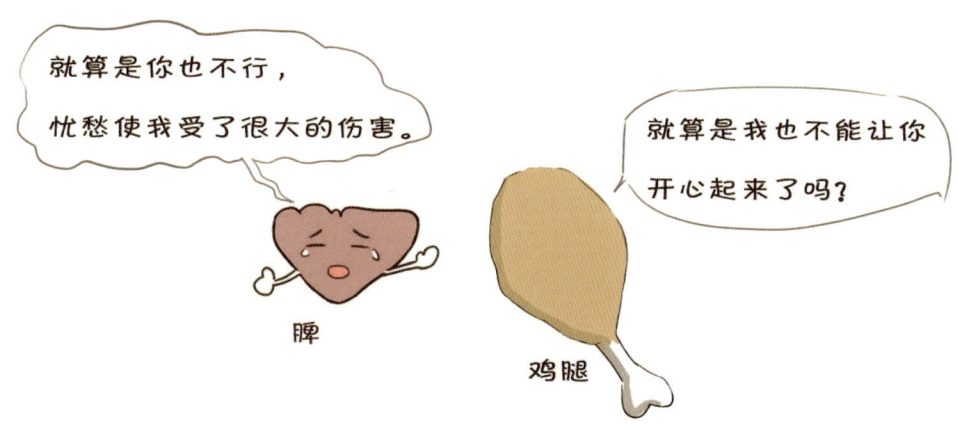

听完鹿爸爸的话,莎卡释怀了很多,也没有那么忧伤了,破涕为笑。

这时西卡也拍着胸口信誓旦旦地说:"以后中医知识有什么不懂,尽管问我!哥哥教你!"

莎卡转忧为喜,开着玩笑说:"以后我天天骚扰你,不许嫌我烦喔!"

鹿奶奶乐呵呵地说:"开饭啦!莎卡,今天有你最爱的鸡腿等着你哦!"

莎卡摸摸肚子,无奈地说:"可是我现在什么胃口都没有……"

鹿妈妈知道莎卡是因为过于忧伤而影响了脾,导致胃口不好,便不勉强莎卡吃饭了,让莎卡喝了几口清汤。

第六节 悲伤到咳嗽

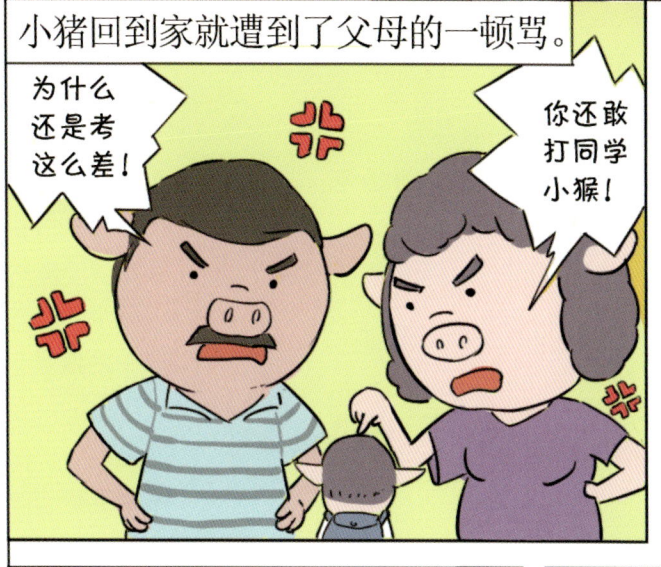
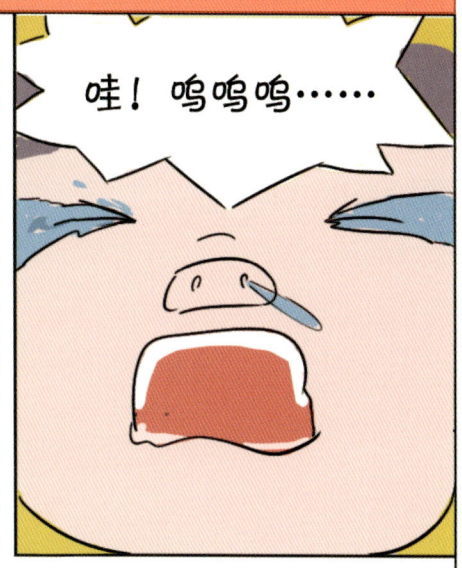
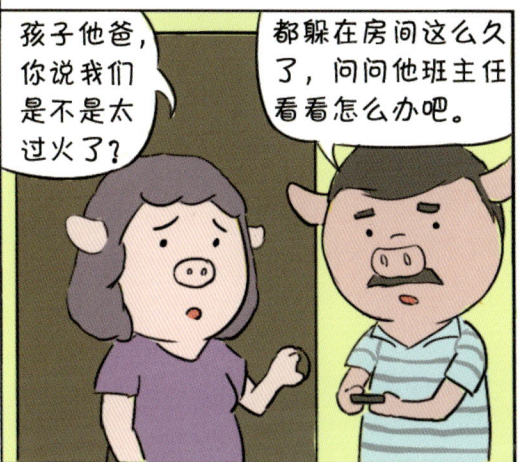
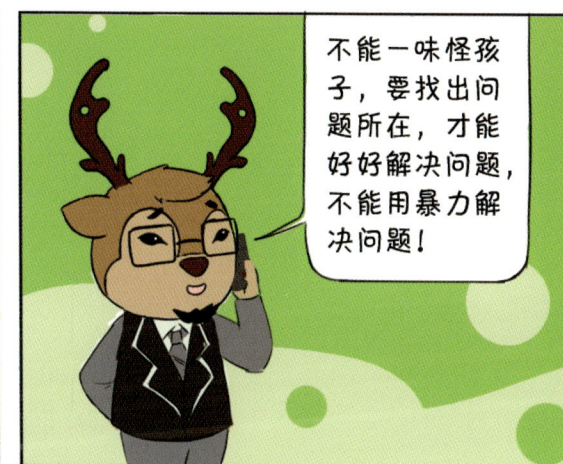
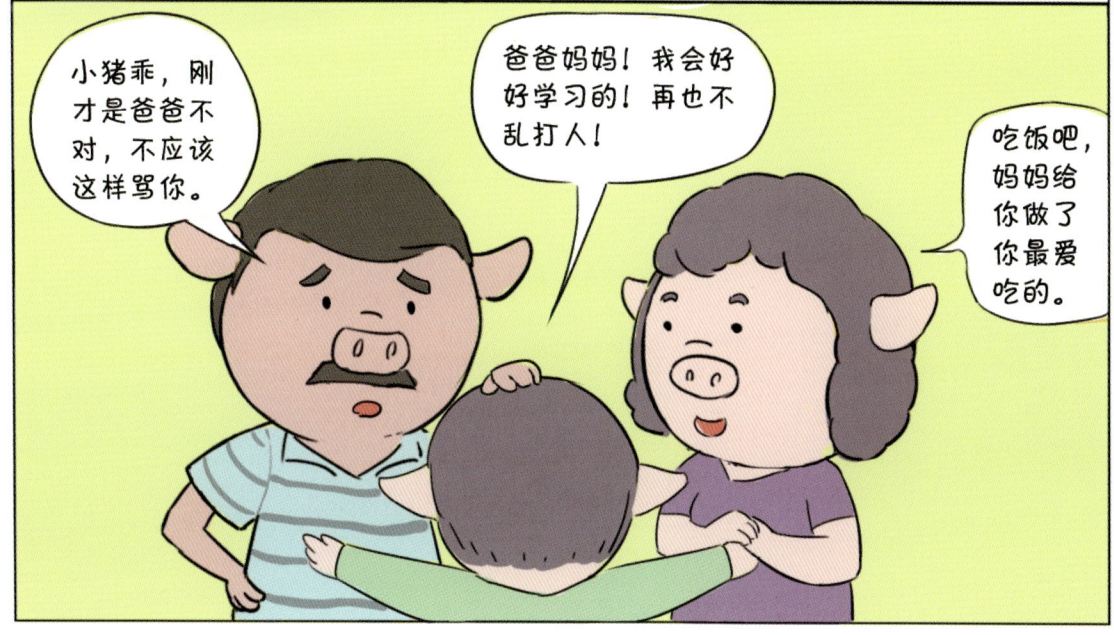

小猪战战兢兢地打开家里的门,一进门,连头都不敢抬。

不出意料,猪爸爸黑着脸坐在沙发上等着小猪,一看见小猪,就劈头盖脸一顿骂。

小猪心里百般委屈,妈妈也在一旁无奈地叹气。猪爸爸不但没有心疼,反而更加生气。小猪抹着眼泪冲回房间锁上门,趴在桌子上大哭起来,边哭边咳嗽。哭了一个多小时还是不愿意出去吃饭。

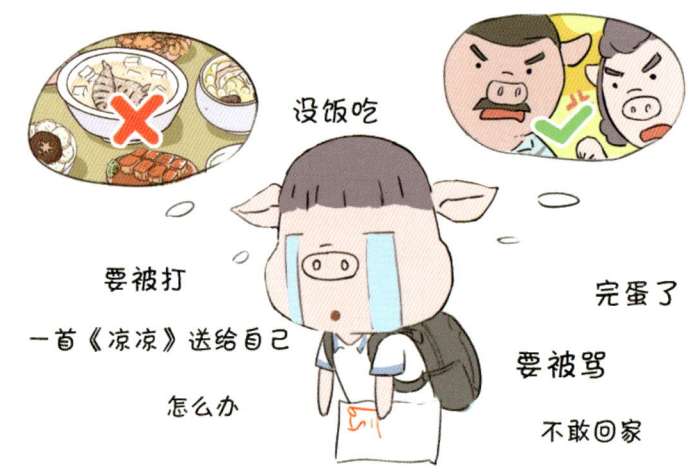

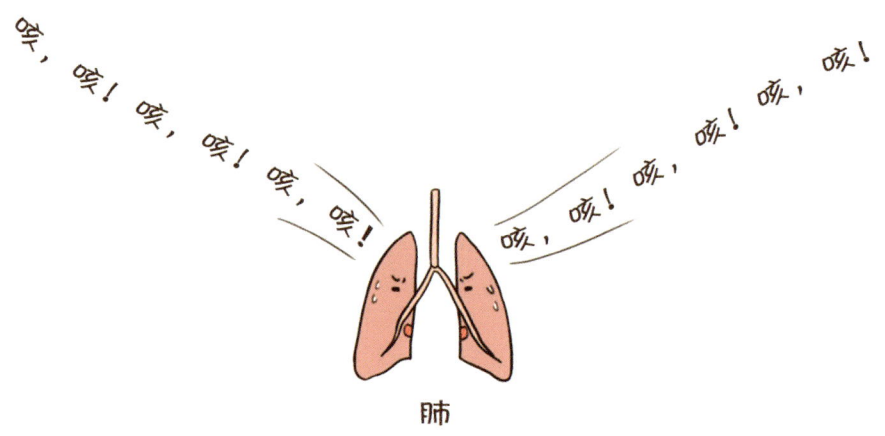

肺

咳嗽完全停不下来。

这时猪妈妈和猪爸爸开始着急了，赶紧在情绪群里询问鹿爸爸该怎么办。鹿爸爸了解情况后立马给他们做了一番思想工作："作为家长要学会坦然面对自己孩子的学习成绩，不要一味看重分数而去指责孩子。"

　　"孩子考差了心里已经很难过了，如果这时还拼命去责骂他，他反而会更加自卑消极，缺乏对学习的信心。作为家长，首先要客观分析孩子成绩差的原因，也要让孩子学会自己进行分析总结，只有找到原因，才能对症下药，有针对性地改进。要多鼓励孩子，发火着急是解决不了问题的。为孩子制订合理的学习计划，借鉴好的经验和方法，不能急于求成，要让孩子从被动学习转化为主动学习，这是一个过程，家长一定要给予时间。当然也不能一味地学习而忽略了孩子的心理健康和身体健康，不能给孩子太大压力，循序渐进才能起到更好的效果。"

　　猪爸爸和猪妈妈在鹿爸爸的一番"教育"下，认识到了自己教育方法的不正确，马上端着热好的饭菜温柔地敲小猪房间门："小猪，爸爸妈妈知道错了，不应该这么骂你，以后我们一起学习，共同进步好吗？"小猪一听，破涕为笑，擦干眼泪打开房门，和爸爸妈妈相拥在一起。

第七节 家长会

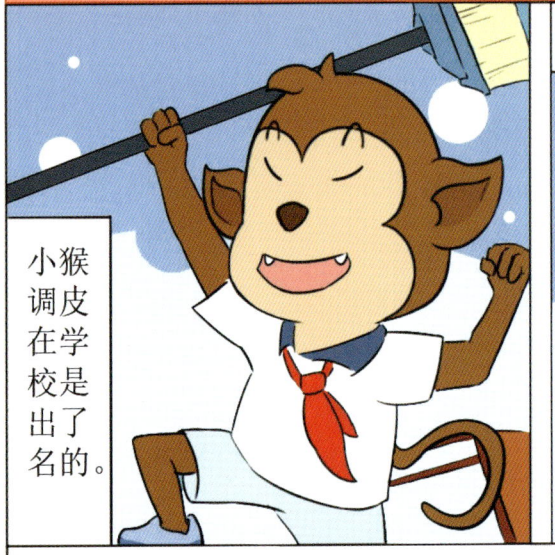
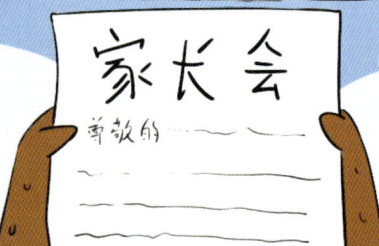
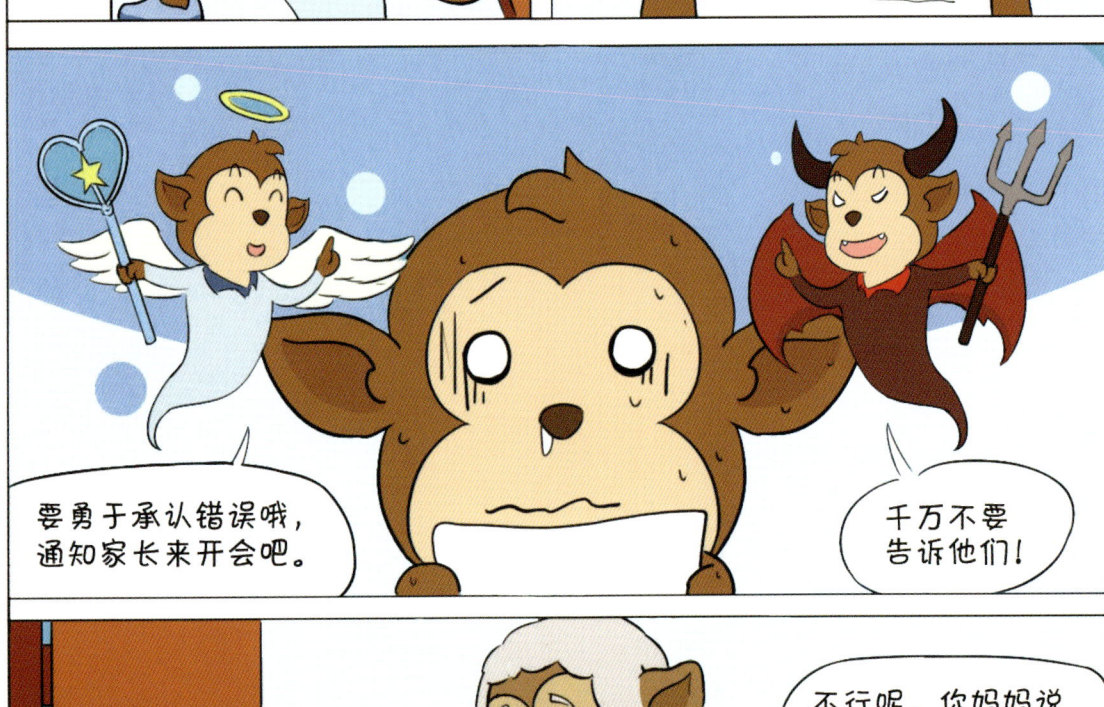
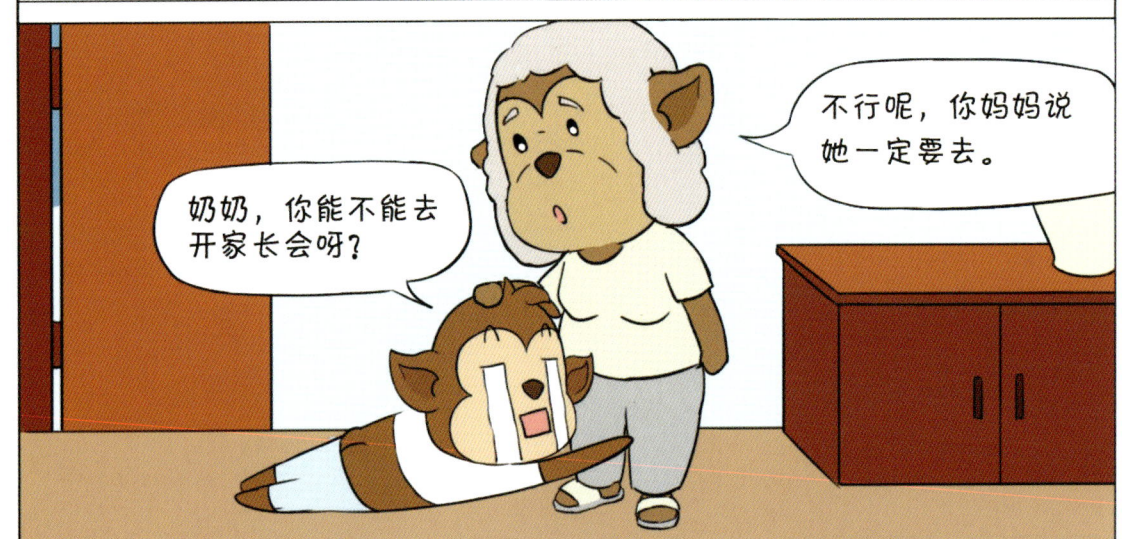

第六章　每种情绪都有它的脾气

考完试当然少不了家长会啦。听话的乖孩子巴不得天天开家长会，让爸爸妈妈多听听老师对自己的赞扬。而对于平时爱捣蛋的同学来说家长会就是噩梦啊！

小猴回到家，悄悄地打开门，眼睛骨碌碌地快速转动两圈，发现妈妈并不在家，便立马冲到奶奶身边，拉着奶奶的手撒起娇来。

猴奶奶一看这副嬉皮笑脸的样子就知道有古怪，她轻轻地敲了一下小猴的脑袋瓜子，问："你是不是又干了什么坏事，要我帮你'擦屁股'啊？"

小猴说："奶奶怎么能这么想呢？您难道不想帮您可爱的孙子开个家长会吗？"

猴奶奶说："那就是你在学校干了坏事，怕你妈妈去开完会回来打得你屁滚尿流是吧？"

小猴挠挠头说："没有，都是一些很小的事情。"

猴奶奶说："一件事就算了，你还弄出'一些'来？"

小猴可怜巴巴地哀求奶奶，猴奶奶最终还是心软答应了小猴："行了行了，我去帮你开家长会。"

这时，猴妈妈恰好回来了，听到了家长会的事情，坚决地说道："不行，我去开！"

小猴知道自己完蛋了。晚饭时，平日挑食的小猴居然胃口大开，拼命地往嘴里塞，担心明天开完家长会后自己会没饭吃，这便是"最后的晚餐"，还殷勤地给妈妈夹菜。吃完饭后，趁猴妈妈还在洗碗，赶紧把家里的鸡毛掸子和衣架都藏好，尽量让自己明天不要被打得太惨烈。

第二天，家长会开始，家长们陆陆续续进入班级找到自己孩子的位置坐下。第一件事就是看自己孩子的成绩，翻看作业，然后就是和周围的家长比较成绩，向孩子成绩好的家长询问学习方法，问问有什么好的补课老师推荐……

待家长们都讨论得差不多时，鹿爸爸乐呵呵地说："今天的家长会主要有两个内容，一个是学习成绩，另外一个是孩子的身心健康问题，这部分我们邀请到校医鹿妈妈为大家讲述。"台下响起热烈的掌声。

鹿爸爸继续说："这次考试，大家的分数都处于中上水平，也有了很大的进步，像西卡、小猴等同学取得了优异的成绩，希望这些同学不要骄傲，再接再厉哦。还有一些同学虽然这次考得不太理想，但没关系，分数不是最重要的，我们要给孩子多一些正面鼓励，不要对孩子实施棍棒教育，逼迫他们学习。要知道孩子的成绩和能力不总是对等的，要给予孩子成长的空间，让他们快乐学习，享受学习的过程！"

台下掌声热烈。

接下来，鹿妈妈为大家讲解一些常见疾病的预防措施和处理方法。如遇到感冒、咳嗽、哮喘、发烧、扁桃体发炎等情况，平时的饮食习惯与生活习惯应该注意些什么，以及应该怎么应对等。接着，家长们纷纷积极举手提问。

猴妈妈问："平时该怎么预防感冒？"

鹿妈妈回答："首先要勤洗手，还要经常泡脚，泡脚可以促进血液循环和提高机体自我调节功能，房间要通风，尽量少开空调。平时多吃水果蔬菜，增强免疫力。"

猪妈妈又问："那孩子挑食怎么办呢？"

鹿妈妈说："我们应该调整饮食结构，给孩子吃的食物要多样化，不仅种类要多，制作方式也要尽量多样，像今天吃面条，明天吃米饭。今天吃煮的鸡蛋，明天吃蒸的，后天可以吃炒的。如果孩子实在不喜欢吃某种食物，可以以切碎、磨泥、打汁等方式改变其形状，再加入其他食物一起烹调，这样孩子就喜欢吃了。"

最后，鹿妈妈提醒家长们在孩子发烧时，在用物理降温的同时，保持多喝温水，每半小时测一次体温，多吃白粥和汤面，加点姜片。

鹿爸爸说："家长会开得也差不多了，大家可以自行离开。请猴妈妈留下来。"

猴妈妈焦急地问鹿爸爸："小猴是不是又搞破坏了？"

鹿爸爸无奈地说："上课时，我们发现小猴老是动来动去，东张西望，有时在下面偷偷折飞机，有时又跟旁边的同学说悄悄话，一会儿发呆，一会儿又趴着睡觉，多次提醒也没有改正。每天布置的作业没写完，还总说自己忘了。作业也是错得一

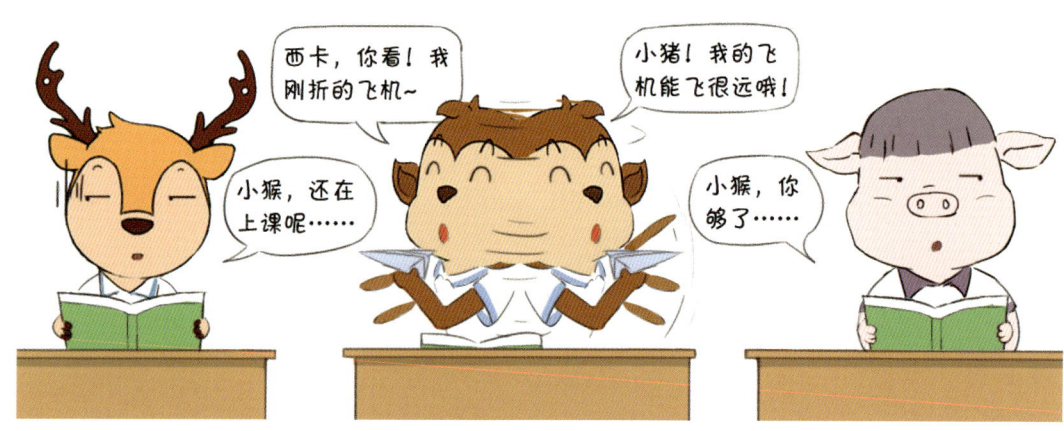

塌糊涂，做题粗心大意。"

听到这里，猴妈妈也无奈地说："我们也不知道该拿他怎么办才好，小猴晚上写作业老是边做边玩，拖拖拉拉，一个小时能完成的作业非要拖到三个小时才写完，真是令我们头痛不已。我们稍微说他两句，他就会暴跳如雷，生气地甩门摔东西。"

鹿爸爸继续说："他平时在班里还常常与同学争吵打架，课堂上无视课堂纪律，大吵大闹，还很喜欢搞破坏，他可是大家眼中的'混世魔王'啊！"

猴妈妈听后，恨不得找个缝钻进去，生气地说："我回家好好收拾他！"

鹿爸爸赶紧拉住猴妈妈说："这也怪不了小猴，我观察了小猴一段时间，发现小猴其实是患了多动症。"

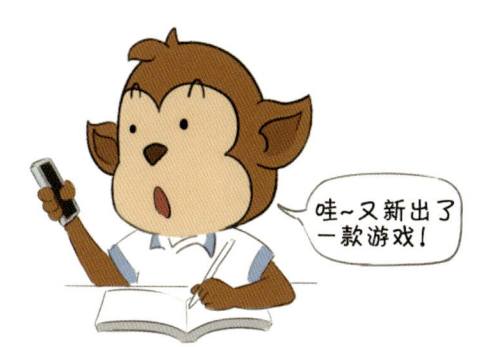

猴妈妈一听，慌张地问："多动症？那要怎么办呢？"

鹿爸爸说："别急，这需要我们大家对他耐心教导，多一点包容，千万不要对他又打又骂啊！"

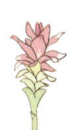 西卡有话说

多动症是注意力缺陷与多动障碍的俗称，患有多动症的孩子与同龄儿童相比，表现为注意力集中困难、注意持续时间短暂、活动过度或冲动。患儿很难将注意力集中到某种事物上，特别是在课堂上不能专心听讲，容易受环境的干扰而分心，在课堂上东张西望、心不在焉或凝视发呆。老师布置的作业记不住，做作业时粗心大意，边做边玩，随意涂改，很难按时完成。自我控制能力较差，患儿往往会因为一点小事就产生过分的情绪反应，容易被激怒或情绪激动，脾气暴躁。

预防保健：
- 创造温馨和谐的生活环境，切勿盲目望子成龙。
- 尽量避免孩子玩含铅的漆制玩具，尤其不能将这类玩具含在口中。
- 对待患儿要循循善诱，耐心教导，调其情志，不可在精神上施加压力，切不可歧视、打骂。
- 多动症明显者，应及时就医服药。

第七章
中医联谊大会

阴阳学说
五行学说
脑、五官
五脏六腑

第一节 阴阳老师来开场

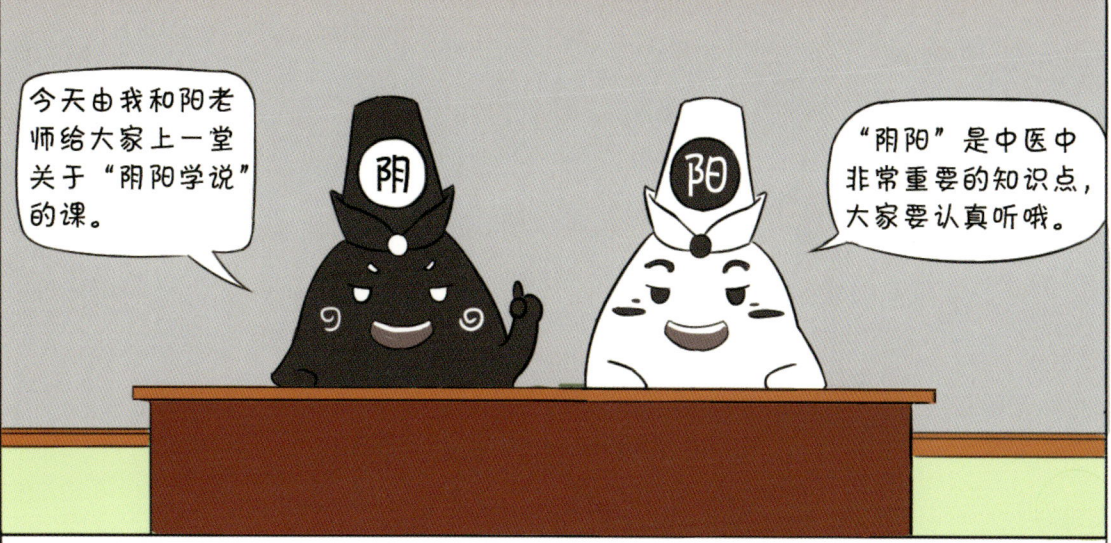

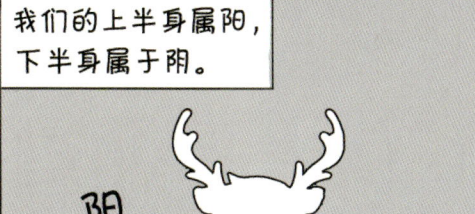

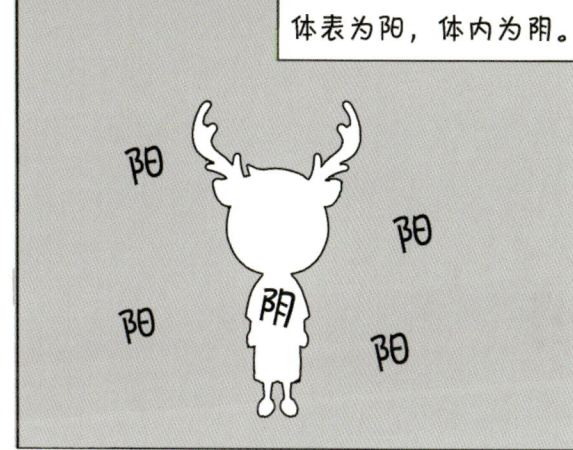

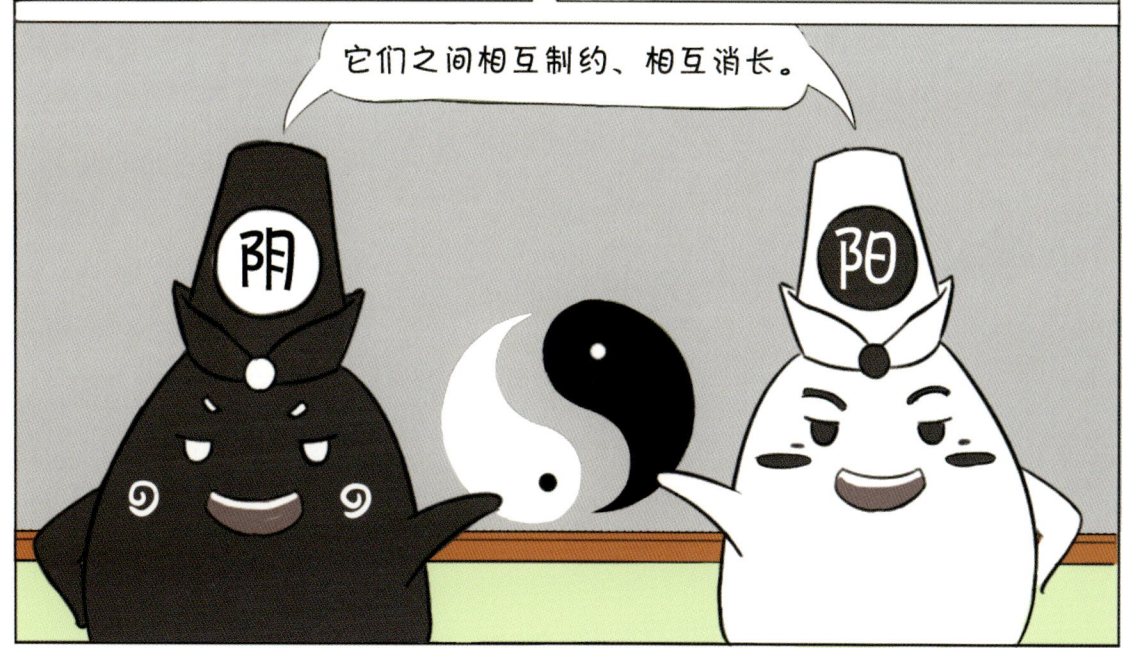

开学一个多月了,各个班级的同学们已经打成一片了。甘鹿西卡中医学校倡导分班不分家,不但要跟班里的同学愉快相处,也要熟悉其他班的同学。为了促进各个班级之间的友谊,学校决定举办联谊大会。

动物班与人体班联谊,由人体班的阴老师和阳老师共同主持两班之间的联谊大会。

阳老师热情高昂地走上讲台:"大家好啊!我是阳老师。我的性格比较外向、活泼开朗,是大家的开心果呢。我性子比较热,还很热爱运动,有空可以跟你们班切磋一下篮球呢!"

阳老师说完后,阴老师上台,温柔地跟同学们打招呼:"你们好,我是阴老师,我们以后一起学习,共同进步。"

相比起阳老师,阴老师就很文静,话也比较少,看起来有点高冷和难以近人。

阳老师继续说道:"我和阴老师主要是教大家用阴阳变化的规律来解释人体生理特征和病理变化,如果你们感兴趣的话随时欢迎你们过来听课喔!像人体班的肝、心、脾、肺、肾这五脏就比较喜欢听阴老师讲课,而胆、胃、大肠、小肠、膀胱、三焦这六腑就比较喜欢听我授课。"

阴老师继续补充道:"我们人体班就像是一个大家庭,既是好同学好朋友,同时又是竞争对手。隔壁班自然班有一些学生专门和老师对着干,可真是让我们头疼。有的还拉帮结派,像风、火、暑、湿、燥、寒这'六淫',我们常把他们称为'阳

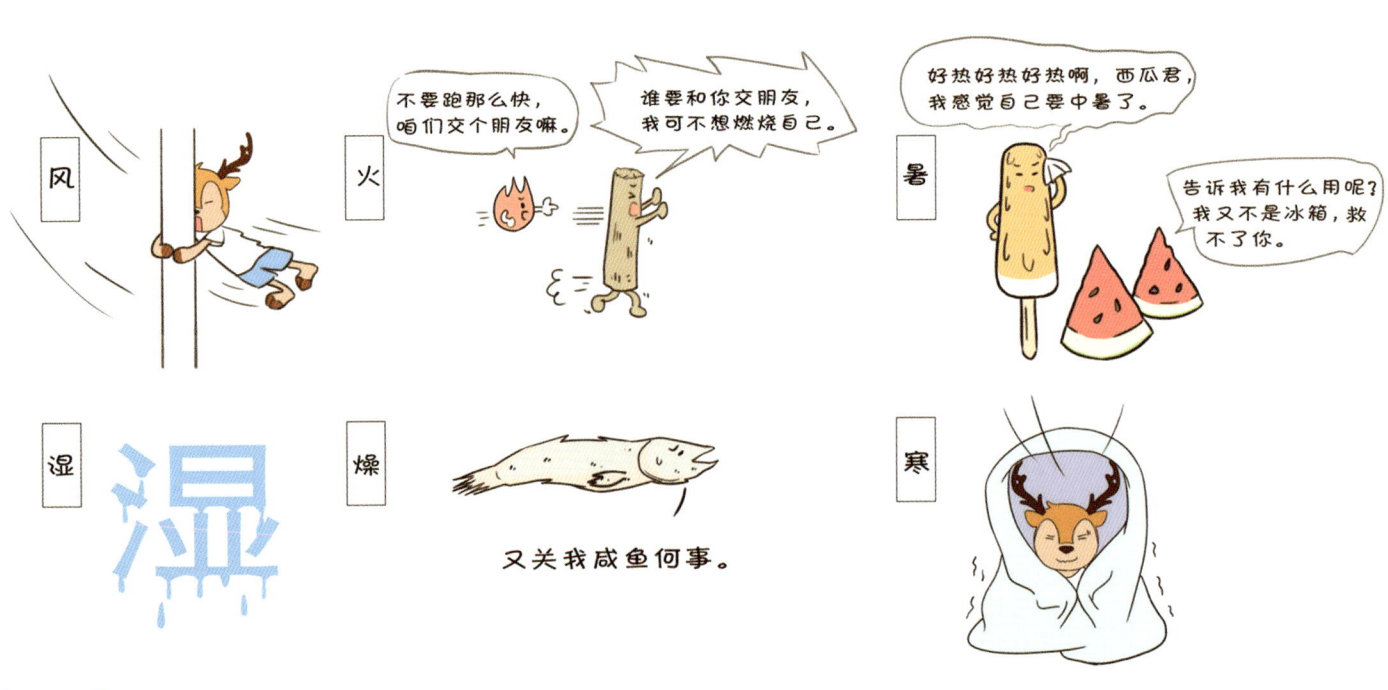

邪'。而有些上来我们班闹事儿的'阴邪'就搞得我们班饮食不当、情志失调，不但顶撞阴老师，还在班里挑拨离间，破坏内脏之间的友谊。他们肆意妄为，不听教导，可真是难管理啊！"

阴老师接过话筒说："只有我跟阳老师相互协调，才能把课程知识点教好，我们班的脏腑、经络、形体、官窍等同学才能好好学习，发挥特长和优势。我跟阳老师写了本《阴阳学说》，有兴趣的同学可以看一下。""有时我们两位老师在教学理念上意见不同，就会导致阴阳失调。如果我处于上风，人体班就会出现面白形寒、脘腹疼痛、泻下清稀、舌质淡红苔白，脉沉实或沉紧这些实寒症的症状。若阳老师略胜一筹，那么人体班就会出现高热、烦躁、面赤、脉象跳得快这些实热症的症状。因此，我们要达成相同的教学理念才能够阴阳平衡。如果我们意见相差太大，那么其中一方的积极性将会大大降低，如果老师的积极性都低了，同学们的士气肯定也会大大减弱。"

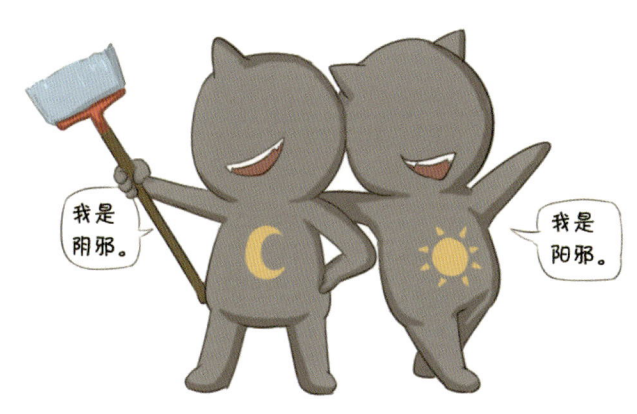

我们是可爱又迷人的反派角色！

西卡有话说

凡是运动着的、外向的、上升的、温热的、明亮的都属于阳；静止的、内守的、下降的、寒冷的、晦暗的都属于阴。

人体是一个有机的整体，人的一切组织结构既是有机联系的，又可以划分为相互对立的阴阳两部分。从阴阳消长的角度分析人体疾病的发生，主要是阴阳的某一方过分强盛或者过分虚弱，称之为"阴阳失调"。

第二节 认识五行学说

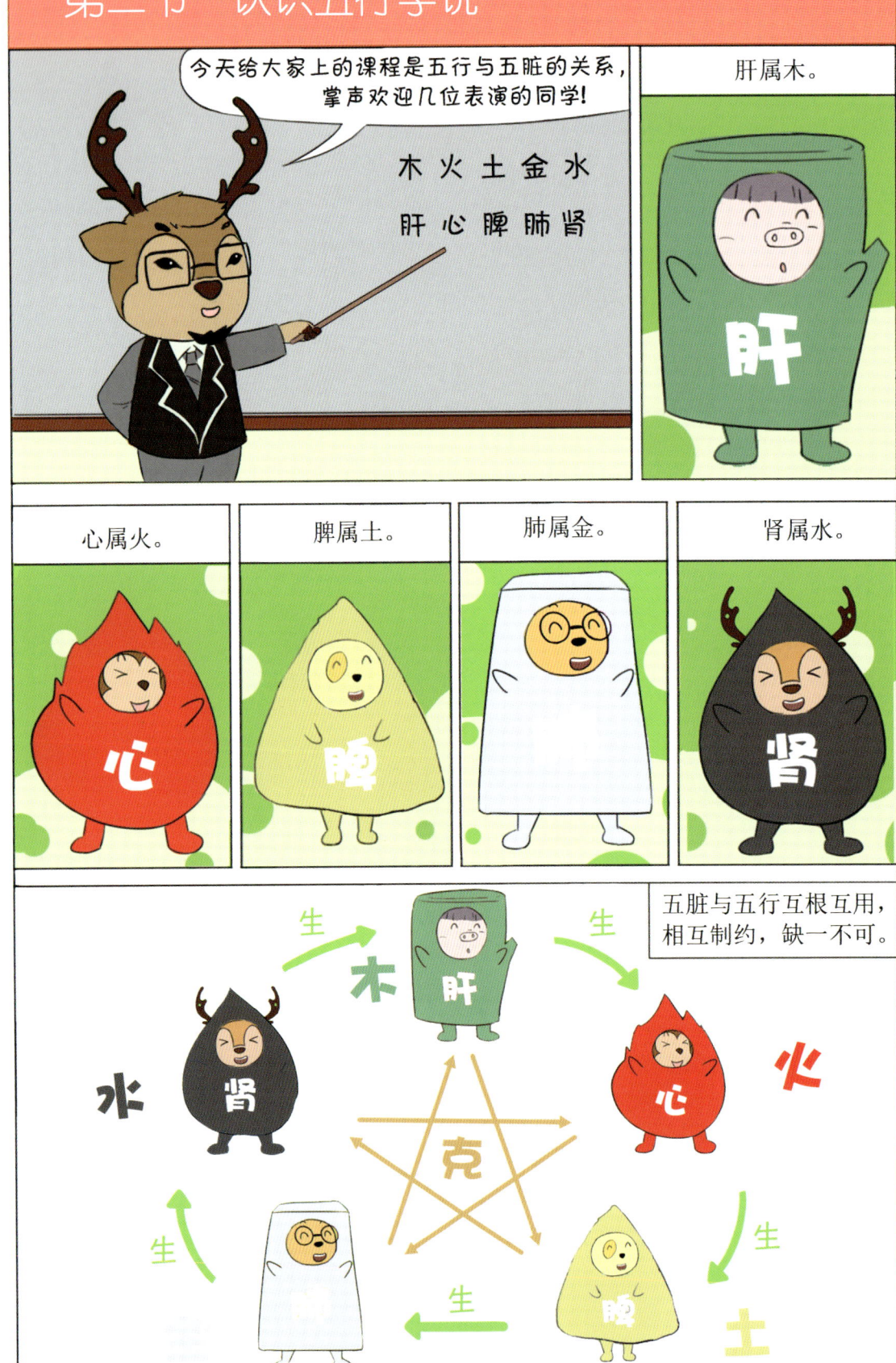

 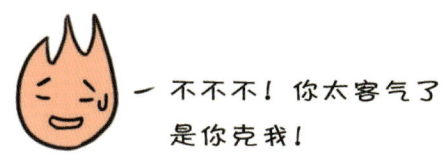

木、火、土、金、水这五行是人体班里的一个小团体，他们天天黏在一起，一起打闹玩耍，但也有争吵闹别扭的时候。木很关心火，土很照顾金，金对水疼爱有加，水有什么好东西都会与木分享，他们的友谊可真是让人羡慕呐！

不过他们也有自己害怕的小伙伴，木常常跟土吵架闹矛盾，土一直打压水，水总是欺负火，火对金非常蛮横，而金常常看不惯木，说来他们还真是欢喜冤家啊！

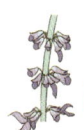 **西卡有话说**

> 五行学说认为，宇宙间的任何事物都不是孤立的、静止的，而是在不断运动中维持着协调平衡的。中医学就是通过五行把人体的脏腑功能活动与自然界的季节、气候、方位、五味、五色等有机联系起来，并在运动变化中保持协调平衡关系。

第三节 我们的"头儿"

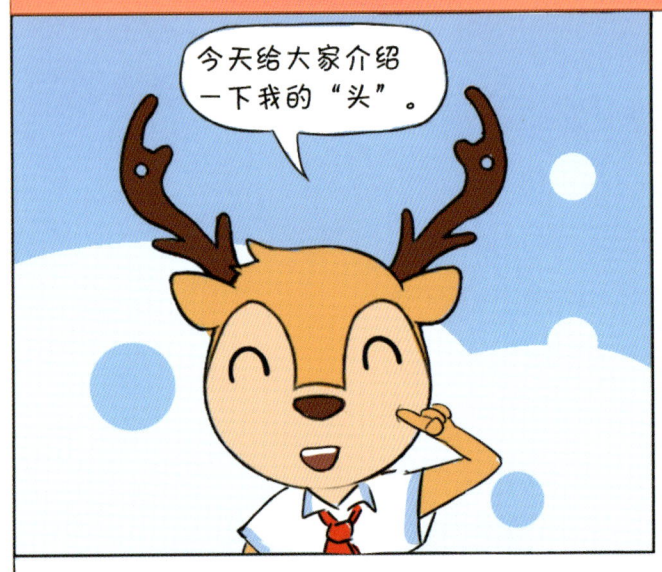

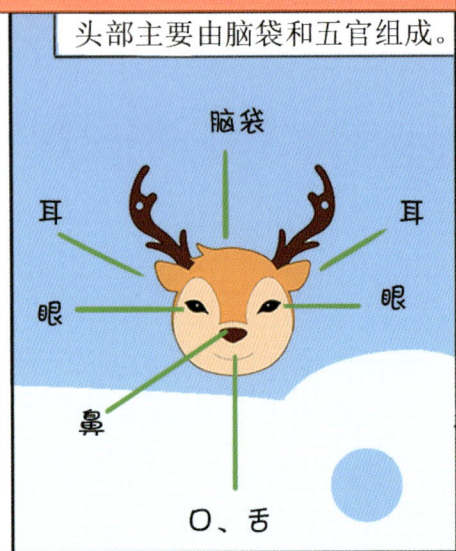

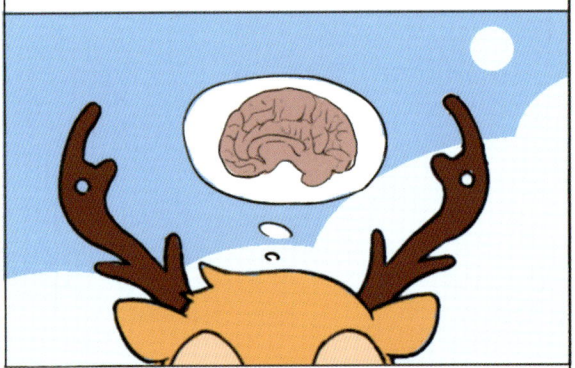

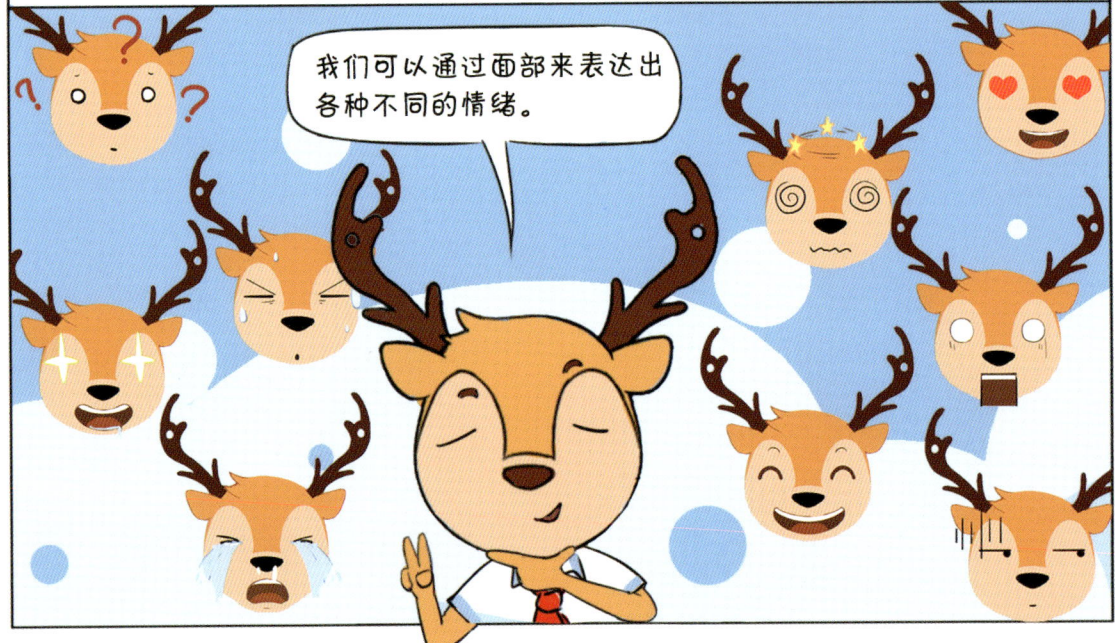

头晃头晃脑地走上讲台:"嗨!我是班里的头儿!别误会,我不是在耍大牌,我的名字就叫头,你们可以叫我大头,也可以叫我小头。我可是班里的重要人物,失去了我,班级就不复存在了。是不是很好奇我是怎么构造的呢?

"其他班的同学和老师们通过看我的面色、神态、表情等就能了解我们班的精气神和学习风气。我长得像个球,可千万别把我当球踢出去啊!别小看我长得圆滚滚的,我身上可是有很多机关的呢!我的头顶有个较软、跳动着的地方叫作'囟门',它可以用来了解发育状况。后头还有个小外号,叫作'后脑勺'。我的小跟班叫五官,他们分别是眼、耳、鼻、口、舌,眼睛主管视觉,耳朵主管听觉,鼻子主管嗅觉,舌头主管味觉……还有前额、两颧、人中等。

"我是班里最不怕冷的,我还是集美貌与智慧于一身的'头儿'!因为汇聚智慧的脑就在我的身体里。五官跟五脏还特别熟呢,他们是铁哥们儿!所以他们在学习或者工作上遇到问题都会找五官倾诉,当五脏心情不好时,其他同学都会跑去问五官怎么回事儿。"

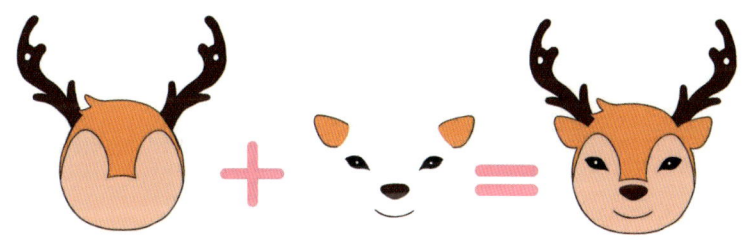

西卡有话说

中医以头为"精明之府",意思是说头是精气神汇聚的地方,尤其是头上的五官,最能反映生命征象及精神状态。

中医通过观察面色、神态、表情等,能够了解脏腑精气的盛衰和健康状况。头的里面有脑,中医称为"元神之府"。头外部最显著的特征,就是五官。五官是人的呼吸、语言、饮食、信息等的重要通道,是生命最重要的体现。

第四节 五脏六腑的个性

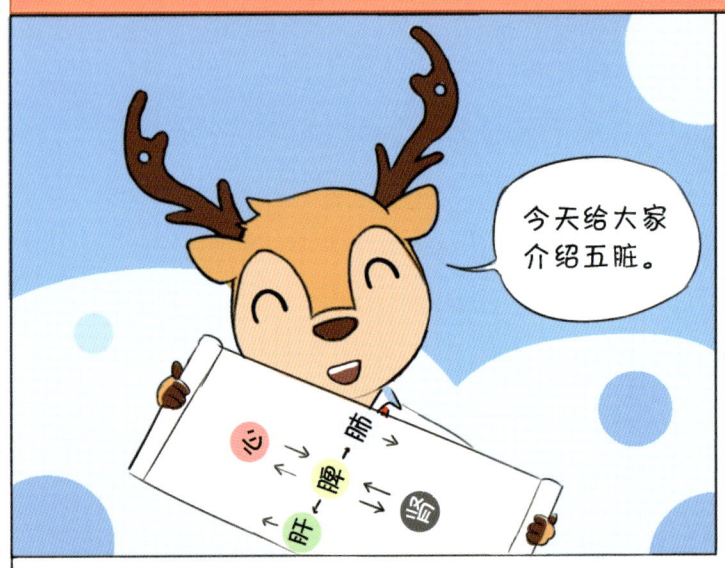
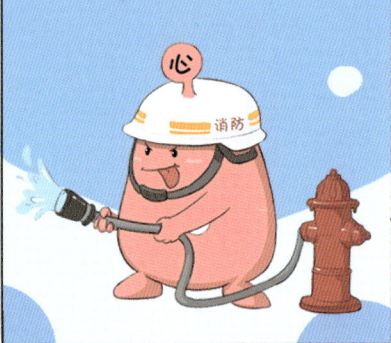
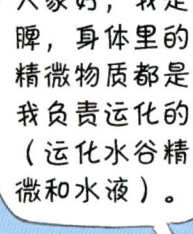
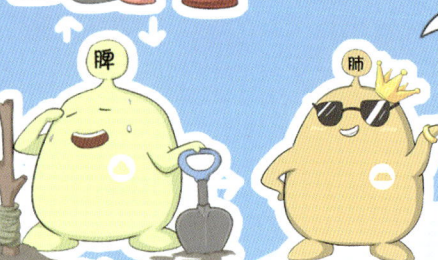
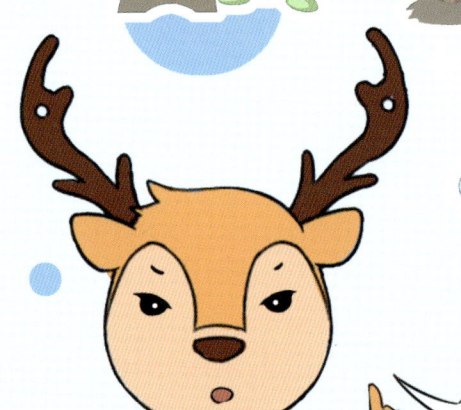

第七章 中医联谊大会

下面让我们来认识一下人体班的五脏。

心扑通扑通地走上讲台，脸红地自我介绍："大家好，我是你们的爱'心'，是五脏的老大，同时还是人体班的班长。我主血、主神。我还有两个小助手呢，一个叫心阴，另外一个叫心阳，都属于心气。心阴比较稳重，而心阳充满活力。

"心阳能够激发我的搏动，让我充满干劲，而心阴会时刻提醒我做事不要操之过急。他们相互配合，共同帮助我完成工作任务。除此之外，心气还时刻监管着心脏的搏动和脉管的舒缩，一旦情况不对劲或者出差错，就马上出来维持脉道的畅通，以保证血液能按时输送。如果没有了得力助手心气，我忙不过来，就会造成心血不足，血液亏虚。若压力过大，就会心悸怔忡，心胸憋闷疼痛，唇舌青紫等。我平稳有力地工作，将血液有条不紊地输送到人体班的每一个组织结构中。只有心血旺盛，人体班成绩才能飞快提高，呈现出蒸蒸日上的气象。"

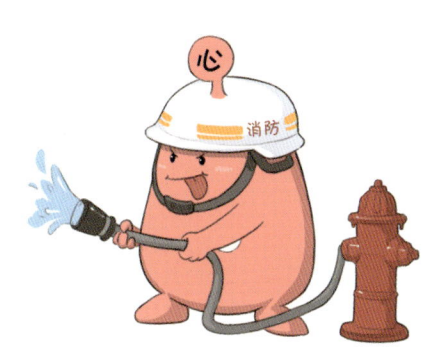

我是心精灵，我有灵敏的味觉，我的理想是做个消防员。

肺紧张地走上舞台说："我平时是个话痨，他们老嫌弃我话多。我的工作任务是将干净的气吸入，把浑浊的气排出去。我还掌管着全班的气，有元气、宗气、营气和卫气。说出来怕被嘲笑，我常常被欺负，阳邪或阴邪常常出来捣乱，在我背后搞小动作，常令我流鼻涕、咳嗽、咽痒咽痛。我喜欢湿润、干净的环境，容不得干燥、有异物，因此，人们在雾霾天气常需要戴口罩出门。"

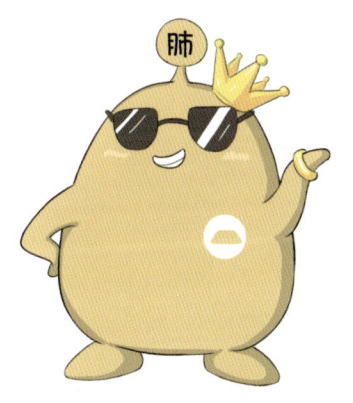

我是又帅又多金的肺精灵，拥有灵敏的鼻子，我的理想是开金店。

脾摸着圆滚滚的肚子上台说："大家听说过'脾气好才是真的好'这句话吗？我跟胃是学习上的好搭档。我们学习食物知识的时候不是一下子就能吸收的，而是有步骤的，我们俩总是相互协作，胃负责存放食物，我负责运输与消化，之后再转化为人体班所需的精、气、血、津液。我们这对搭档缺一不可，少了谁学

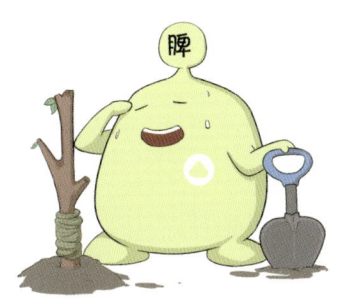

我是脾精灵，喜欢种树。

习效率都会降低。如果我们感情破裂，或者其中一方偷懒罢工，那么就可能出现腹泻、腹胀、食欲不振等现象，从而导致成绩下滑。"

肝走上讲台说："大家好，我是你们的心肝宝贝儿。我有点急性子，常常'干着急'，大家不要介意喔。我有个特长，就是主疏泄，调节全班的气机，输送精气、血液和津液，调节脾胃之气的升降，分泌和疏泄胆汁，调节人的情志。当班里发生矛盾，气氛僵硬时，我就会肝气郁结，罢工疏泄。天天争吵，

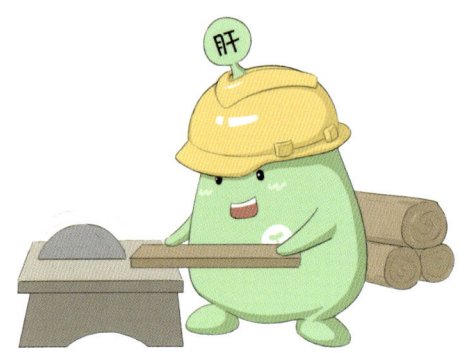

我是肝精灵，我的视力非常好哦！我的理想是做个木匠。

肝气就会亢逆，暴躁起来。相反，如果疏泄过度，就会失眠头痛，面红目赤，吐血，甚至会突然昏倒。有时没吃早餐，肝气虚弱，浑身乏力，便没力气疏泄了，这会导致忧郁胆小，头晕目眩，经常叹息。

"我还有另一个职责，就是把班里的资金——'血'保管好，应对班里经费不足的情况。我精打细算，当班里不需要花钱时，就把'血'收得好好的；当班里有活动时，我才拿出资金。告诉大家一个小秘密，月经可是我的女儿呢，如果我学习成绩好，肝血充足，女儿就会非常开心、准时到来。"

肾一本正经地走上去说："我的法宝就是肾精。它可珍贵了！它主持着人体班生长发育、生殖和脏腑气化的生理机能。而肾精由先天之精和后天之精组成。先天之精来自于父母，而后天之精来自于脾胃的水谷精微。我的肾精平时可不轻易拿出来，只有在生殖机能成熟时，肾精才会变为生殖之精，有节制地疏泄。但这也不完全由我说了算，还要得到肝的同意，这是我们相互协调的结果。所以如果不小心出了问题，可别全赖在我头上啊！肾精除了先天给的，也可以靠自己后

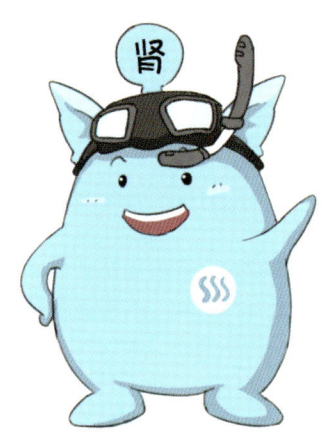

我是肾精灵，我拥有顺风耳，我的理想是当个救生员。

天吃回来。'肾气'是脏腑之气中最重要的气之一，又包含了肾阴和肾阳。肾阴主凉润、宁静、抑制，如果肾阴不足，不能制阳，就会相火偏亢。肾阳主温煦、推动、兴奋，如果肾阳衰弱，不能制阴，就会虚寒内盛。虽说尿液是要脾、肺、肾、胃、小肠、

大肠、膀胱、三焦等通力完成的,但是肾是幕后总指挥员。"

班里还有六位好兄弟——六腑,他们是胆、胃、小肠、大肠、膀胱和三焦。

胆大摇大摆、自信满满地走上讲台说:"大家好,我是天不怕地不怕的胆,我的职责是贮藏、排泄胆汁和决断。我藏的胆汁都是肝提供的呢,胆汁能否正常地排泄到小肠,参与饮食的消化和吸收,也还是要看肝的疏泄功能啊。所以我们'肝胆相照'。决断是干啥的呢?就是我有话语权,对班里的事务进行判断并做出决定,这是不是很大权力?不过那也得看我够不够大胆了。"

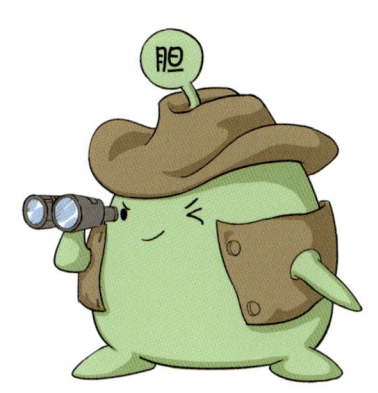

我是胆精灵,我喜欢冒险。

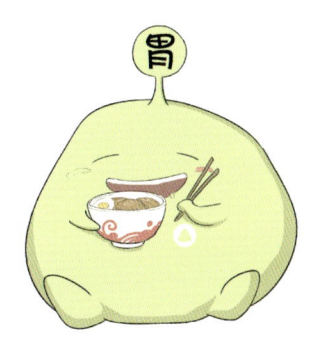

我是胃精灵,我是个吃货。

胃打着嗝走上讲台:"我的工作职责就是接受食物并把食物腐熟,指挥胃气下降让食物往下走,让食物顺利到达小肠进行二次加工,但我也要有充足的胃液才能使食物腐熟,人体营养的供给全部来源于它。吃进去的食物很重要,吃多吃少也很重要。小肠完成工作后,胃气就把剩下的东西交给大肠进行三次加工。全部完成后,胃气会帮大肠一起把食物糟粕丢掉。我是大家的人体能量站,胃搞好了,可是全班同学的福利啊!"

大肠小肠两兄弟也出场啦!上面说到,小肠帮助胃把食物进行二次加工。另外,小肠还有点洁癖,看到水谷精微和糟粕混在一起,心里就很不舒服,会仔细地把它们区分开来,把水谷精微和津液等营养物质先挑出来交给脾,脾再派发给全班各个同学,然后小肠再和胃气一起把剩下的糟粕传递给大肠。

而小肠也并不是将喝进去的水都变成营养物质,而是留了一部分给膀胱,变成尿液。别误会小肠有私心,因为如果液体都给了大肠,那么我们的

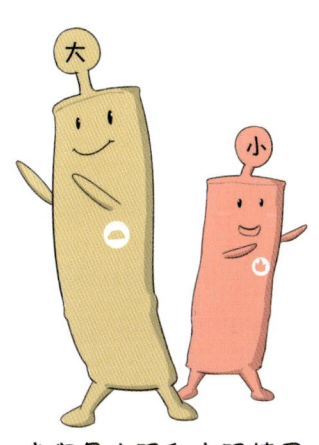

我们是大肠和小肠精灵,是一对双胞胎哦。

大便会很稀，甚至腹泻。而如果大肠太干，则会便秘。所以每个成功的便便，身后都有一个优秀的小肠。相比起来，大肠的工作可是个苦累活，总是在背后默默工作。大肠还总是不被理解，班里常因为便秘而责怪于他，没考虑过如果其他同学不配合他的工作，他也很无奈啊。

膀胱是六腑中最喜欢出风头的了，每两三个小时就会出来闹点事儿——上厕所刷刷存在感。不过膀胱还是要听肾的话，如果肾不够强大，管不住膀胱的话，那么膀胱就要无法无天，肆意妄为了。

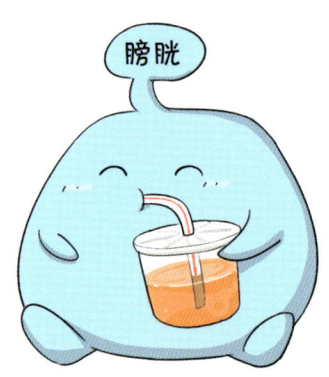

大家好，我是膀胱精灵，我喜欢喝橙汁。

三焦，一个默默无闻的同学，听这名字还有点土里土气的呢？但别忘了它也是六腑中的一员。六腑中的其他五个成员就像一个容器，而三焦就是装载全部脏腑的大容器，也就是整个人的体腔。三焦平时十分低调，默默地推动着各脏腑之间相互合作，齐心协力地为人体班服务。

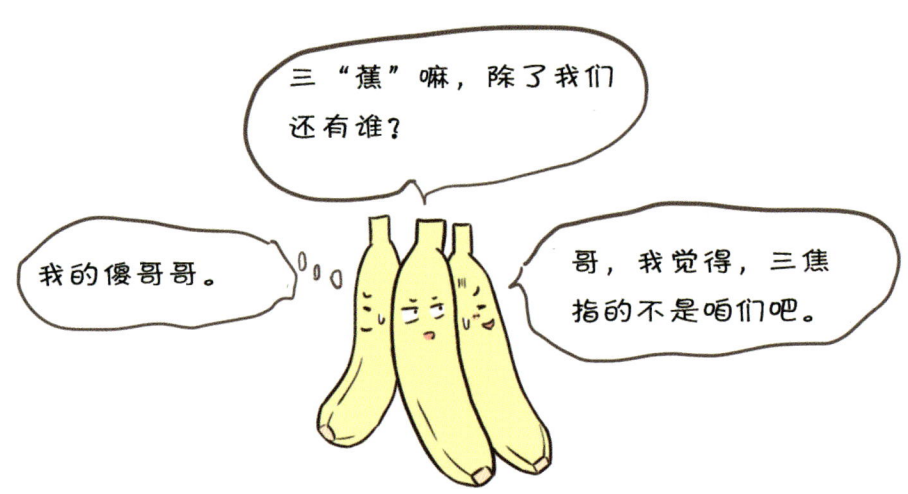

阴、阳两位老师再次上台说："五行与五脏常常一起玩，木与肝是好兄弟，火与心是好姐妹，土与脾是知己，金与肺是闺蜜，水与肾是好搭档。人体班是一个温馨的大家庭，欢迎常来我们班玩喔。大家一起学习，共同进步！"

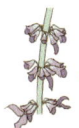

西卡有话说

藏象学说认为,气、血、津液是构成机体和维持生命活动的最基本物质,使人体的生理功能得到滋养。气的类别有元气、宗气、营气、卫气。

元气:存于肾中,是维持人体生命活动的基本物质和原动力。元气=肾的先天精气+水谷精气。推动生长和发育。

宗气:集中在胸。宗气=自然界清气+水谷精气。推动呼吸与气血运行。

营气:在血脉中运行。是附于营血的水谷精气。化生血液,营养全身。

卫气:由水谷所化生的悍气,运行在血脉外保卫肌表,防御外邪。

脏腑经络之气:五脏就是"心、肝、脾、肺、肾",五脏都有自己的气——"脏气"。每个脏气都负责自己脏腑功能的调节,要是脏气坏了,功能就会失调,发生病变。

血主要由营气和津液组成,有滋润全身的作用,是构成人体和维持人体生命活动的基本物质之一。血来自于食物所化生的营养精微物质。血液的正常运行,主要是靠心气的推动,但同时还和肺、脾、肝有关。

津液是机体所有正常水液的总称,包括各脏腑官窍内在的液体及正常分泌物,如血液、唾液、泪液、汗液等。习惯上把代谢产物中的液体,也归为津液。

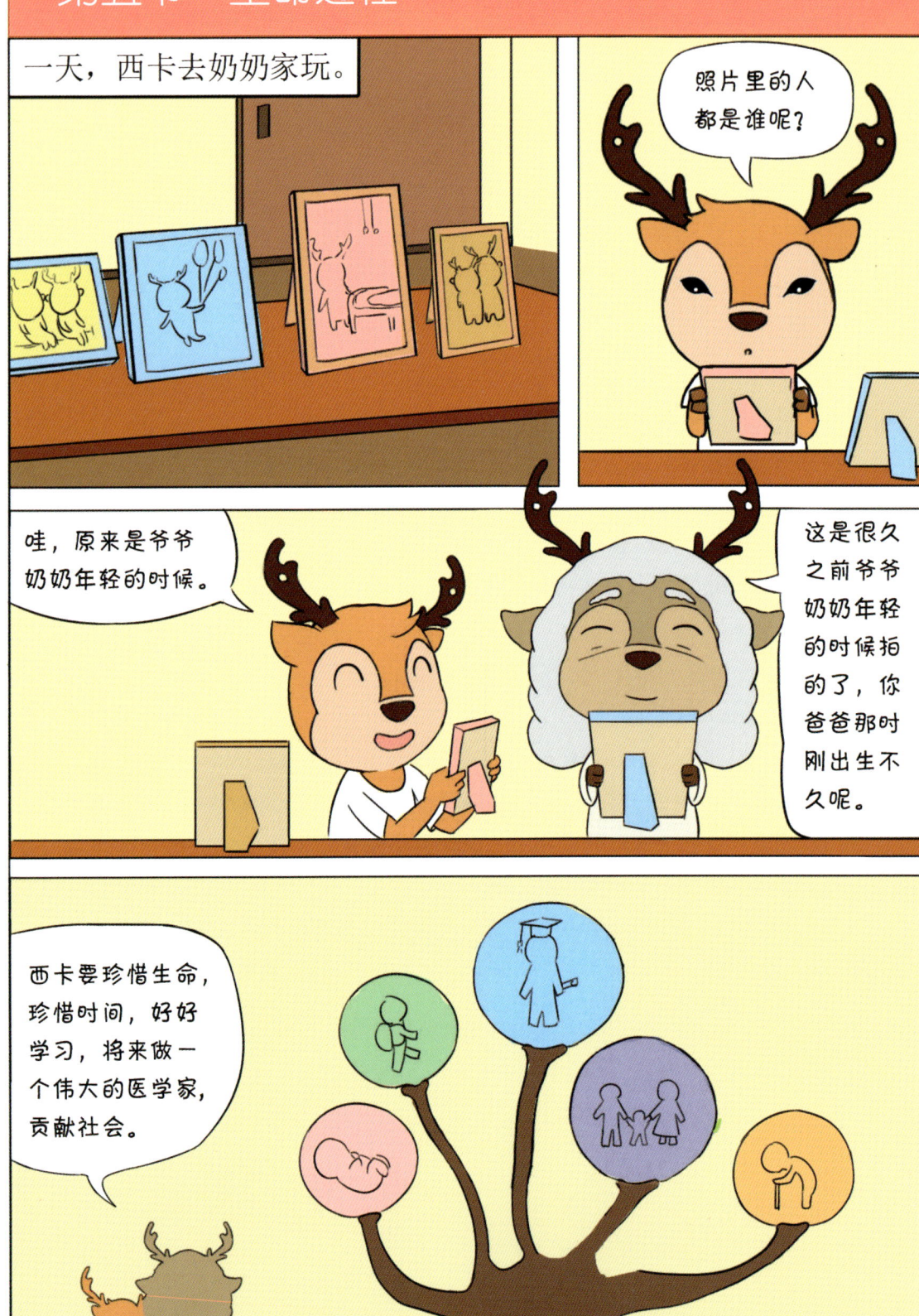

《黄帝内经·上古天真论》：

女子七岁，肾气盛，齿更发长。二七而天癸至，任脉通，太冲脉盛，月事以时下，故有子。三七，肾气平均，故真牙生而长极。四七，筋骨坚，发长极，身体盛壮。五七，阳明脉衰，面始焦，发始堕。六七，三阳脉衰于上，面皆焦，发始白。七七，任脉虚，太冲脉衰少，天癸竭，地道不通，故形坏而无子也。

男子八岁，肾气实，发长齿更。二八，肾气盛，天癸至，精气溢泻，阴阳和，故能有子。三八，肾气平均，筋骨劲强，故真牙生而长极。四八，筋骨隆盛，肌肉满壮。五八，肾气衰，发堕齿槁。六八，阳气衰竭于上，面焦，发鬓斑白。七八，肝气衰，筋不能动，天癸竭，精少，肾藏衰，形体皆极。八八，则齿发去。肾者主水，受五藏六腑之精而藏之，故五藏盛，乃能泻。今五藏皆衰，筋骨解堕，天癸尽矣。故发鬓白。身体重，行步不正，而无子耳。

生命过程

女：
- 7岁：牙齿更换，头发生长。
- 14岁：月经到来，能怀孕生育。
- 21岁：智齿长出，生长发育期结束。
- 28岁：最强壮阶段。
- 35岁：身体开始衰老。
- 42岁：头发开始变白。
- 49岁：月经断经，不再有生育能力。

男：
- 8岁：乳齿更换，头发生长。
- 16岁：肾气旺盛，能生育。
- 24岁：筋肉骨骼强劲，生长发育期结束。
- 32岁：身体最强壮阶段。
- 40岁：肾气衰退，头发脱落。
- 48岁：头发开始变白。
- 56岁：肝气衰，筋脉搏活动不便。
- 64岁：肾脏衰退，牙齿头发衰落。

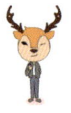
甘鹿西卡——走近中医文化

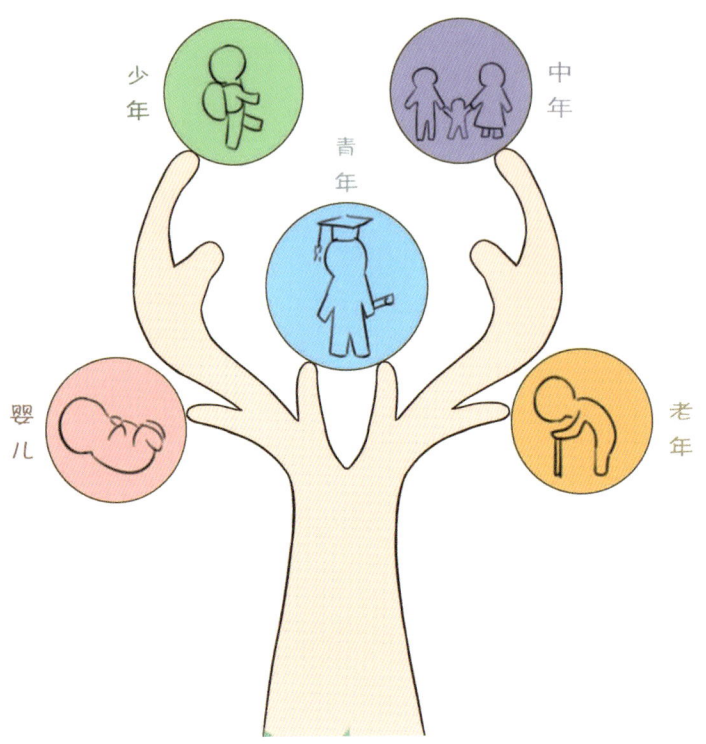

西卡有话说

顺应四季，春夏养阳、秋冬养阴、冬病夏治、夏病冬治，按照春生、夏长、秋收、冬藏的规律来生活，从而达到健康养生事半功倍的效果。

肝主春，肝喜绿色食物，春天要多吃一些绿色蔬菜。春天，人的血液循环加快，营养消耗增加，而血流量的调节，营养的吸收、消化和供给，均与肝脏有关。春季肝气过旺，内火上升，这对脾胃会产生不良影响，妨碍食物正常消化、吸收，所以还要加强脾胃的调节与保养。

心主夏，心喜红色食物，如山楂、红枣、枸杞等。夏季出汗多，盐分损失多，若心肌缺盐，心脏搏动就会受到影响，此时宜多食酸味以固表，多食咸味以补心。

脾主长夏，脾喜黄色食物，如黄豆制品等。长夏是指从立秋到秋分的时段，俗称"秋老虎"。长夏季节气候潮湿、温暖，在人体则与"至阴"之脾相应，天气闷热，要防湿补脾。

肺主秋，肺喜白色食物，如白萝卜等。秋季燥气当令，易伤津液，饮食应以滋阴养肺之品为宜。酸味食物能收敛肺气，而辛辣食物则发散泻肺。秋季常吃梨、番茄、柠檬、乌梅、葡萄、山楂、石榴、猕猴桃等水果可养肺、润肺。

肾主冬，肾喜黑色食物，如黑豆制品等。咸养肾，但过咸则伤肾。由于肾主纳气，因此冬季人也不能一味懒怠少动，要多开展力所能及的体育活动，提高抵抗力。冬天人体易受阳邪侵袭，加强背部保暖有助于肾的阳气升发。

第七章 中医联谊大会

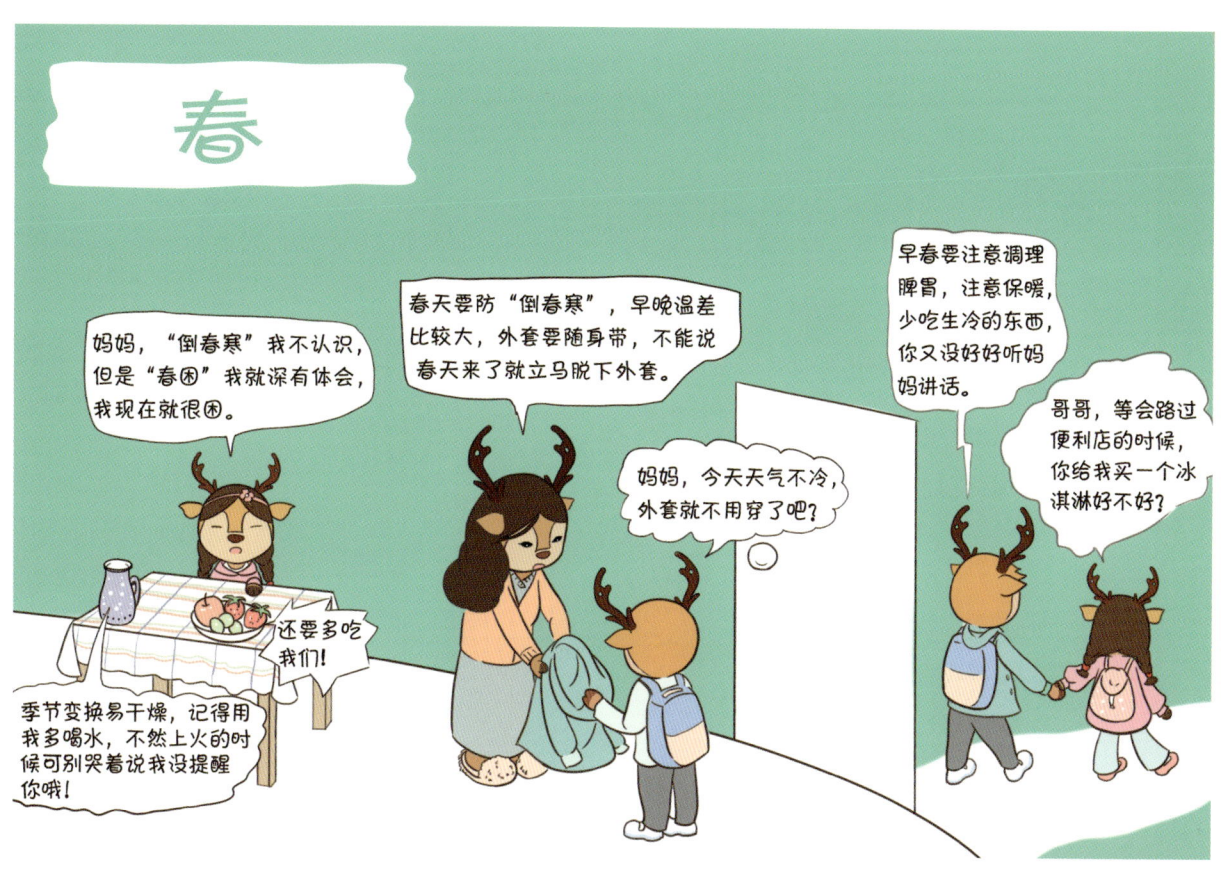

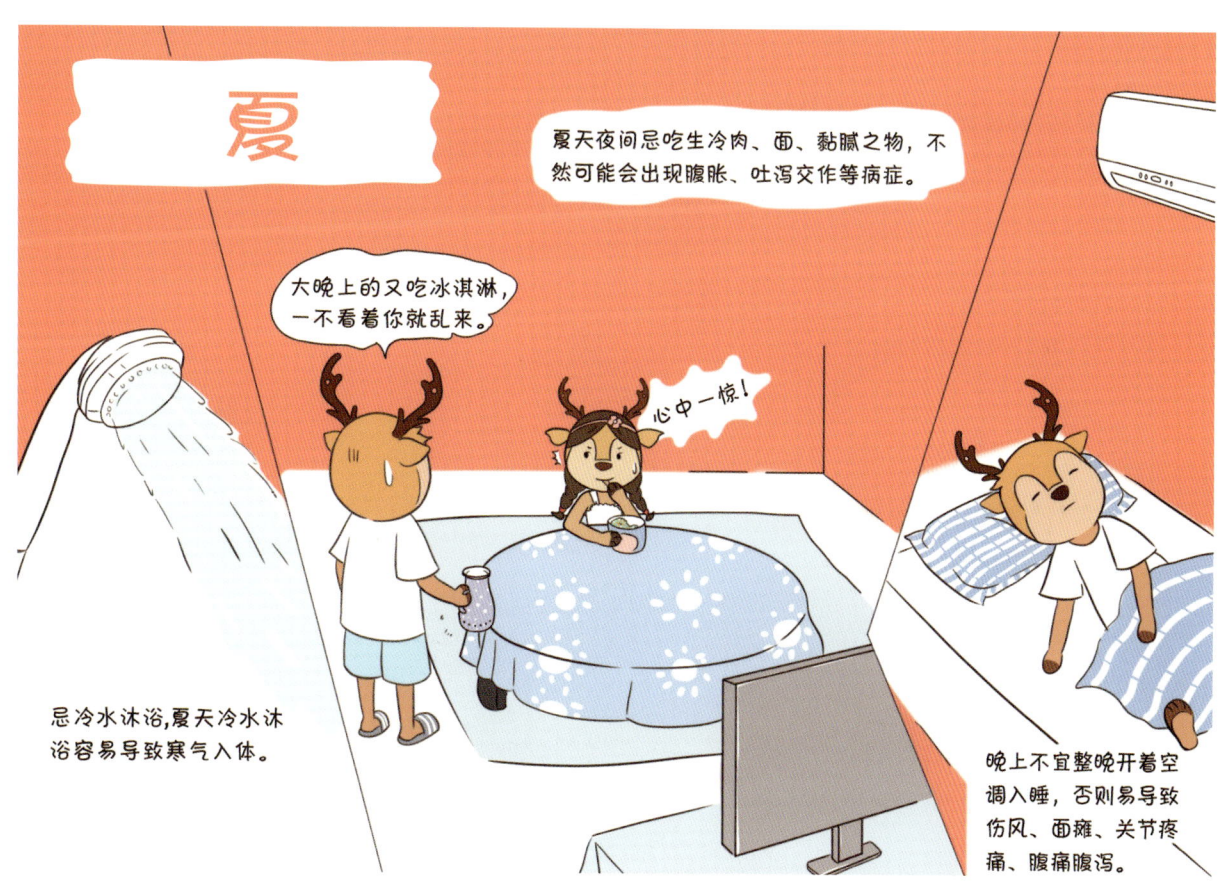

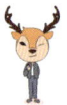甘鹿西卡——走近中医文化

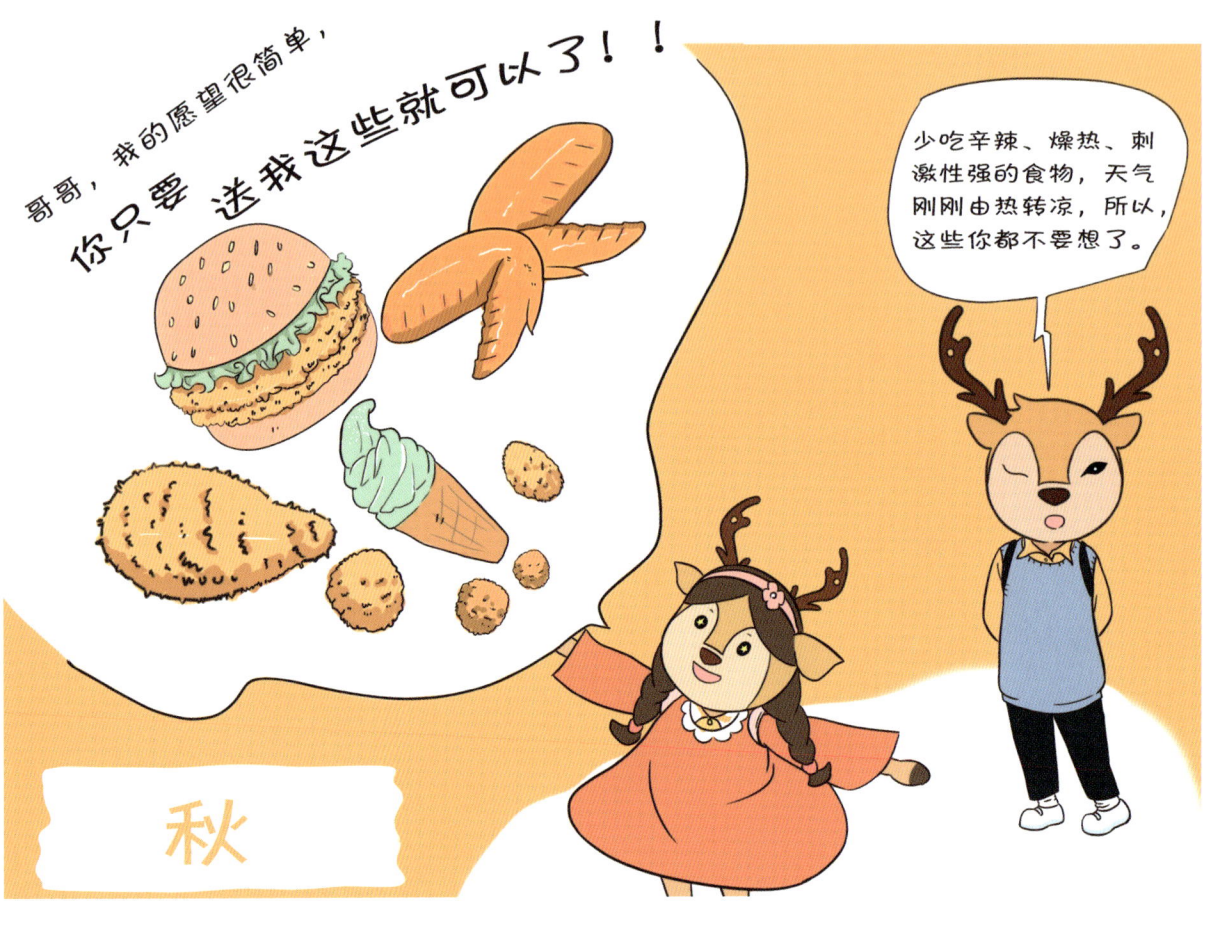

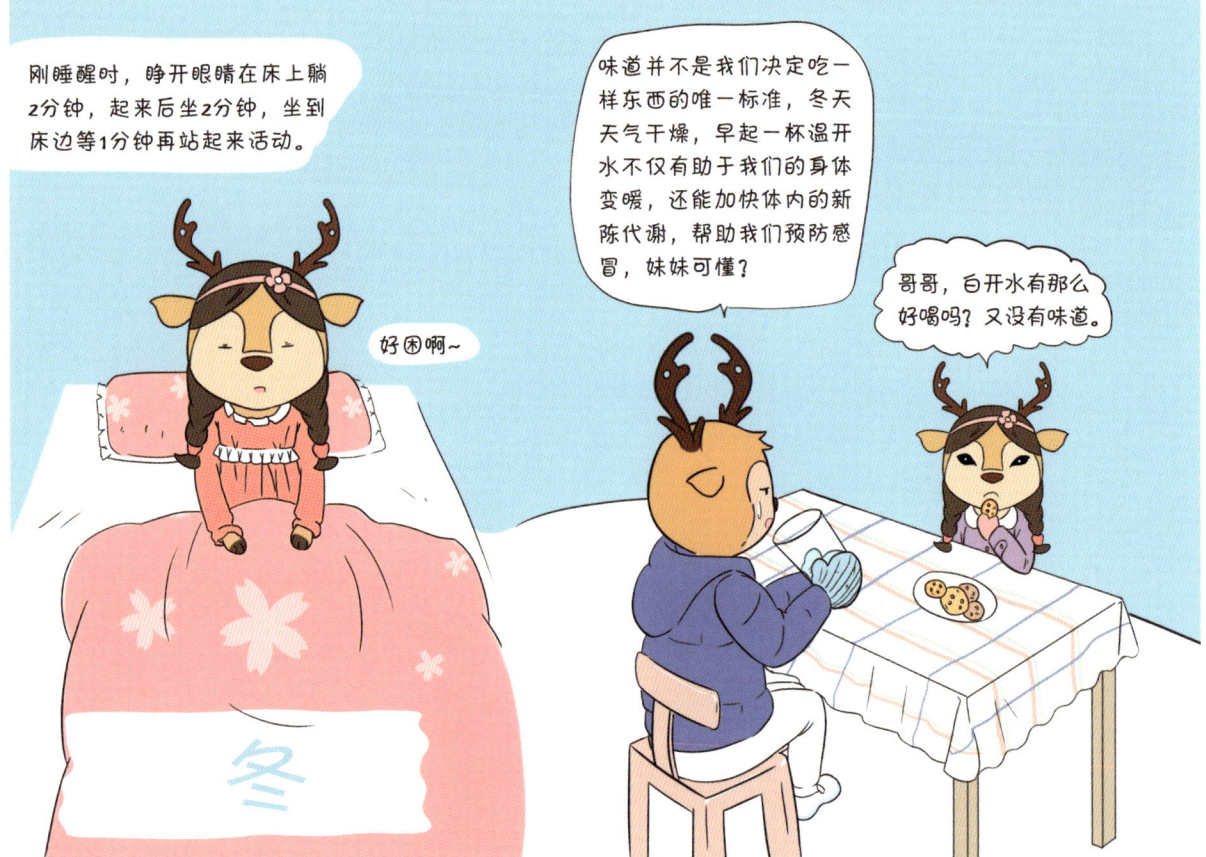

第八章

体质大揭秘

九种体质

青春痘

第一节　了解九种体质

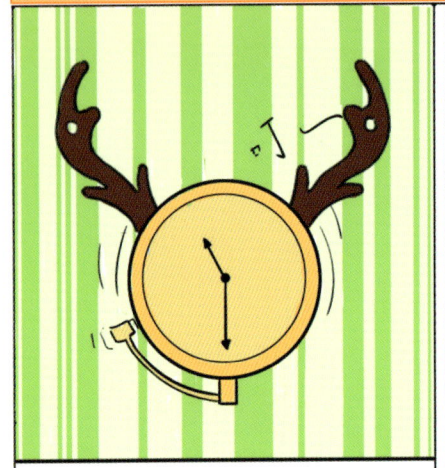
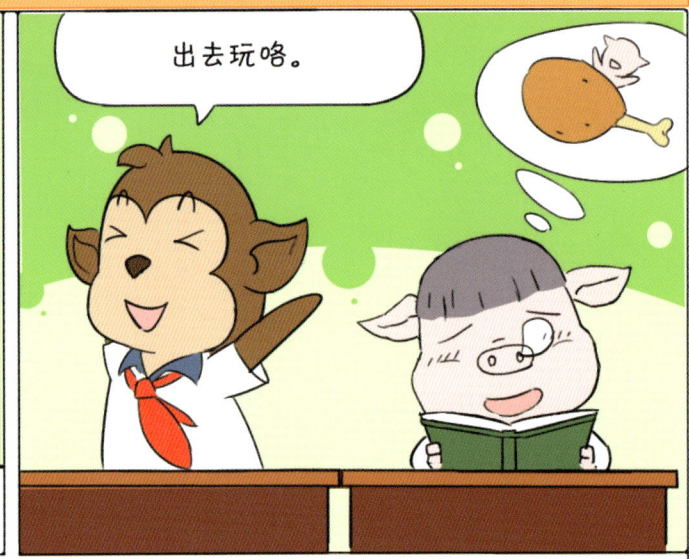
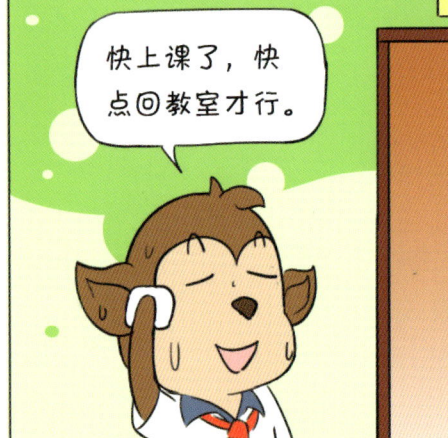
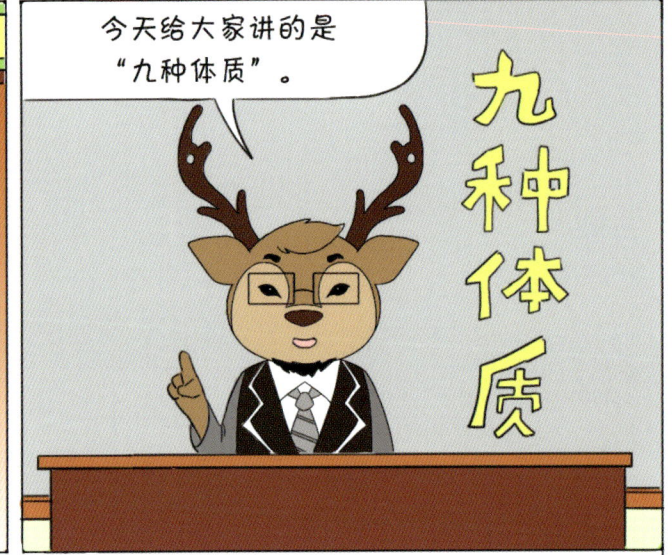
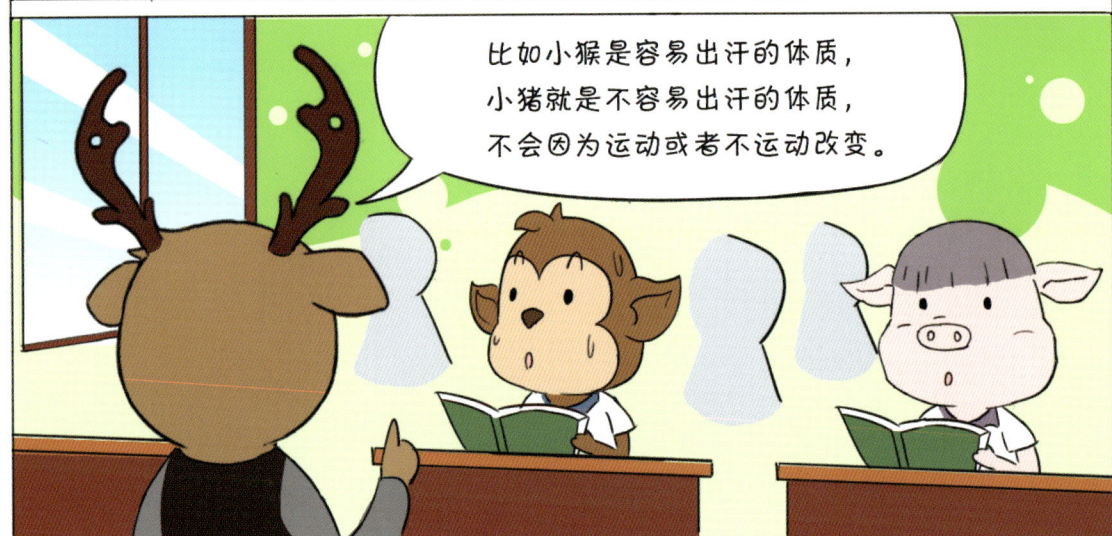

"丁零零……"上课铃响起,同学们玩得满头大汗,迅速坐回了位置。

鹿爸爸"咯噔咯噔"地走上讲台,问同学们:"你们知道为什么有的同学满头大汗,有的同学却没有呢?"

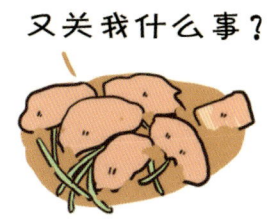

小猴举手说道:"因为我刚刚课间出去玩了就出汗了啊!小猪在睡觉所以就不出汗啊!"

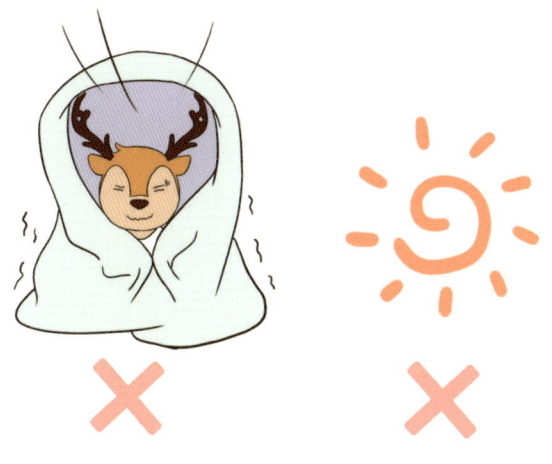

平和质:耐寒受热,吃好睡好。

鹿爸爸说:"这其实是体质的不同。你们知道什么是体质吗?"

小猪两眼放光,说道:"就像吃肉一样,肉的质感滑嫩才好吃!"

鹿爸爸说:"体形特征、脾气秉性等方面都有不同,这就是体质的不同。世界上没有两片相同的叶子,就像没有两个相同的人。"

西卡恍然大悟:"我知道了,就像有的人活泼开朗,有的人沉默寡言,有的人看起来红光满面,而有的人则脸色苍白。"

鹿爸爸开心地说:"悟性不错嘛!在这里,我给大家归纳总结了九种类型的体质,赶紧来对号入座吧!"

第一种是平和质。一听这名字是不是有种憨厚朴实的感觉?这种体质的人,阴阳气血调和,体态适中,面色红润,精力充沛,头发稠密有光泽。目光有神,鼻色明润,嗅觉通利,唇色自然,不易疲劳,耐寒受热,吃好睡好,便便顺畅!这种体质的人性格都很活泼开朗,平时很少生病,对外界环境的适应能力比较强。这种体质可是非常受追捧的呢,是多少人梦寐以求的体质啊!

第二种是气虚质。听这名字是不是想起林黛玉那病怏怏的样子了?这种体质的人元气不足,容易疲乏,气短,冒汗。手无缚鸡之力,说话声音很小,精神不振。

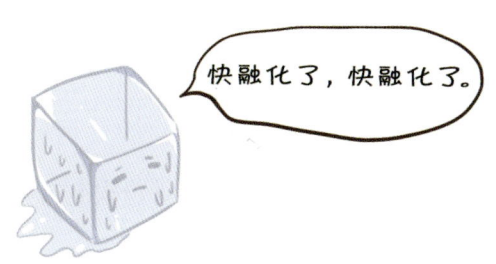

气虚质:易冒汗,易疲乏。

而且这种类型体质的人通常很内向,容易感冒生病,生病后康复得又很慢。他们怕冷又怕热,还真是有点难伺候呢!

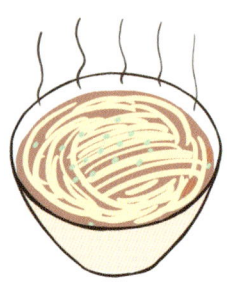

阳虚质:怕冷,喜欢吃热的东西。

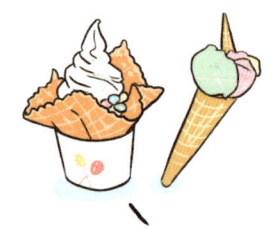

阴虚的人最喜欢吃我们了,冰冰的感觉真是太好啦。

第三种是阳虚质。是不是跟上面的气虚质搞混了?其实它们有挺多相似之处的。这种体质的人阳气不足。他们跟气虚质的人一样性格内向沉静,怕冷,精神不振,但他们不怕热,还很喜欢吃热的东西。

第四种是阴虚质。这种体质的人大多偏瘦,他们常常口燥咽干、手足心热,他们跟阳虚质的人不一样,他们喜欢喝冰冷的东西,性情急躁,活泼好动。他们的便便很干燥,这就是平时不"保养"的后果。

第五种是痰湿质。这种体质的人大多都是胖子,他们通常油光满面,汗多痰多,喜欢吃油腻的东西。他们性格温和沉稳,善于忍耐。不过这类型的人容易患上中风等疾病。他们非常讨厌梅雨天气。

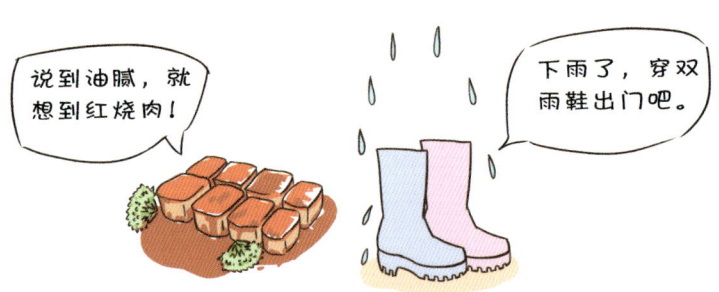

痰湿质:喜油腻的东西,讨厌梅雨天气。

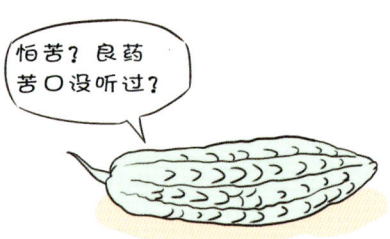

湿热质:嘴里总感觉含着苦瓜,苦苦的。

第六种是湿热质,乍一看怎么跟痰湿质这么像呢。跟痰湿质的人一样,也是满脸油光,不同的是这种体质的人身材中等或偏瘦。他们嘴里总觉得含着苦瓜,苦苦的。他们总觉得身体沉重,像背着大包袱一样,还容易困倦。这种体质的人容易心烦、急躁。天气湿热他们就浑身难受。

第七种是血郁质。难道血还会忧郁吗？并不是，是因为这种体质的人血不通畅，导致大塞车，脸色就会变得晦暗，容易长瘀斑，口唇暗淡。他们有的胖，有的瘦。他们还很健忘，上一秒说的东西，可能下一秒就不记得了。

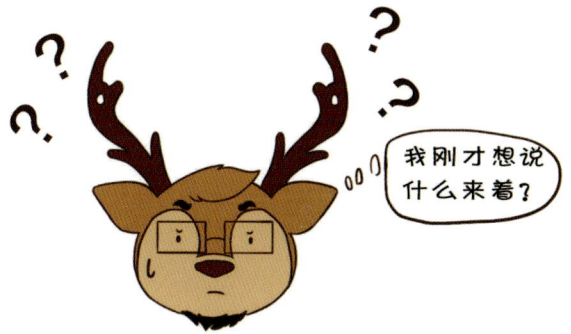

血郁质：健忘，脸色晦暗。

第八种是气郁质。是不是马上联想到抑郁小王子？这种体质的人大多是瘦子，他们性格内向，情绪很不稳定，敏感多疑。在阴雨天气时他们很容易悲伤。

第九种是特禀质。这名字听起来高大上，是不是有种天赋异禀的感觉？恰恰相反，这种体质的人往往先天异常，有的有生理缺陷，有的是畸形，还有的有过敏反应……

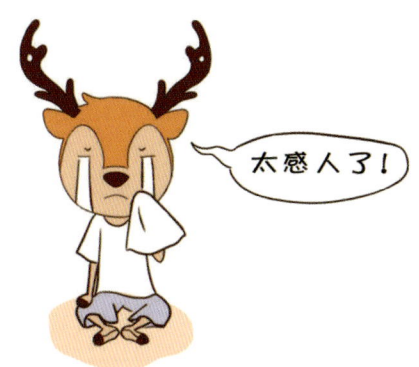

气郁质：易哭，体型偏瘦。

认识了九种体质，你知道自己是什么体质吗？其实每个人的体质和多年的生活环境、饮食习惯、作息时间、疾病情况密不可分。不要羡慕别人的体质，不管什么样的体质，都可以在平时进行调理，虽然很难在短时间内调理好，但要相信时间是会一点一点地回馈给你的。

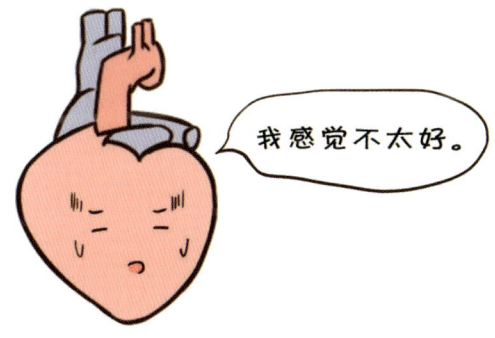

特禀质：先天异常，有生理缺陷等。

第二节 我要青春不要"青春痘"!

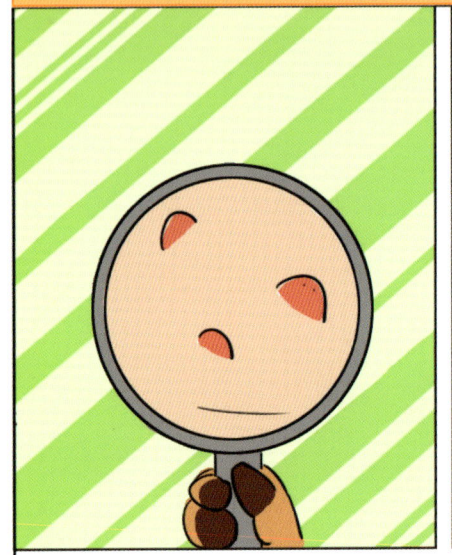
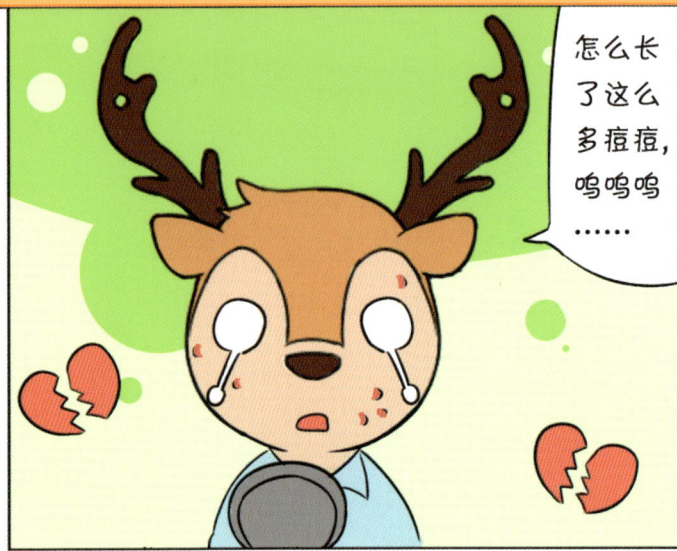
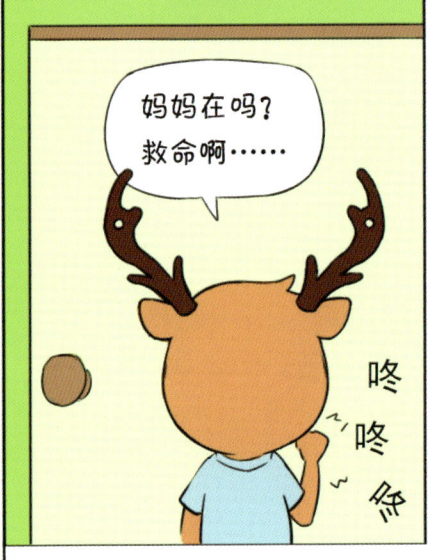
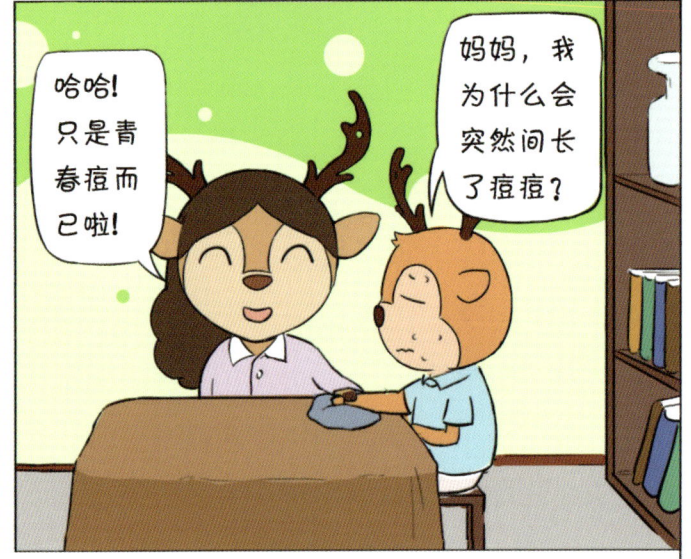
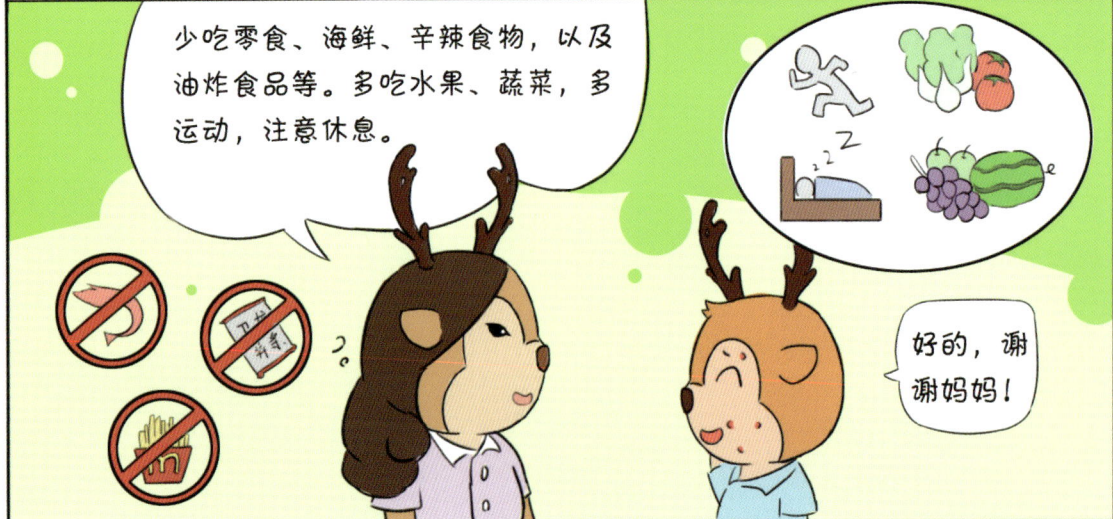

西卡有话说

预防保健：

● 保持积极乐观的心态，正确认识青春痘是青春期的常见表现，青春期后一般都可以自然治愈。

● 合理饮食是防止青春痘的一个基本方法。平时慎吃高脂类食物，因为高脂类食物能产生大量热量，使机体内热壅积从而加重病情。辛辣及海鲜类食物常可使皮脂腺的慢性炎症扩大而难以祛除，故应适当控制。高糖食品会使机体新陈代谢旺盛，皮脂腺分泌增多，从而使青春痘连续不断地出现，故也应少吃。平时应多吃蔬菜、水果。

● 根据皮肤类型，选择合适的面部清洁剂和保湿剂，并养成良好的洗护习惯。不要过分去除油脂而不进行保护，导致皮肤过于干燥，皮肤屏障功能受损，这也会在一定程度上加重青春痘。

● 要养成良好的生活习惯，不熬夜，保证充足的睡眠时间。定时排便，保持大便通畅。

第九章

病毒侵袭

四诊
针灸
艾灸
拔罐
刮痧
贴敷
推拿

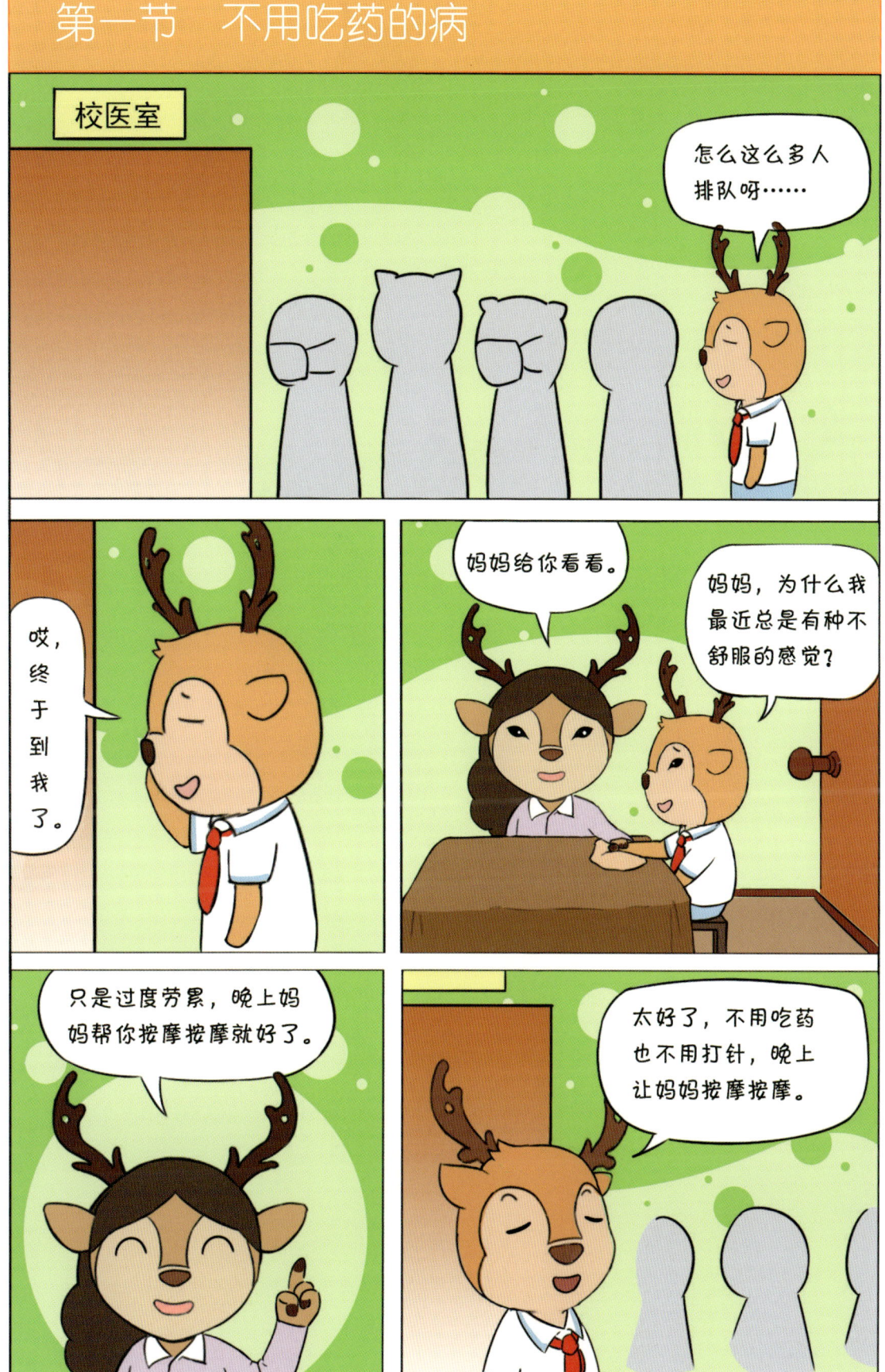

这段时间,天气变化无常,穿多了热,穿少了冷。不少同学都感冒发烧了,校医室门口都快被挤破了。鹿妈妈用"望闻问切"四诊法为同学们诊断病情。

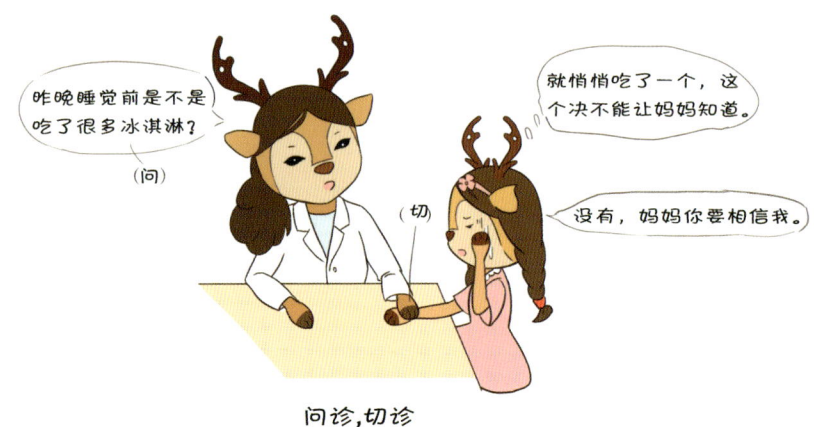

问诊,切诊

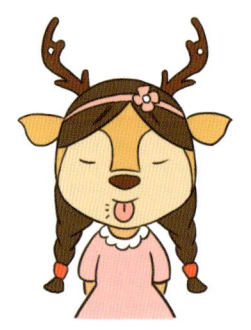

望诊:通过眼睛观察患者状况。

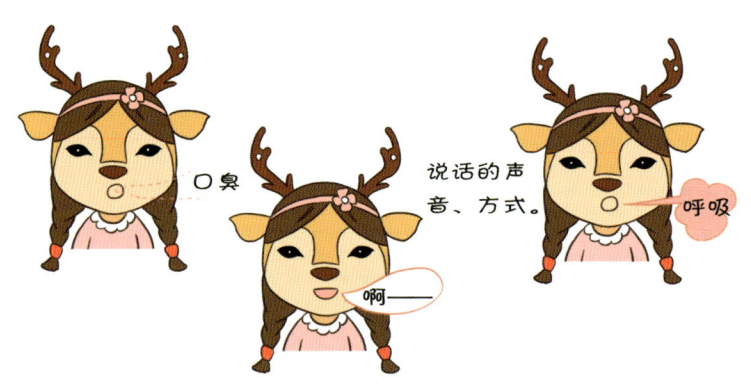

闻诊:通过听觉和嗅觉诊察。

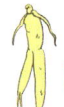 **西卡有话说**

为什么有些人的病不用吃药打针就能好?不是他们有特异功能,而是我们可以用中医的自然疗法来治病。

自然疗法是将我们人体内的"自我调节功能"叫醒,让其工作,从而达到治病健身的目的,自己的事自己做,就不麻烦药物了,这就是它的魅力所在!

第二节 肠胃"搞事情"怎么办?

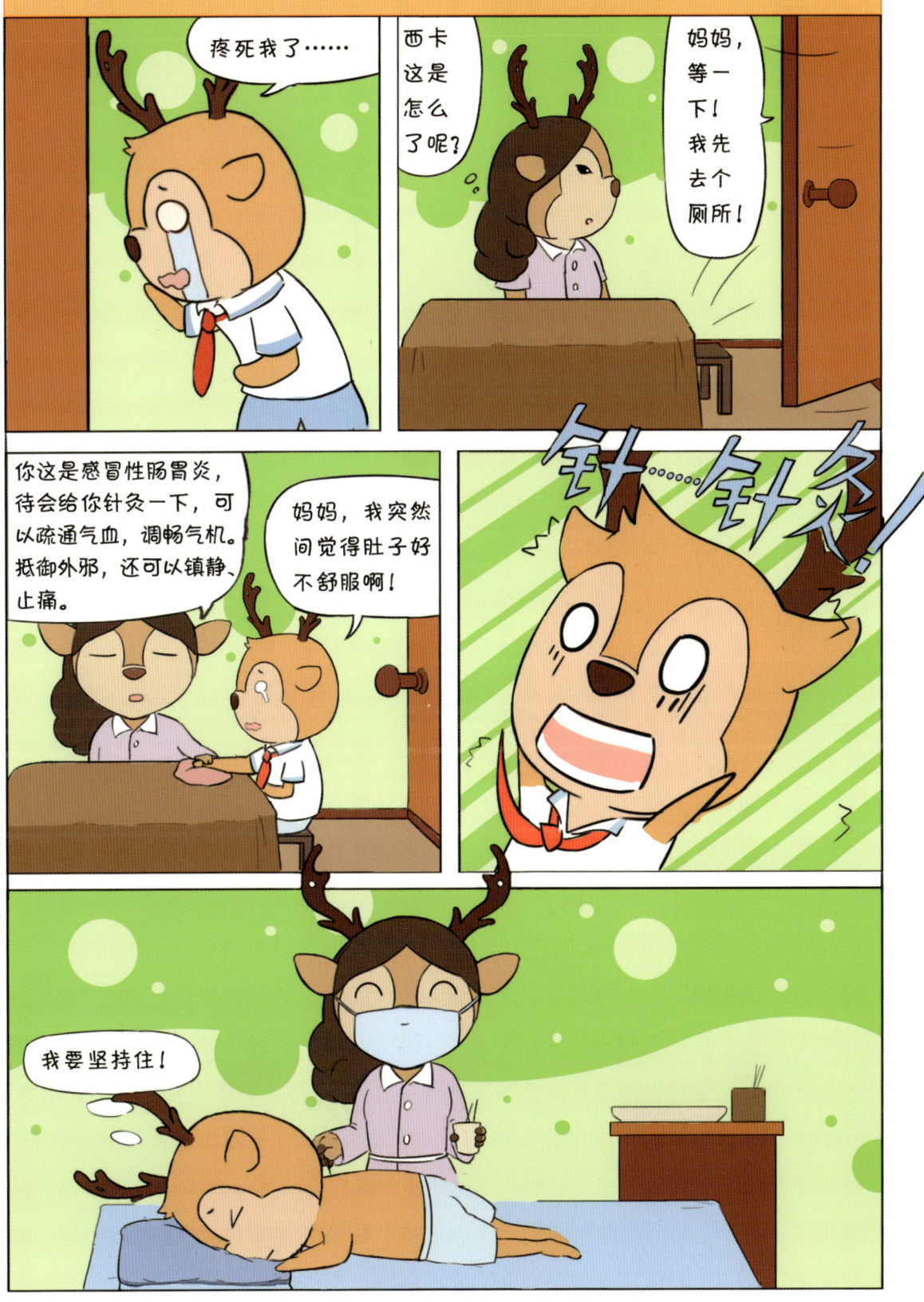

西卡躺下，鹿妈妈准备为他进行针灸治疗，一想到这么多针都插进自己的身体里，西卡忍不住打了个寒战，害怕得眼泪都出来了。打吊针只是一根针，但针灸可是一把针呐！

鹿妈妈赶紧安慰道："别怕，不疼的哦，把针插入穴位中，就能达到治疗的目的，疗效看得到！"

果然，做完针灸，西卡又活蹦乱跳啦！

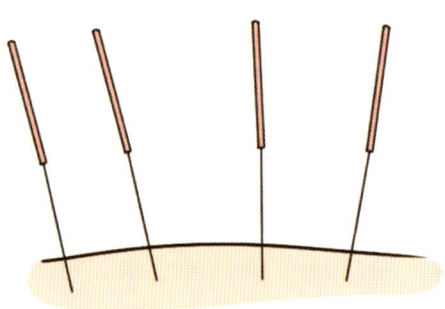

针灸专治"搞事情"

西卡有话说

针灸疗法最早见于《黄帝内经》，有疏通经络、使气血运行正常，调和阴阳和扶正祛邪的治疗作用。

其实针与灸是两种不同的疗法，虽然它们是以一个组合出现的，但各有各的个性特长，它们心有灵犀，配合得相当好！

灸，一看名字就能感受到一把火，它是用燃烧的艾绒等熏灸一定的穴位，使温热感和药性透过皮肤，深入肌肉从而发挥治疗作用，为针刺锦上添花。针刺疗法不用药物，无须煎煮，所用器材简单，操作方便，在中医走向世界的征途中，它总是走在前面。

针刺穴位有时也可用简单的手指按压来代替，这就是中医所说的"指针"。譬如指压膝盖下小腿外方的足三里穴，可以健脾和胃；指压手背拇指、食指相连处的合谷穴，可以缓解头痛。此外，在针刺穴位的基础上进行拔罐治疗，能够通利血脉；在刺入穴位的毫针上，用电针机通以微量低频脉冲电流，称为"电针疗法"。这些都是提高针刺治疗效果的方法。

第三节 闹肚子用艾灸!

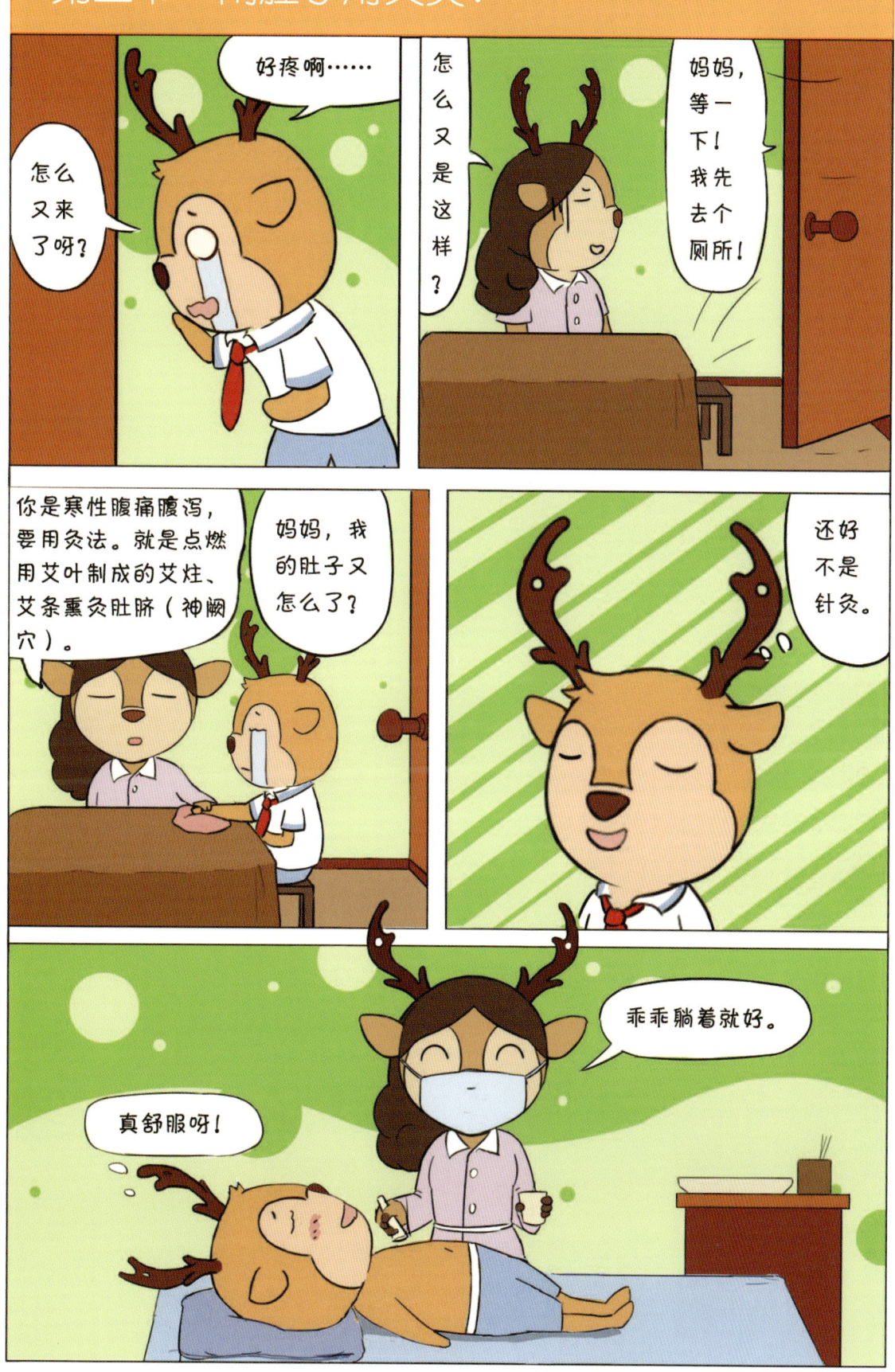

西卡好奇地问:"为什么我昨天同样是拉肚子,昨天用针灸治疗,今天用艾灸治疗呢?"

鹿妈妈解释道:"由于你最近着凉,饮食又不节制,导致你的脾胃受伤,消化功能和吸收功能就罢工了,从而引起腹痛腹泻。所以我们要用艾灸的温热性刺激和温通气血。"

西卡开心地说:"不用被针刺就好!"

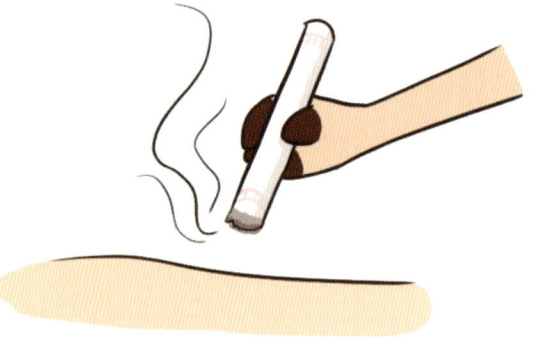

艾灸

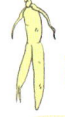 西卡有话说

古代灸法多是直接把艾绒放在皮肤上,皮肤容易化脓,并留下疤痕。现代灸法多用艾条灸、隔物灸(在艾炷与穴位皮肤之间用姜、蒜、盐等隔开施灸)或温灸器施灸,既安全,又有效。灸法能温经通络、祛寒逐湿,调节脏腑功能,增强机体的抗病能力。

灸法对人体是一种良性刺激,对增强体质大有裨益。艾绒是制作艾条的原材料,由菊科植物艾草的干叶制成。艾绒具有痛经活络、温经止血、散寒止痛、消肿散结、生肌安胎等作用。

第四节 拔罐"印章"

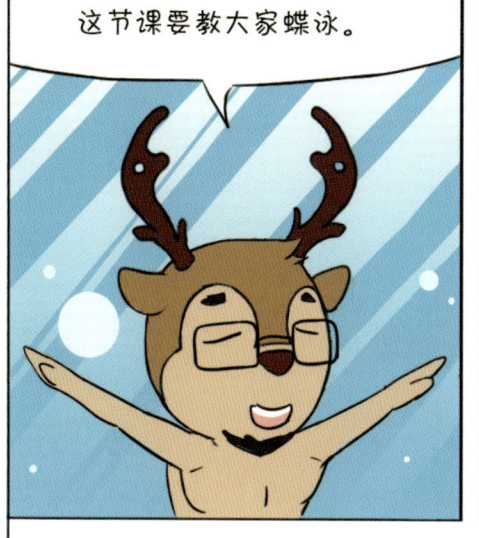
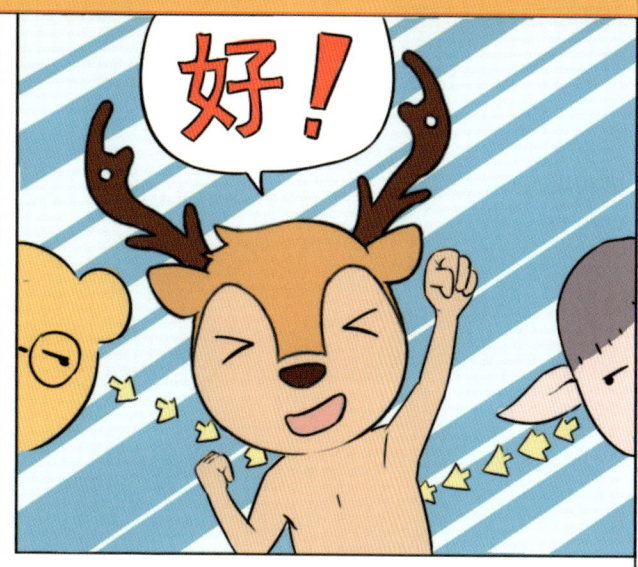
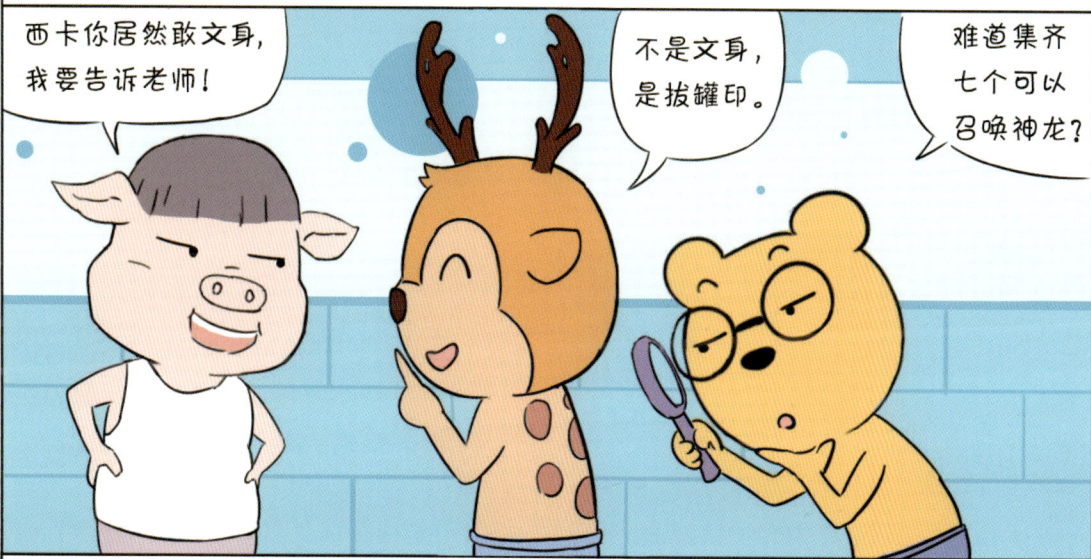
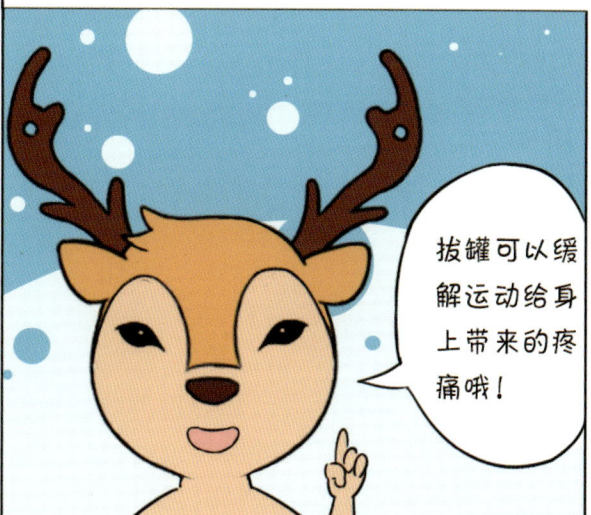
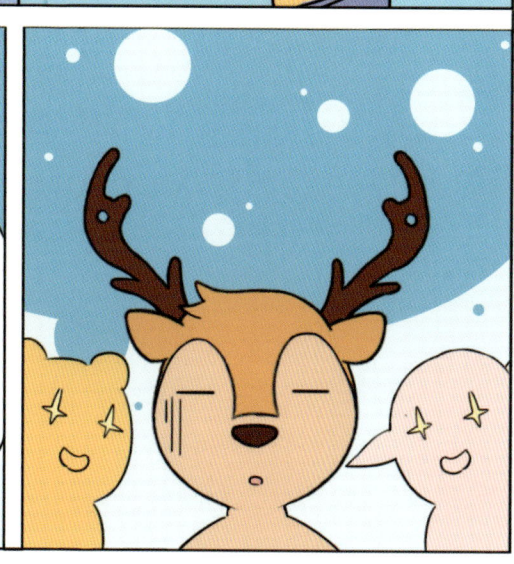

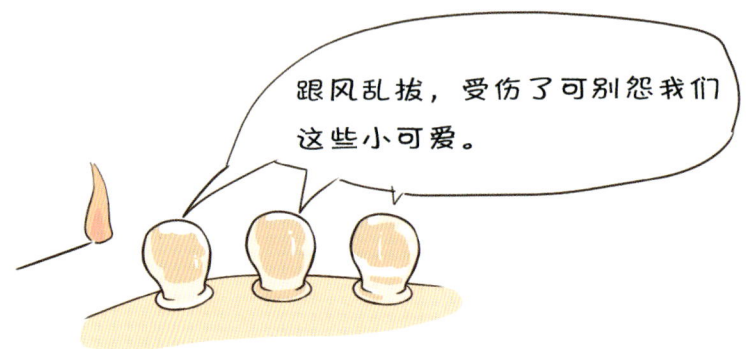

拔火罐

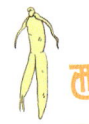 **西卡有话说**

拔罐可以缓解肌肉劳损，减轻疼痛，恢复体力。拔罐是以罐为工具，利用燃火、抽气等方法产生负压，使之吸附于体表，造成局部瘀血，以达到通经活络、行气活血、消肿止痛、祛风散寒等目的的疗法。起罐后，被吸附部位可涂上"刮痧拔罐润肤剂"，以防干裂疼痛。天寒时，体弱者应注意拔罐处的温度，以免受风寒。拔罐后数小时内，拔罐吸附处皮肤不能沾凉水。起罐后可饮用一杯矿泉水或温凉开水，以补充津液，增强活血通络之功效。起罐后若被吸附的皮肤表面出现水珠、黄水、红水等症状，可用干净棉球或纸巾擦干。拔罐过程中应注意安全。

并不是所有人都适合拔罐，一定要遵医嘱。

第五节 刮痧"刮"走中暑

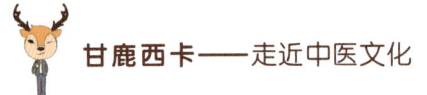

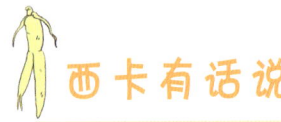

西卡有话说

刮痧是指用边缘光滑的嫩竹板、汤匙、木梳、牛角刮痧板等工具,蘸取食用油、清水等在体表部位进行从上向下、由内向外的反复刮动,以治疗疾病的一种方法。

刮痧可起到调节人体经络气血、消除疲劳、促进血液循环和提高免疫力的作用,多用于治疗夏秋时令病,如中暑、感冒和胃肠道疾病等,所以古代又称之为"夏法"。由于刮痧疗法简单易行,不需要药物,见效也快,所以被广泛应用,尤其是在我国南方地区。

刮痧禁忌:

● 凡危重病症,如急性传染病、重症心脏病、高血压、中风等,应即送医院治疗。

● 凡刮治部位的皮肤有溃烂、损伤、炎症,均不能刮痧,如初愈也不宜采用。

● 饱食后或饥饿时,以及对刮痧有恐惧者忌刮痧。

其他中医疗法:贴敷、推拿。

● 贴敷。别听名字觉得简单,以为一贴一敷就完事儿了,有些人一旦着凉咳嗽,每年的冬天都会发作,这时就要用贴敷疗法了。在三伏天里,在胸部和背部的穴位上贴上中药敷料(可以将白芥子、薄荷研细,取鸡蛋清调药,贴敷神阙、大椎及涌泉穴),过两三个小时取下来。每隔十天做一次,不要偷懒哦!这就是传说中的"冬病夏治",在疾病休息时趁机将它赶走。像这种虚寒性疾病会在冬季发病,所以我们要在病情缓解的季节也就是夏季给予治疗,才会得到事半功倍的疗效。这种方法还可以用于治疗小儿体虚感冒、支气管炎、慢性咳嗽、鼻炎、厌食症等。

● 推拿。推拿疗程短、见效快,颇受人们的青睐。推拿有丰富多样的手法,有按法、压法、点法、捏法,如平推法、擦法、摩法、搓法、拍法、揉法、抖法、摇法……无论哪种手法,都要做到持久、有力、均匀、柔和。推拿好处多多,不但可以增强免疫力,还可以养生保健。

第十章
明天秋游！大吉大利！

参观中医药博物馆

肥胖症

第一节　开心扫货

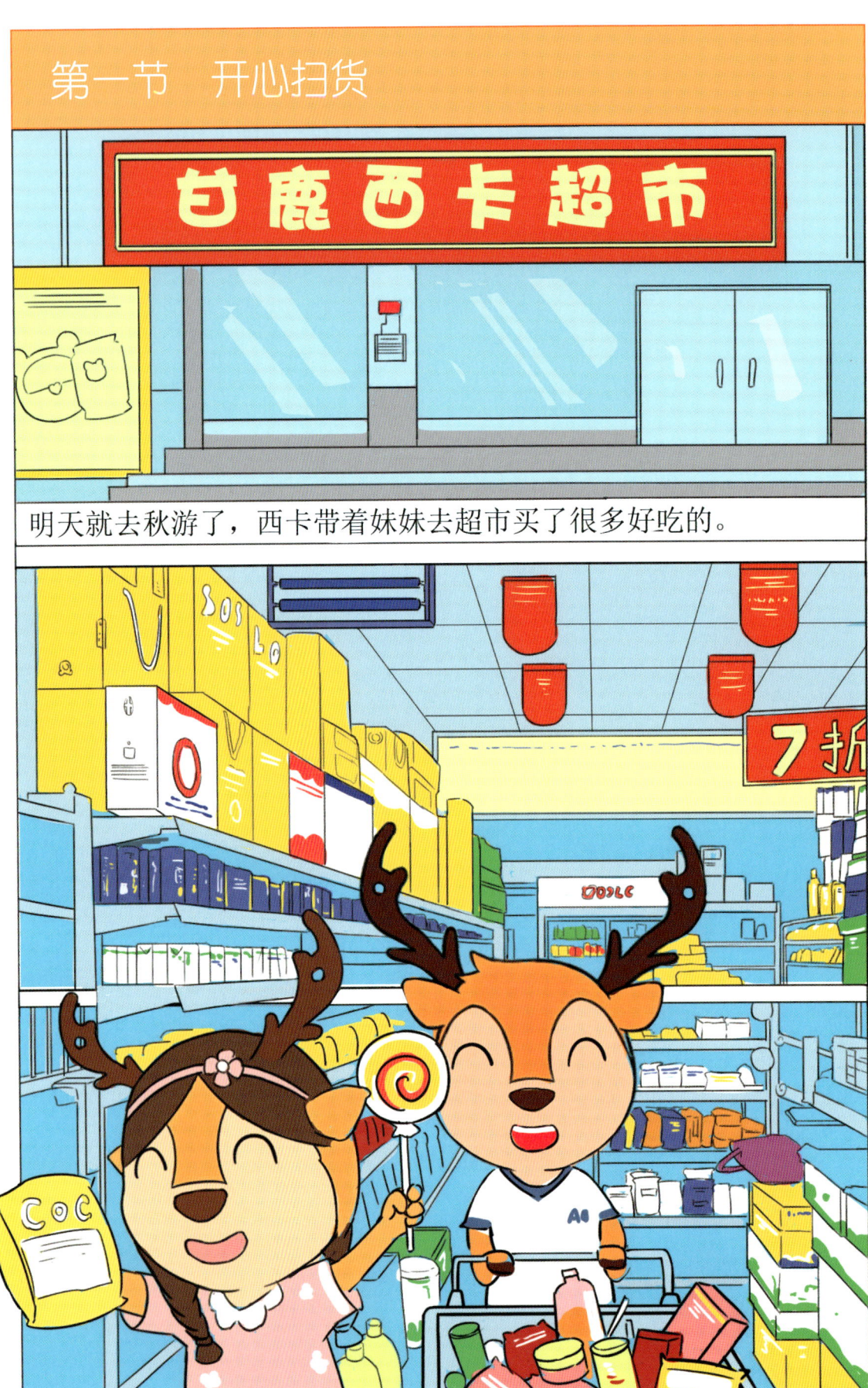

明天就去秋游了,西卡带着妹妹去超市买了很多好吃的。

第十章 明天秋游！大吉大利！

同学们都对一年一度的秋游期待已久，大家约上自己的小伙伴，开始组队。西卡、莎卡、熊仔、小猪、小猴组成一队，肝、心、脾、肺、肾五脏组成一队，胆、胃、大肠、小肠、膀胱、三焦这六腑组成一队……各队商量着买什么食材。

终于，等到了要去超市扫货的时候了，同学们三五成群来到超市，看着琳琅满目的零食，恨不得全都搬走，薯片、饼干、蛋糕、糖果、饮料……一件都不能少。

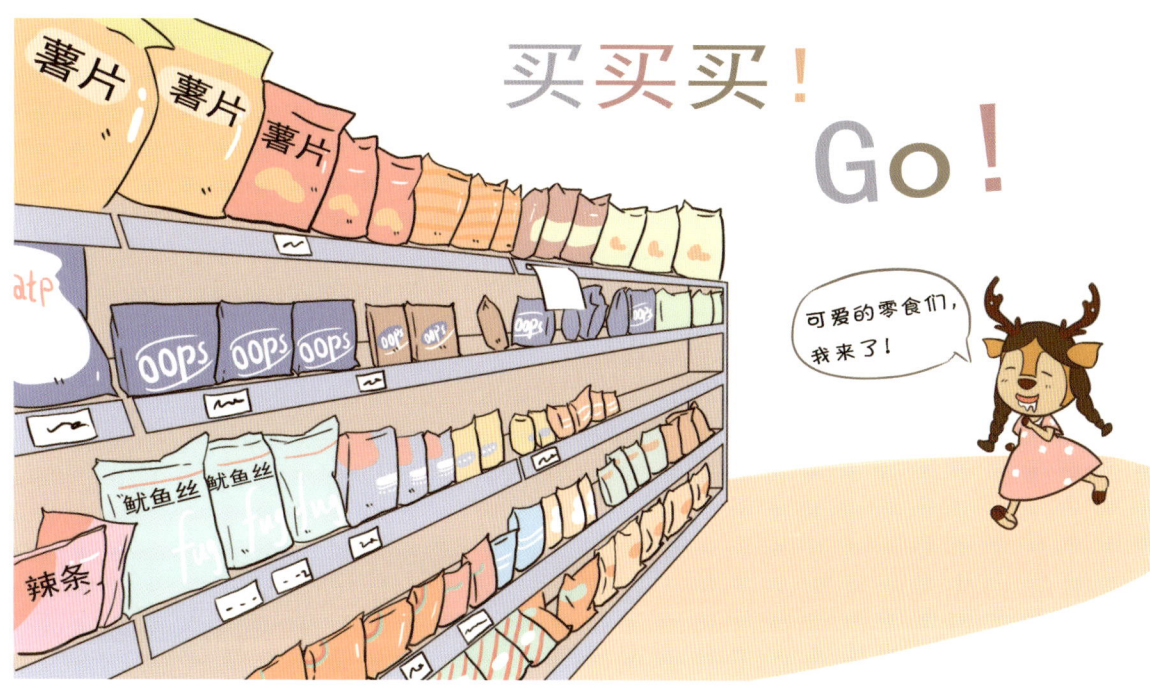

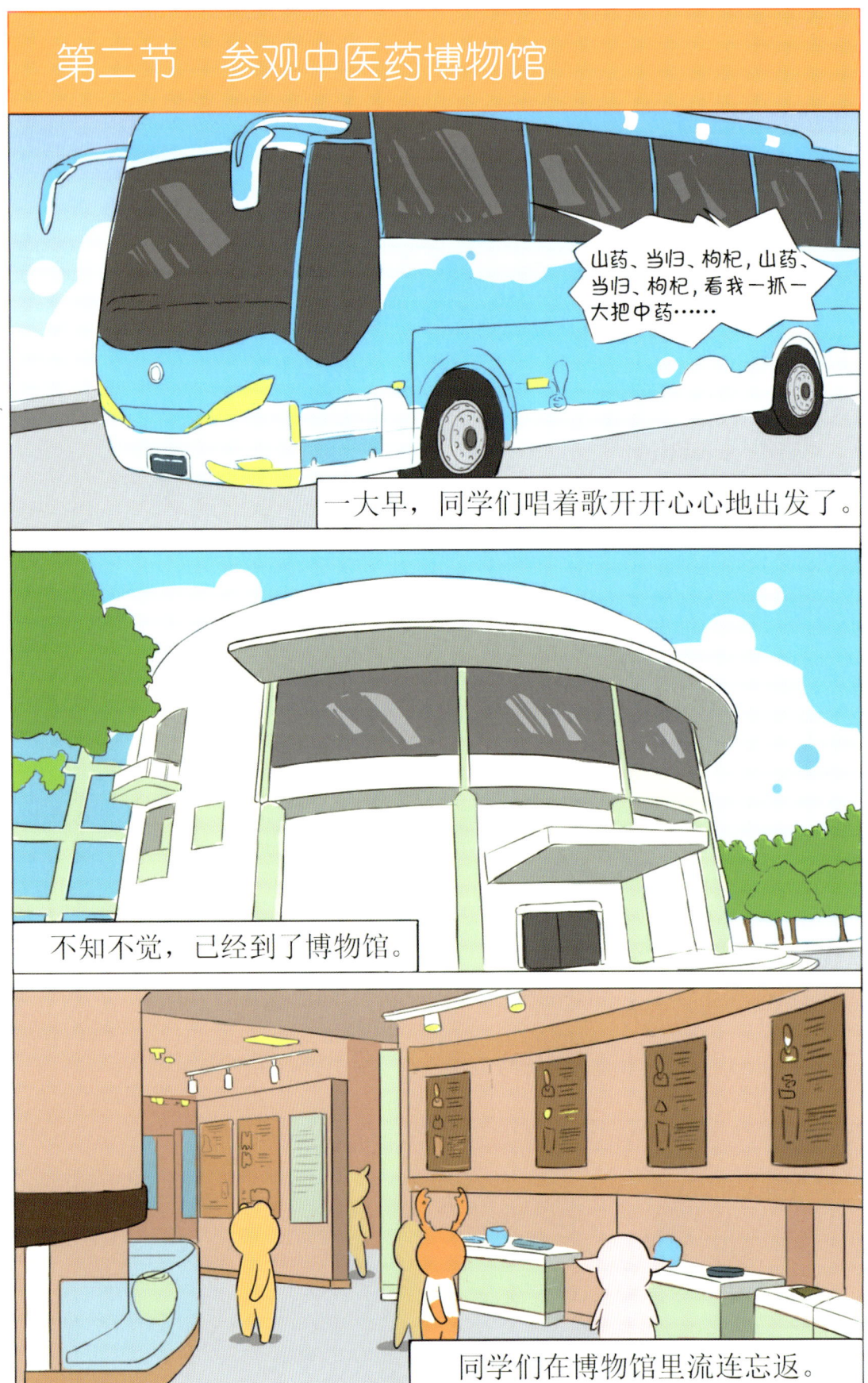

中医药博物馆里面有2400多种珍贵的中医药藏品，分为医史馆、中药馆、岭南中草药浸制样本展区、科普互动体验区、中草药种植园区和岭南名医壁等区域。进入正门，映入眼帘的是座右铭，其次是一面高达十米的中草药标本墙，贯穿了3个楼层，展出以岭南中草药为主的600多瓶药用植物原色浸制标本，在灯光的映衬下，这些中草药五彩斑斓。馆内还珍藏了清代十二时辰药瓶，分别对应有十二生肖图样，并相应标明了十二地支时辰，生肖可作为识别符号，时辰则能提醒病人按时服药，同时又是个美观的装饰品，真是一举多得！同学们被眼前的场景震撼到了，真是大开眼界。

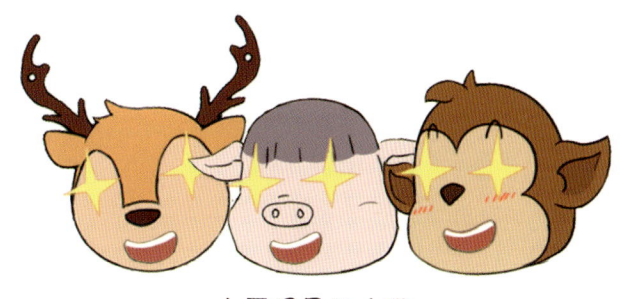

大开眼界三人组。

看着同学们一副发现新大陆的样子，导游便开始介绍中医药博物馆："这是开展专业教学、青少年爱国主义教育和科技普及教育的一项基础教学设施，里面包括中医药标本馆（标本展区）、种植园（室外种植棚）、中药馆、名医名著馆、科普互动体验区、医史展览馆……"听到这一本正经的历史介绍，同学们感到有些索然无味，并不能引起他们的兴趣，那么，让我们一睹为快吧！

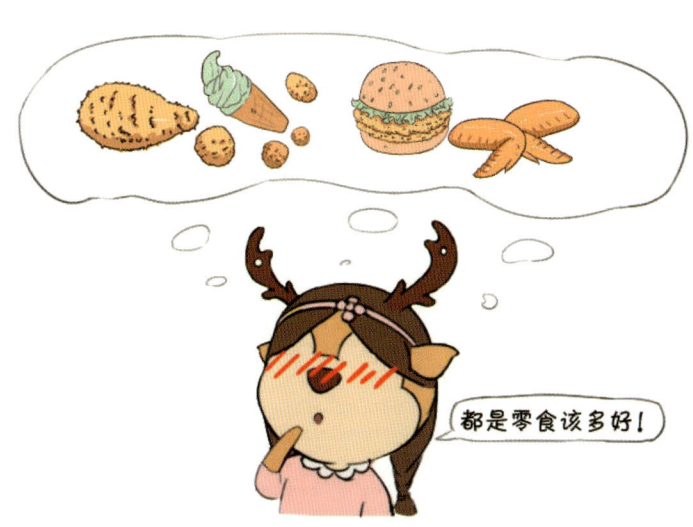

都是零食该多好！

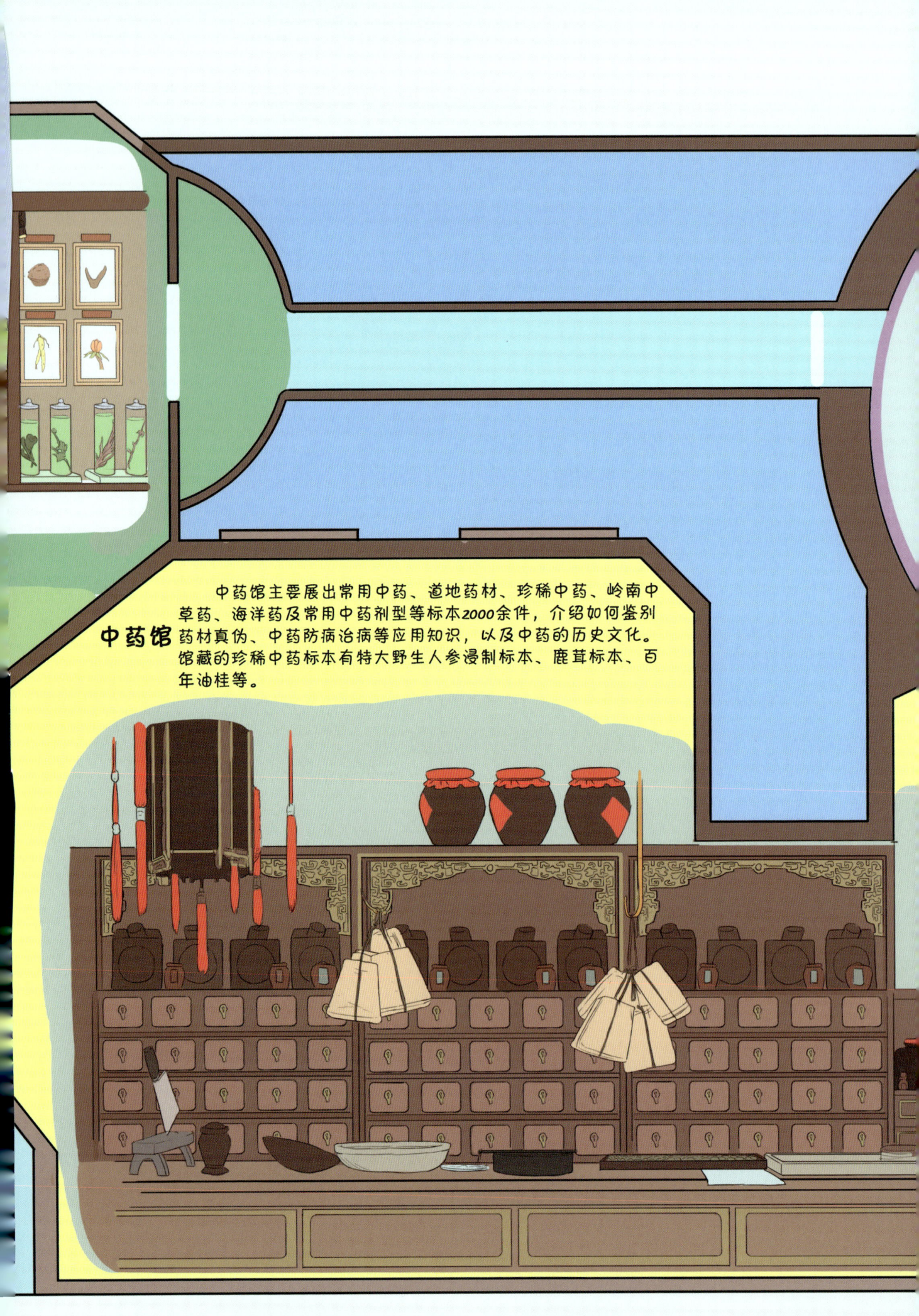

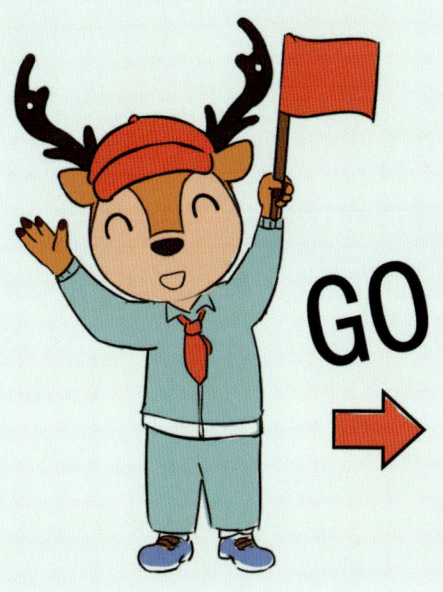

大家快跟着西卡一起来参观吧！

标本展区 ⇩

本展区贯通3个楼层，展出以岭南中草药为主的600瓶药用植物原色浸制标本，晶莹通透、色彩斑斓。站在馆内不同楼层，从不同角度观赏会呈现出不一样的视觉美感，令人叹为观止。

博物馆介绍碑 ⇦

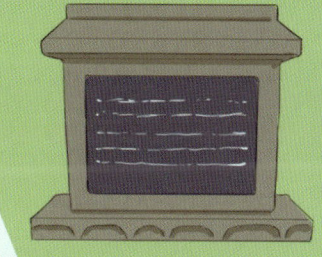

碑文记载了中医药博物馆的历史，收藏的文物、草药以及对中医学的发展等方面内容。

种植园（室外种植棚）

园内主要培养中草药种子，种植种苗，有丹参、黄芪、甘草、天南星、蒲公英、连翘、地黄、南沙参、旱半夏、吴茱萸、栀子、槐米树、黄精、百合、白芨、何首乌等几十种中药材。

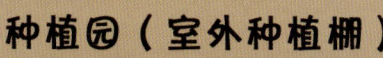

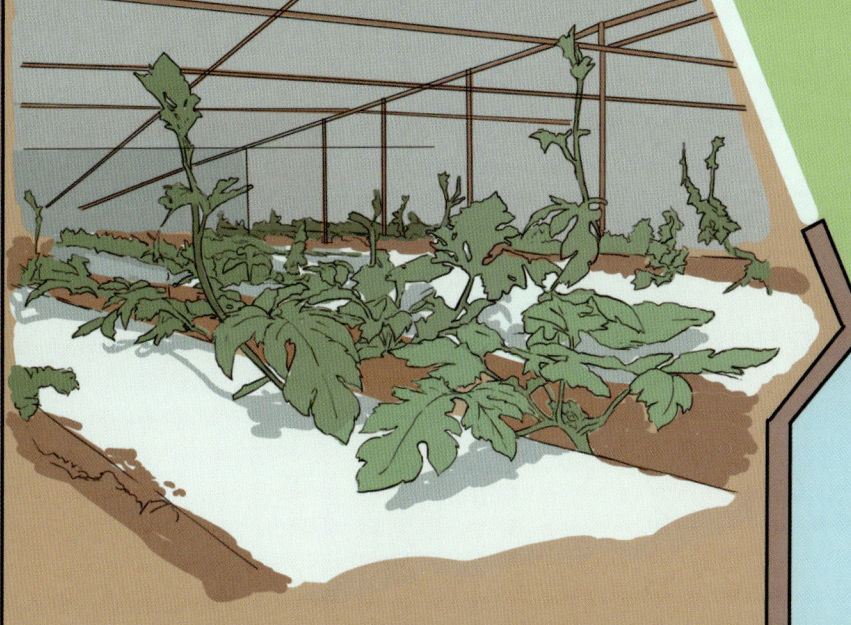

卫生间

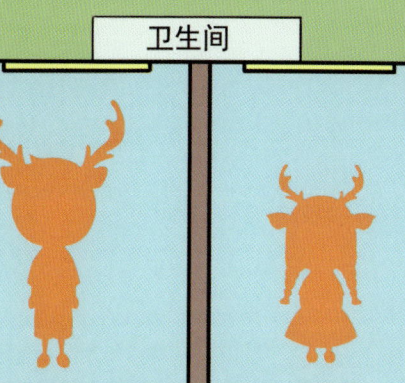

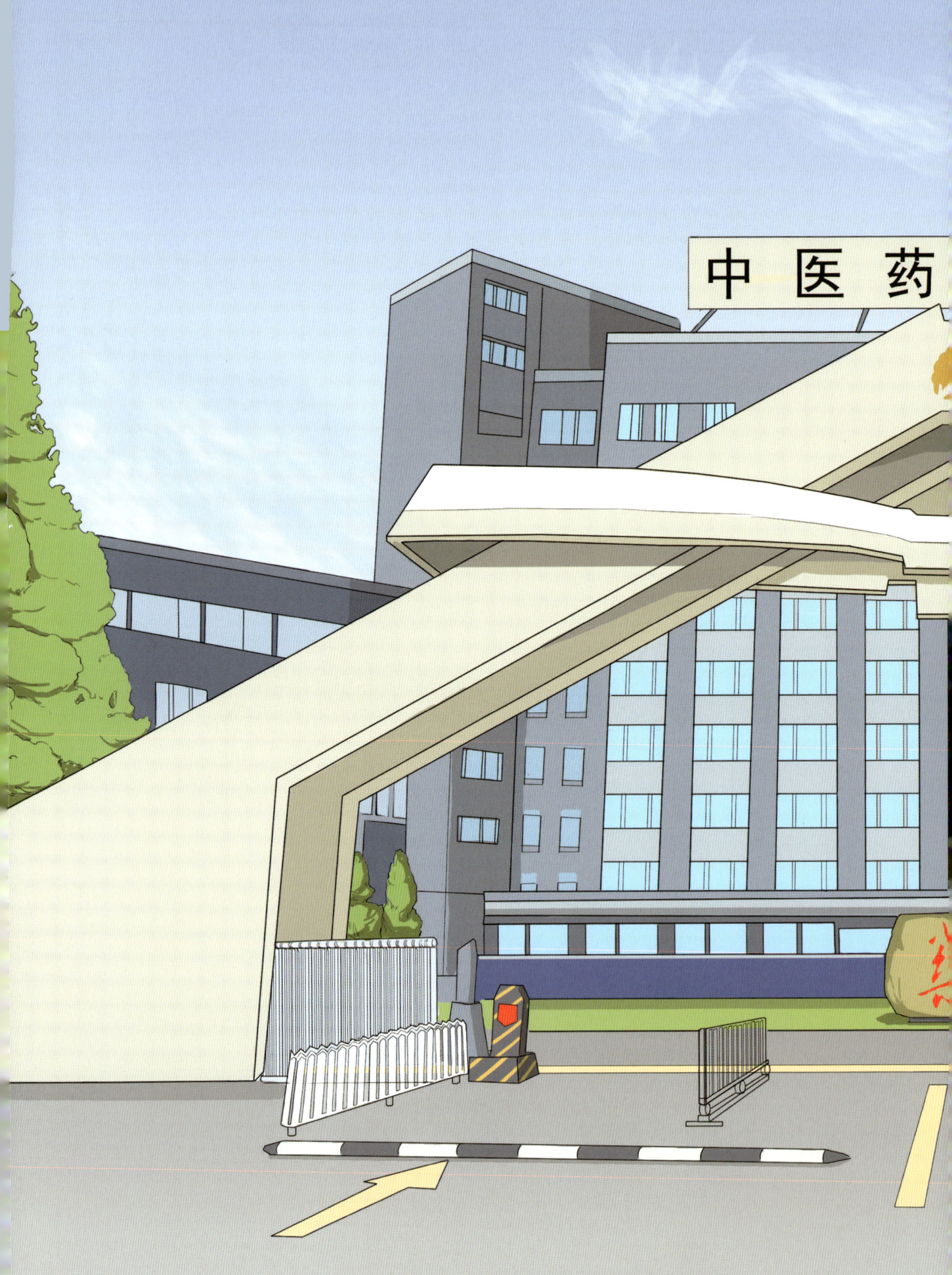

医史馆 ⇩

医史馆以中国医药发展史为线索、医史文物展览为主题，展示原始社会至现代的医史文物和文献2000余件，分为医药创始、体系形成、晋唐医学、宋金元医学、明清医学、近代医学、现代中医药以及岭南医学发展八大部分，展现中医药学发展历史轨迹和岭南医学的独特成就。

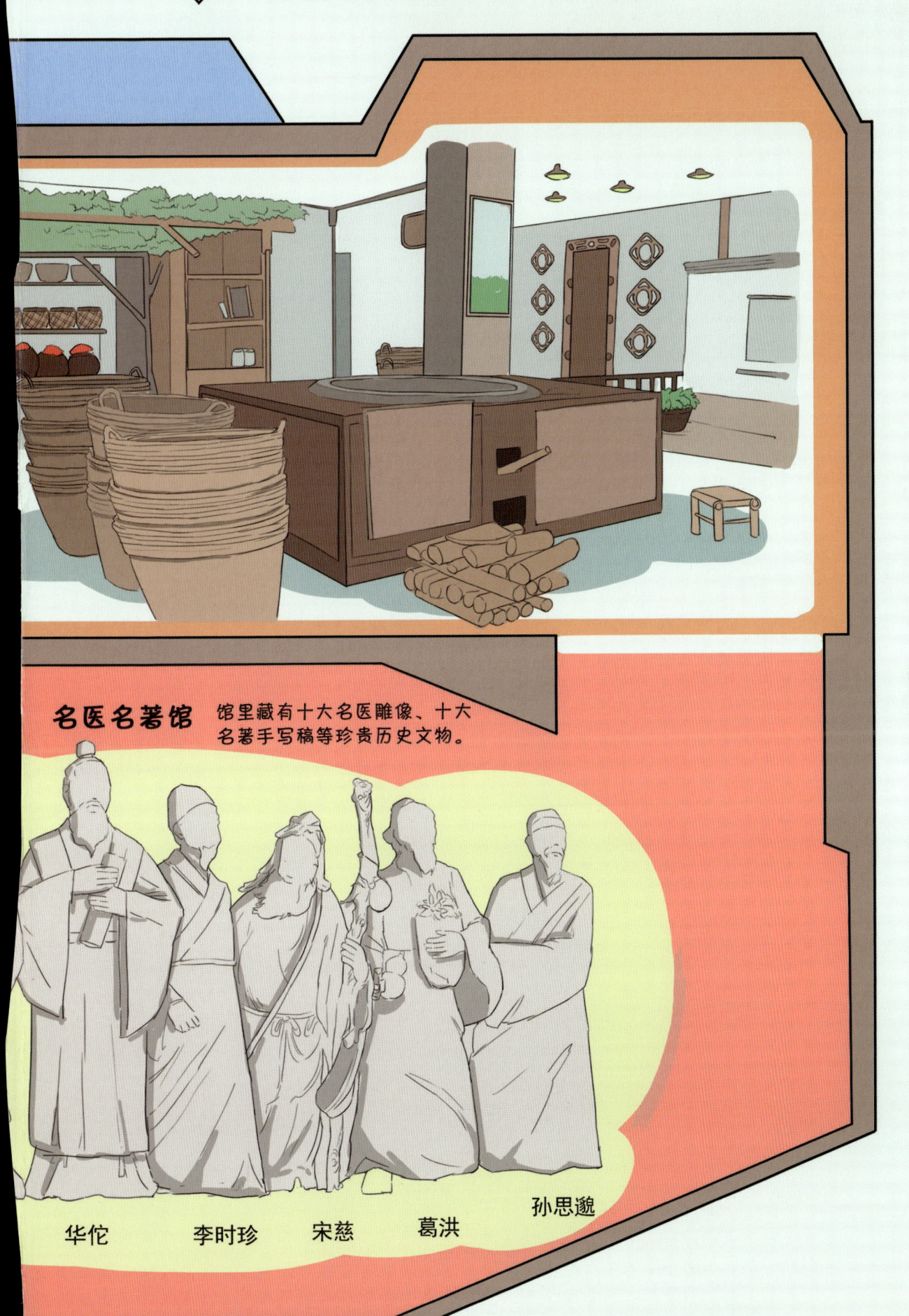

名医名著馆 馆里藏有十大名医雕像、十大名著手写稿等珍贵历史文物。

华佗　李时珍　宋慈　葛洪　孙思邈

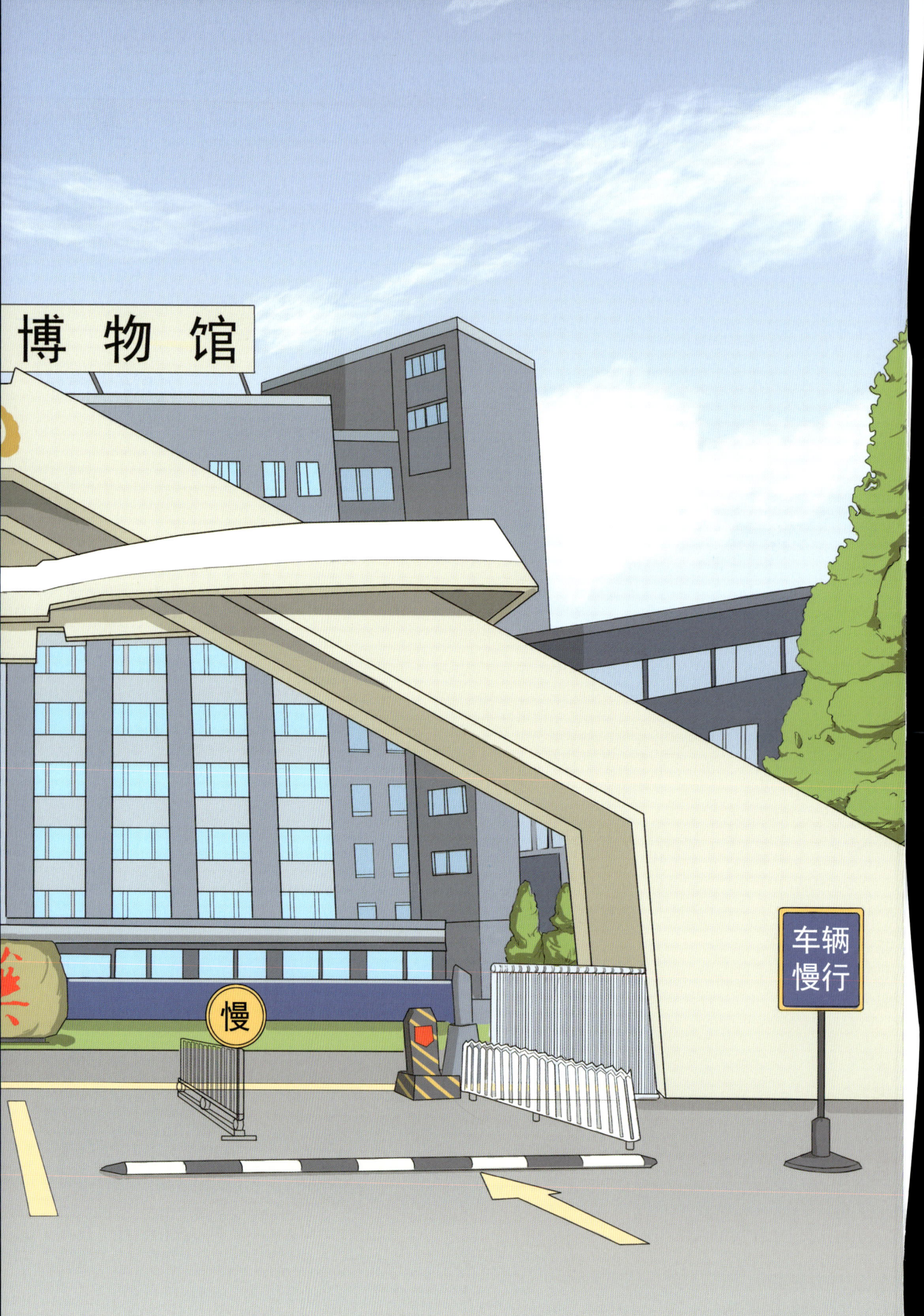

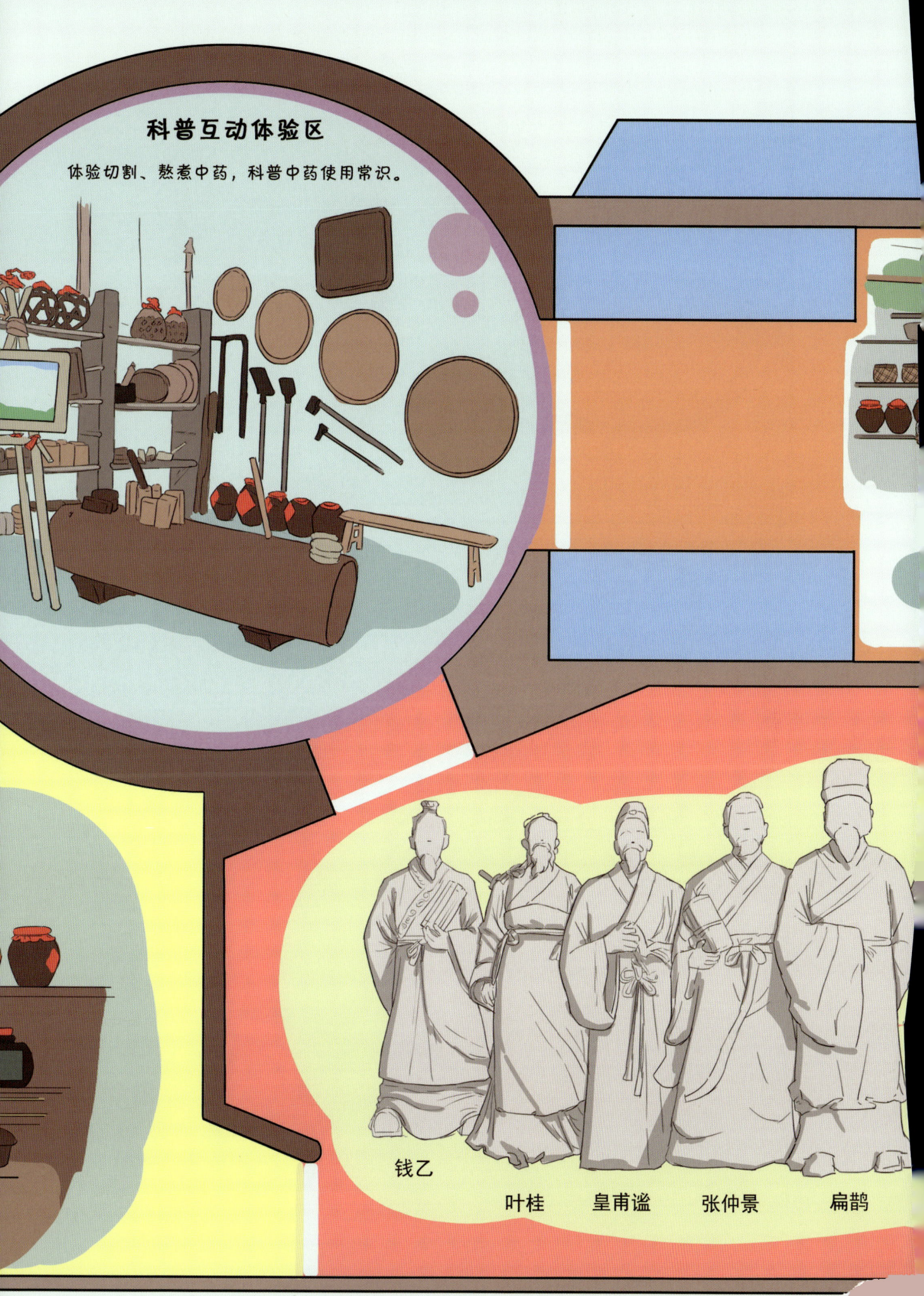

第三节　开心过后的痛苦

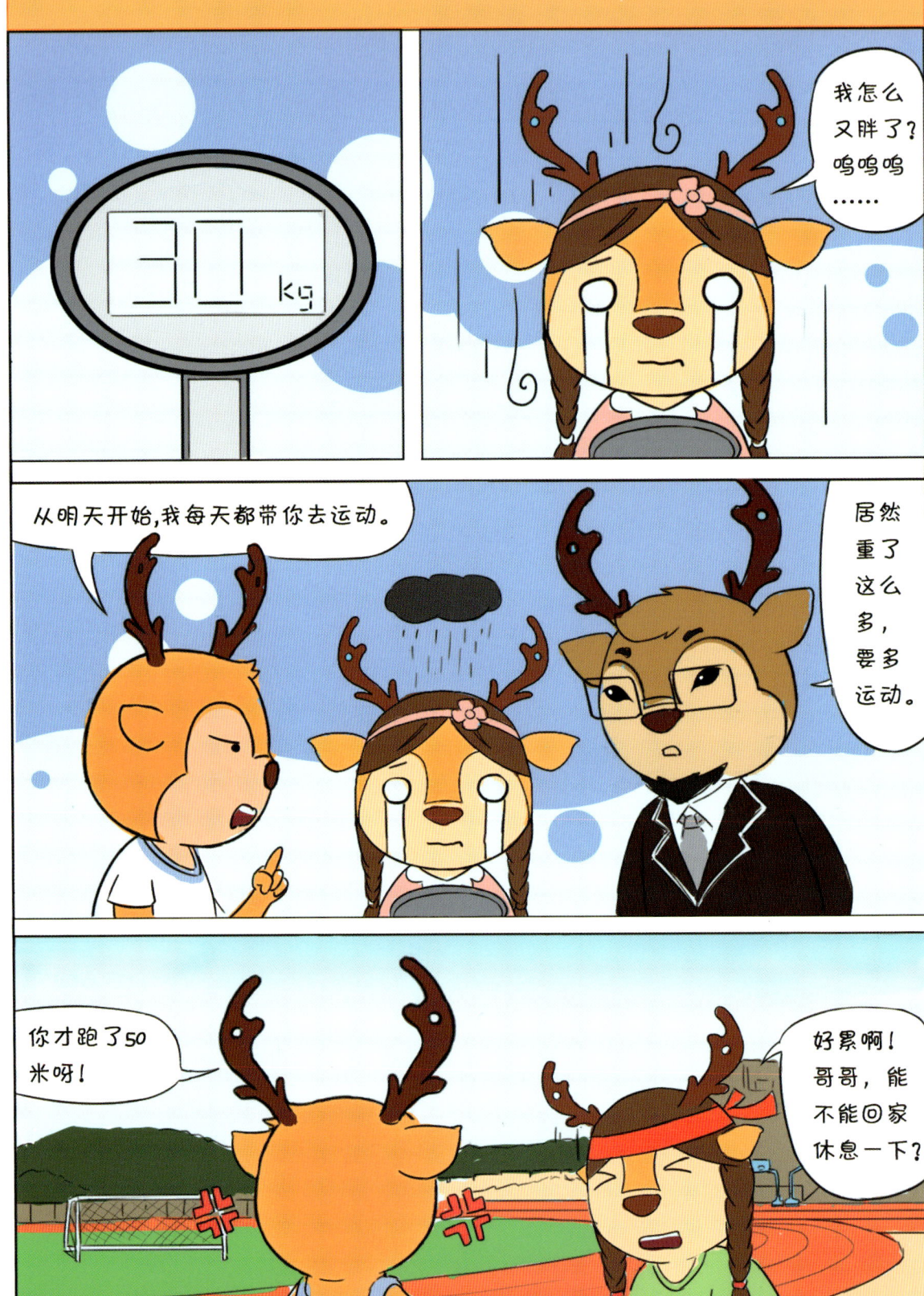

莎卡越来越胖，鹿妈妈心里很着急，赶紧让鹿爸爸看看。鹿爸爸说："现在很多青少年都患上肥胖病，这是由很多因素造成的，有课业负担重，缺乏锻炼；有睡眠不足；还有心理压力也会导致暴饮暴食。很多人觉得能吃是福，但是肥胖会引起很多疾病，不但如此，还会影响心理健康，比如遭受取笑和排挤等。虽然肥胖的危害大，但我们也不能追求快速减肥。首先，应该养成良好的饮食习惯，三餐定时，每顿饭八九成饱就应该放下筷子了。其次，多吃蔬菜、水果。肉类、油炸食品、洋快餐、蛋糕、碳酸饮料、冰淇淋、奶油这些应该少吃。除此之外，我们还要加强体育锻炼。"

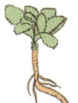

西卡有话说

预防保健：

● 养成良好的饮食习惯。

平时，应有规律地按时就餐。三餐分配应合理（一般早、中、晚餐的能量分别占每天总能量的30%、40%、30%）。选择热量少、体积大的食物（如芹菜、胡萝卜、笋等食物），在补充足够的优质蛋白质、满足生长发育需要的同时，限制高热量的营养（如糖、脂肪）的摄入，不吃或少吃高脂肪、高热量和含糖量高的食物。

● 加强体育锻炼。

每天不仅要增加运动量，而且要延长运动时间。因为运动初期消耗的是体内的糖类，只有较长时间的运动才能消耗贮存的脂肪。因此，每天运动时间一般不少于30分钟，而且要选择消耗性较大的运动，如长跑、跳绳、打篮球、踢足球、游泳、爬山等，要持之以恒。

● 合理减肥。

青少年忌短期快速减肥、饥饿减肥，不建议药物减肥及手术减肥等。轻度、中度单纯性肥胖症通过合理饮食、增加运动量等即可达到标准体重。

● 采用心理健康的行为疗法，引导青少年改变因肥胖引起的不当行为。

家长或老师可采用鼓励和赞美的方法来坚定中小学生减肥的决心和对减肥的正确认识。亦可采用一些积极的手段和语言（如告知肥胖的潜在危害等），刺激其减肥的欲望，达到控制食欲的目的。同时可帮助肥胖中小学生建立共同减肥的小组，让他们互相鼓励，彼此促进和比较，增强减肥的效果。

第十一章
中医药知识竞赛

何为中药
中药功效
开方用药
中药之最

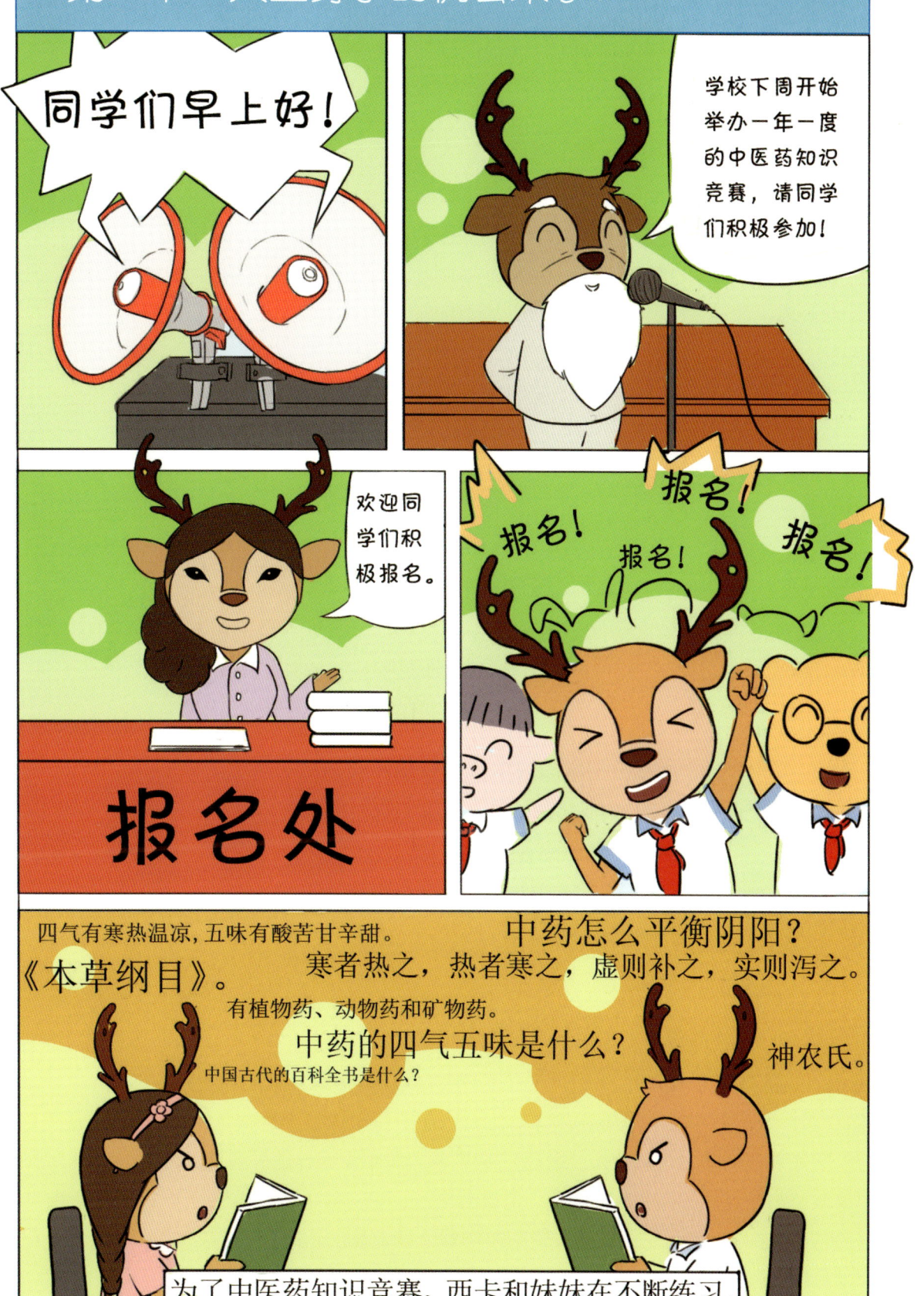

西卡听到中医药知识竞赛的消息后，既高兴又紧张，高兴的是有机会检测一下自己所学中医知识的程度，紧张的是担心自己答得不好，毕竟自己出身于中医世家。所以一定要好好表现，花更多时间学习中医知识。

接下来，就是抓紧时间埋头复习中医知识了。大家都争分夺秒地回顾所学的知识点。

西卡与莎卡两兄妹用互相提问的方法来加深记忆。

西卡问："中药有什么？"

莎卡答："有植物药、动物药和矿物药。"

莎卡问："中药的创始人是谁？"

西卡答："神农氏。"

西卡问："中国古代的中药百科全书是什么？"

莎卡答："《本草纲目》。"

莎卡问："中药的四气五味是什么？"

西卡答："四气有寒热温凉，五味有酸苦甘辛咸。"

西卡问："中药怎么平衡阴阳？"

莎卡答："寒者热之，热者寒之。虚则补之，实则泻之。"

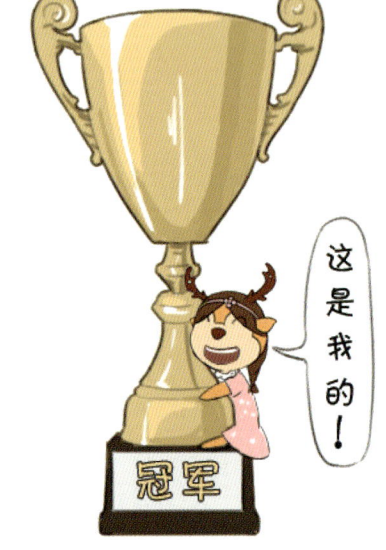

这次参赛的选手还有植物班的同学，这可是强劲的对手啊！

西卡自信地拍拍胸口说："我一定要拿第一名！"

莎卡一副怀疑的表情说："这真是个好梦！"

西卡说："梦想还是要有的，万一实现了呢？"

西卡有话说

中药在我国古代被称为"本草"，我们把凡是以中国传统医药理论为指导采集、炮制、制剂以及临床应用的药物，统称为中药。中药的治病原理在于中药自身具有的特性，正好用来纠正疾病所表现的阴阳偏盛或偏衰，恢复脏腑正常生理机能，达到治愈疾病的目的。

第二节 植物班里的精英们

说起植物班的同学们,很多人对它们都不了解,因为它们平时非常低调,专心研读中医药知识。植物班由 34 位精英组成,它们可都是在中药领域里有一技之长并且钻研得非常透彻的药材呢,让我们来一个个认识它们吧!

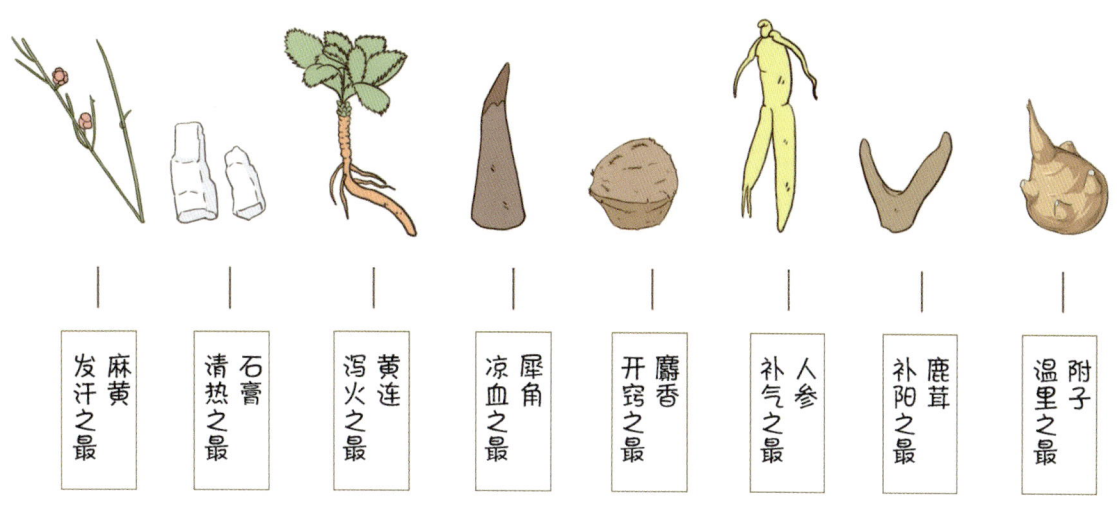

麻黄 发汗之最
石膏 清热之最
黄连 泻火之最
犀角 凉血之最
麝香 开窍之最
人参 补气之最
鹿茸 补阳之最
附子 温里之最

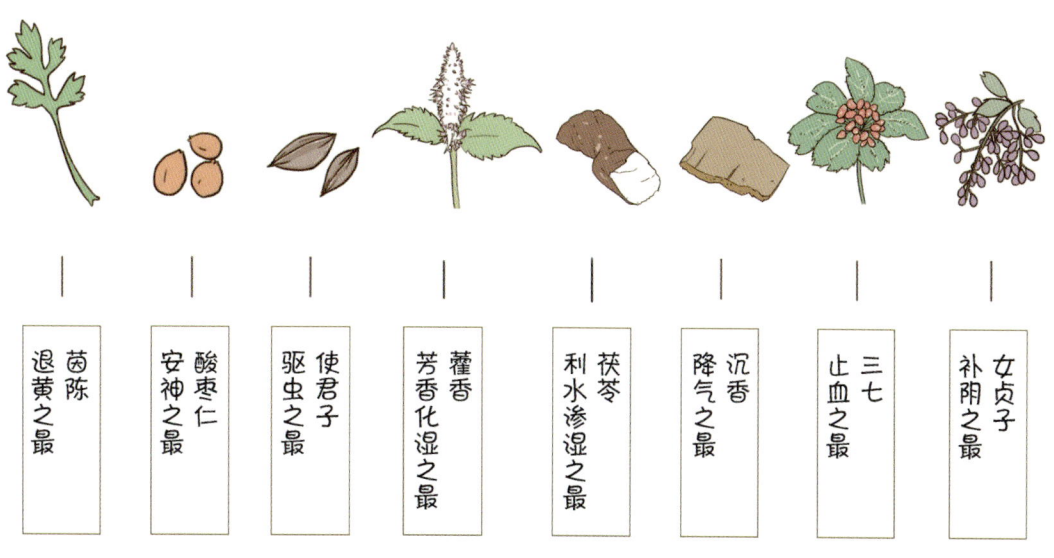

茵陈 退黄之最
酸枣仁 安神之最
使君子 驱虫之最
藿香 芳香化湿之最
茯苓 利水渗湿之最
沉香 降气之最
三七 止血之最
女贞子 补阴之最

甘鹿西卡——走近中医文化

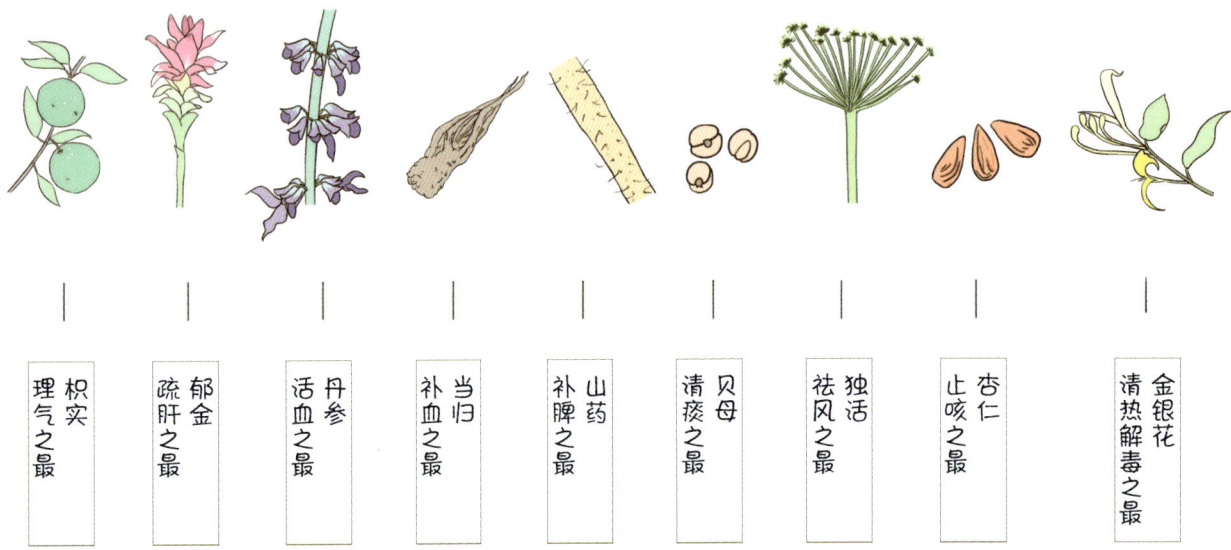

- 枳实 理气之最
- 郁金 疏肝之最
- 丹参 活血之最
- 当归 补血之最
- 山药 补脾之最
- 贝母 清痰之最
- 独活 祛风之最
- 杏仁 止咳之最
- 金银花 清热解毒之最

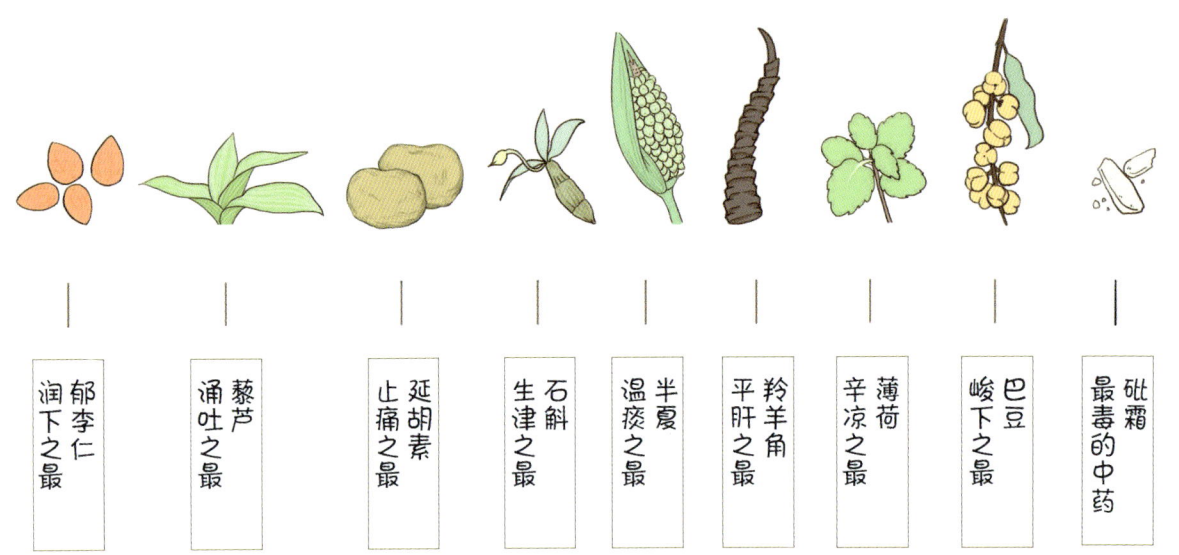

- 郁李仁 润下之最
- 藜芦 涌吐之最
- 延胡素 止痛之最
- 石斛 生津之最
- 半夏 温痰之最
- 羚羊角 平肝之最
- 薄荷 辛凉之最
- 巴豆 峻下之最
- 砒霜 最毒的中药

第三节 激烈的抢答环节

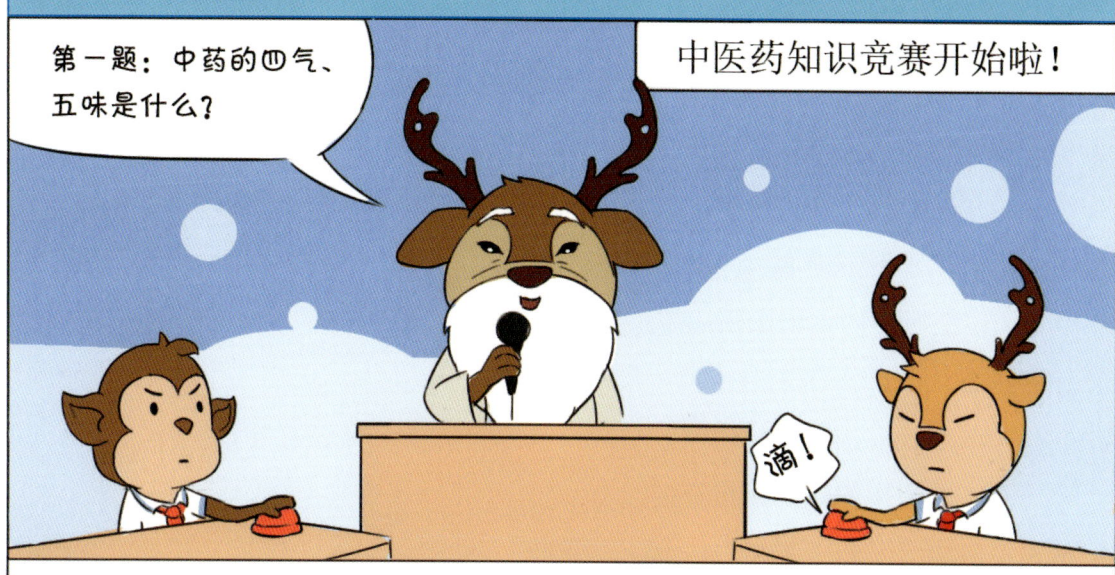

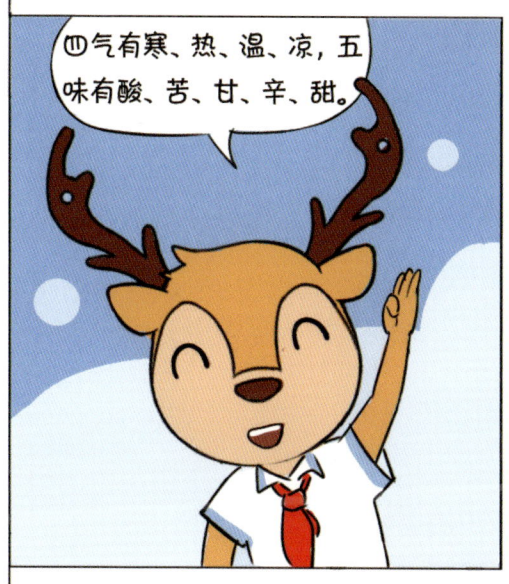

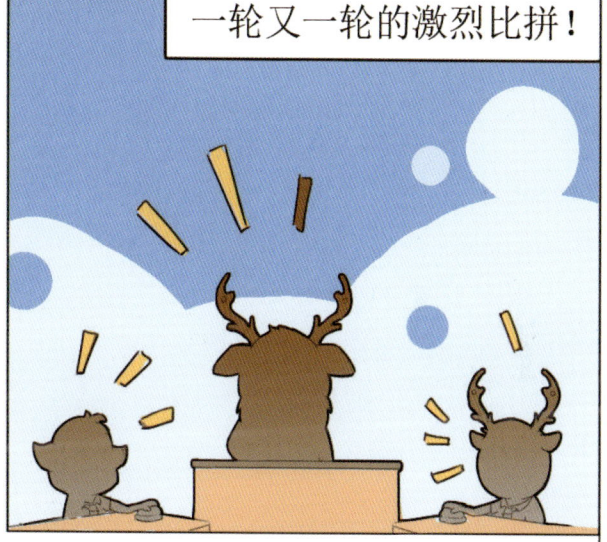

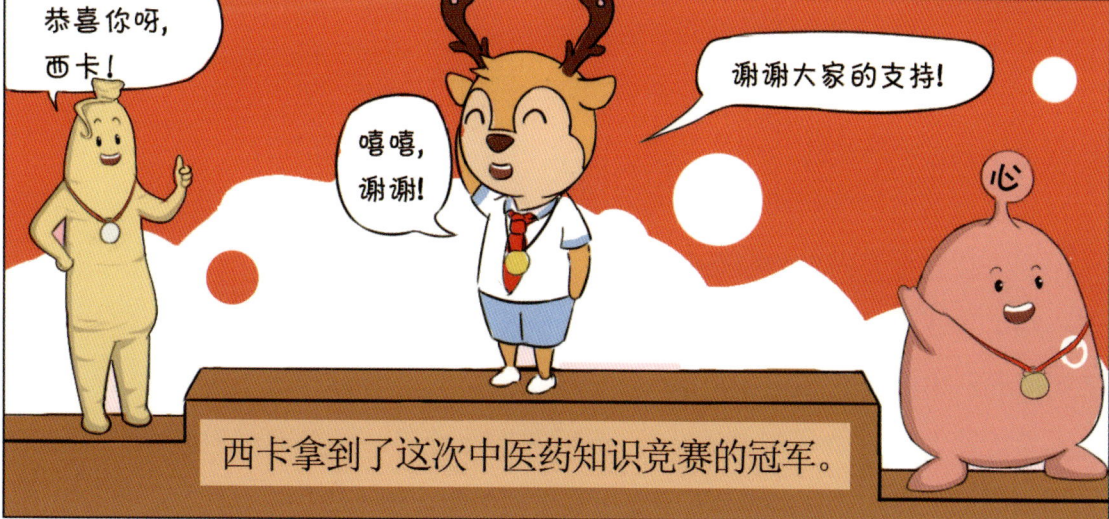

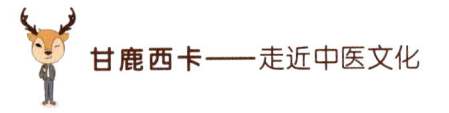

竞赛开始，由校长鹿爷爷出题。

首先第一题：中药的四气五味是什么？

西卡抢答道："四气有寒热温凉，五味有酸苦甘辛咸。"

第二题：中药在体内是怎么运行的？

西卡又快速地按下抢答按钮，成功抢答："有的药性进入体内是往上升的，而有的则往下降。概括起来就是'升降沉浮'。药性的升浮不但取决于四气五味，还受质地轻重、炮制等因素的影响。像苦、咸、酸类的药物是寒性的，大多是沉降药。辛、甘这些温热类的大多是升浮药。质地轻盈的是升浮药，质地沉重的是沉降药。像酒虽有升散的效果，但是药物被炮制后，就像喝醉了一样，就变成沉降了。"

第三题：中药是怎样排兵布阵的？

小猴抢答道："有七种方法：单行、相须、相使、相畏、相杀、相恶、相反。单行就是这味药可以单打独斗，自己就可以战胜疾病。相须就是把两种功效相似的药物，一起使用就可以增强原有药物的功效。相使，就是一种药物为主，另一种药物当它的助手，提高主要的工作效率。相畏，就是一种药物的毒性可以被另一种药物所震慑住，不敢肆意妄为。相杀，就是一种药物的毒副作用可以被另一种药物消除。相恶，就是这两种药物是敌人，在一起就像是火星撞地球，不得安宁，影响工作效率。相反，就像是两个坏人在一起，形成强大的恶势力，胡作非为，祸害他人。"

第四题：一剂中药要有什么组合？

莎卡眼见西卡要抢答，立马拉住西卡的手，自己抢先一步回答道："要有糖！才不会苦！"

回答错误，继续抢答！

西卡终于抢到："君药、臣药、佐药、使药！"

莎卡插嘴："错啦错啦！中药怎么能放'屎'进去呢？"

鹿爸爸说："是使药，别乱打岔。"

西卡继续说道："君药是针对主病起主要治疗作用的，臣药是协助君药加强治疗作用的，佐药配合君药、臣药，加强治疗作用或者帮忙赶走君、臣二药的毒性，使药物起引导或调和的作用。"

第五题：中药怎么炮制，为什么要炮制？

人参抢答道："是为了增效和减毒，平时我们每道食材都有各种各样的烹饪方法，譬如蒸、煎、炸、炒、煮等，而味道也是各有各的风味，中药也一样，不同的炮制方法，功效味道都会不一样。就像生山楂,可以消食,活血化瘀,炒山楂有很好的消肉食作用,焦山楂可以消食止血。"

第六题:中药应该怎么吃?

人体班的心自信满满地按下抢答键:"通常,煎药前要将药物进行浸泡,一般中药需煎煮两次,将两次煎得的药液混合,分两次服用。煎煮的火候和时间要根据药物的性质而定。"

竞赛还在激烈地进行着,同学们的热情越发高涨,而现场的气氛也越来越紧张。同学们的战绩都不分上下,难分胜负。又两个小时过去了,终于决出胜负!西卡夺得这次中医药知识竞赛的冠军,学校奖励西卡一本《本草纲目》。而亚军是植物班的人参,奖励一本药材样本集。季军就是人体班的心,获得五谷杂粮。

西卡有话说

五味的药物作用,古人早有概括,中医典籍《黄帝内经》中有"辛散、酸收、甘缓、苦坚、咸软"。

辛散指的是辛味具有发散、行气行血的作用,比如苏叶可以发散风寒,木香可以行气除胀,川芎可以活血化瘀,这都是得益于辛散的作用。

酸收指的是酸味具有收敛、固涩的作用。我们吃山楂的时候酸得全身紧缩,这就是收敛的作用。酸味的收敛、固涩体现在药理上就是能固表止汗、敛肺止咳、涩肠止泻、固精缩尿。

甘缓指的是甘味具有补益、和中、调和药性和缓急止痛的作用。例如,人在生病虚弱的状态下,多对甜的东西有食欲,这就是因为需要甘味来补益调和身体。像人参、熟地黄、饴糖、甘草等这些补气、补血的药物都具有甘味的特性。

苦坚是指苦味具有泻热润燥、坚固阴液的作用。有句俗语"哑巴吃黄连,有苦说不出",黄连奇苦无比,但却具有祛火泻热的独特功效。夏天我们常吃的苦瓜,因具有苦味的特性,所以在炎热的夏季拿来炒菜吃,有清热败火、排毒利尿的功效。

咸软是指咸味具有泻火通便、软坚散结的作用。一般来讲,泻下或润下通便及软化坚硬、消散结块的药物多具有咸味,如芒硝、海藻、鳖甲等。而且咸味入肾,有些原本不具备咸味的药物经过盐水炮制后可以起到引药入肾的作用。

中药制成过程

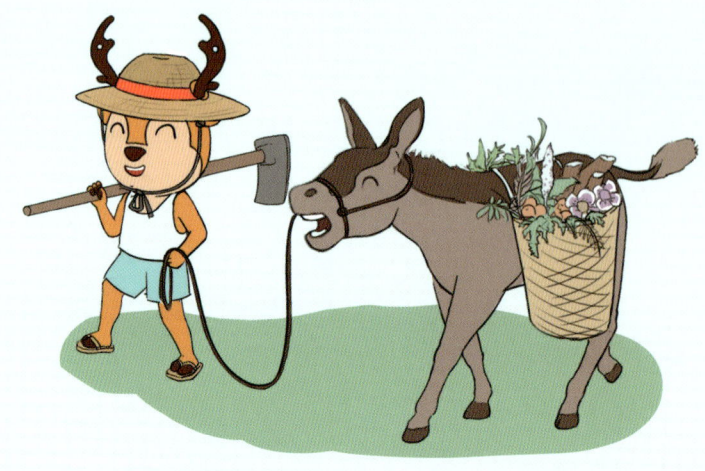

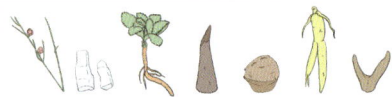

1.中药采集（在中草药种植基地采摘或者在野外采摘。）

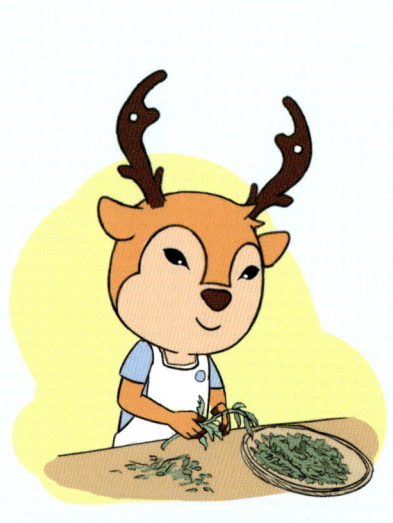

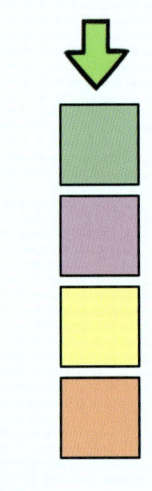

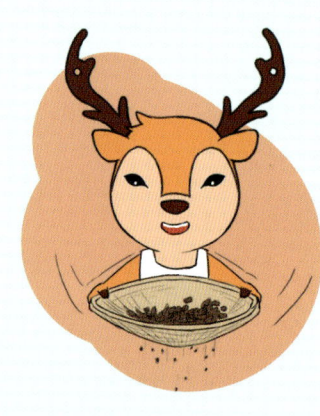

2.净选加工
（一般来说，净制是炮制的第一道工序，主要内容为除去杂质和虫蛀品等。）

3.分离去除非药用部分
（根据药材的药性和炮制目的不同，一般采用剪、切、剔除、挤压、火燎、挖、拌衣、揉搓等方式来达到目的。）

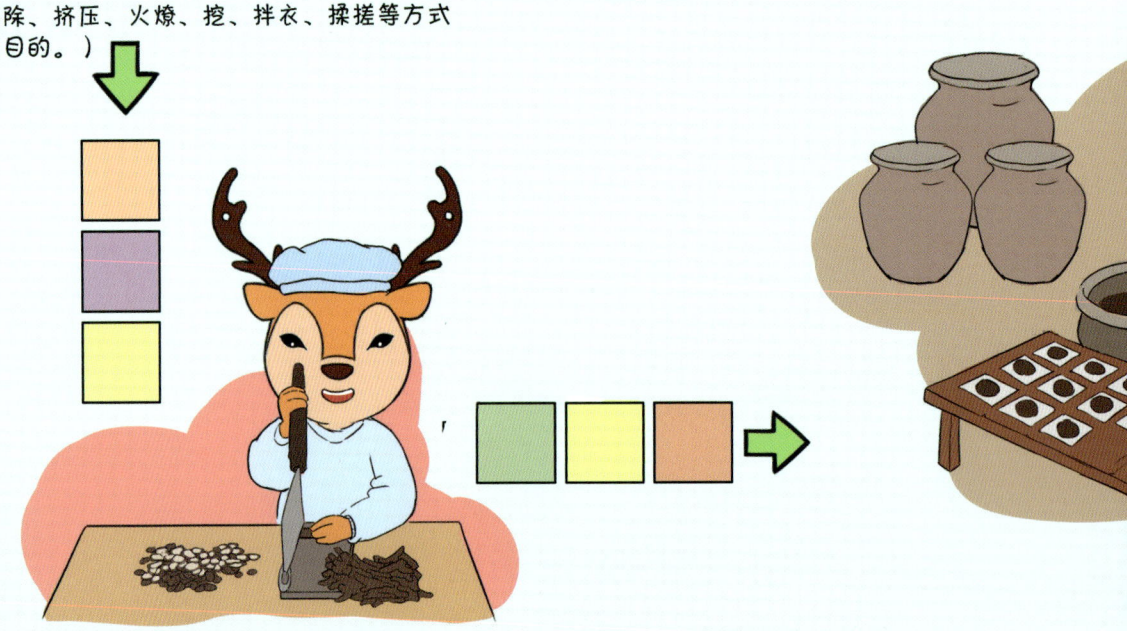

4.饮片切制
（在切制中，根据药物的特性，也有不同的切法以及最终的形状。）

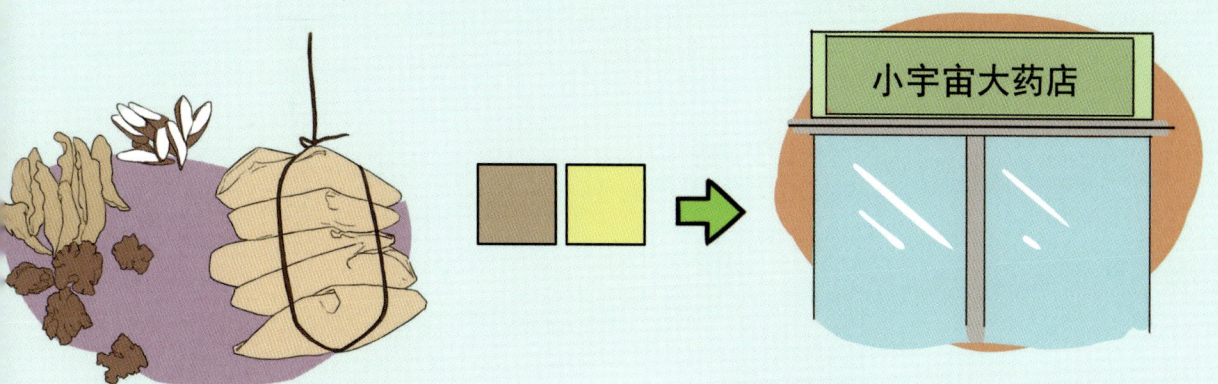

6.中药制剂（经过炮制的本草就可以入药了，炮制好了的中草药就可以运往各大药店进行销售了。）

7.药店销售（在各大药店就可以买到自己所需的各类中草药啦！）

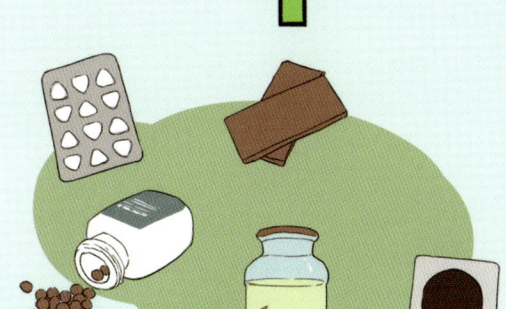

6.中药制剂
（除了直接煮和熬的中药，还有炒的、烫的、灸的中药，制成丸剂、膏剂、胶剂、酒剂、针剂等不同种类的药剂。）

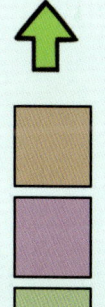

炒法是一种基本的炮制方法，可分为清炒法和加辅料炒法。清炒法又根据火候不同，分为炒黄、炒焦、炒炭三种操作。

烫法是以河砂、蛤粉、滑石粉为辅料，与药物共同加热的操作方法。

灸法是将干燥饮片加入一定量液体辅料拌炒，使液体辅料逐渐渗入药材组织内部的方法。

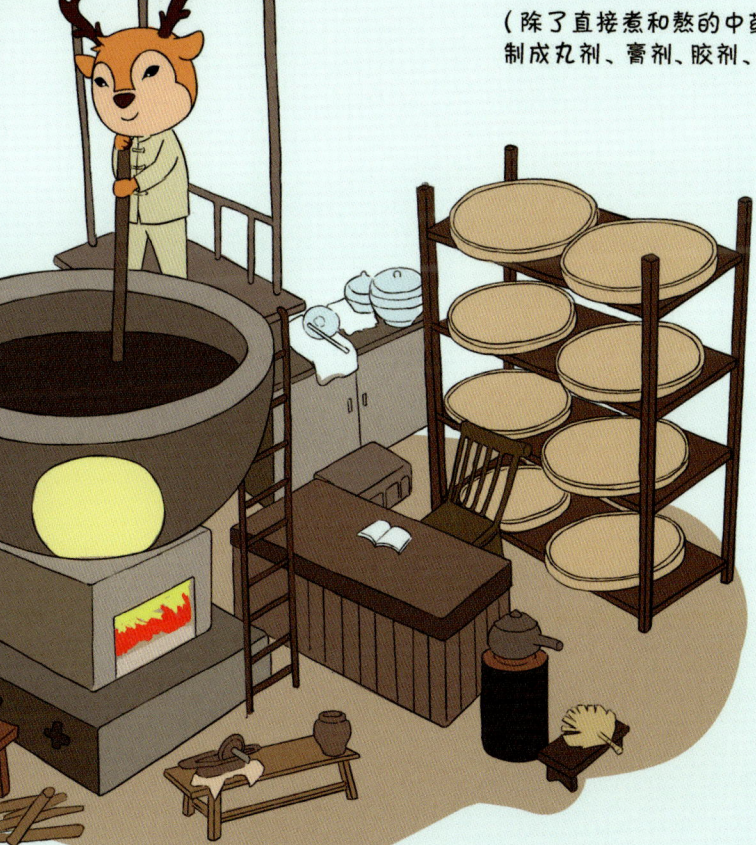

5. 中药炮制（一般分为烫法、抄制、灸法，中药必须经过炮制才可入药。）

# 第十二章
意外伤害也来凑热闹

意外伤害

第一节 冬令营

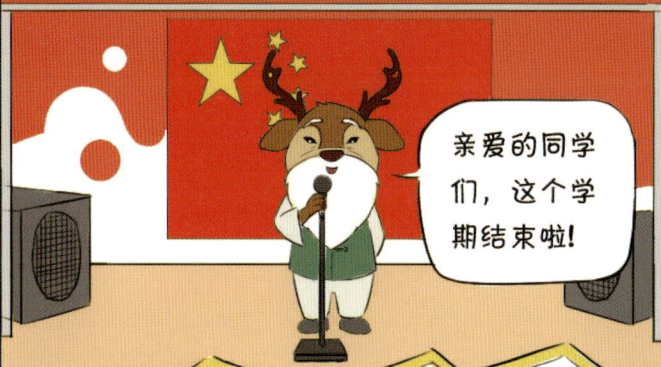
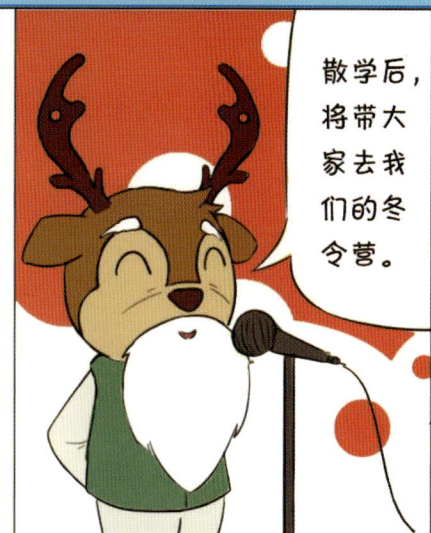
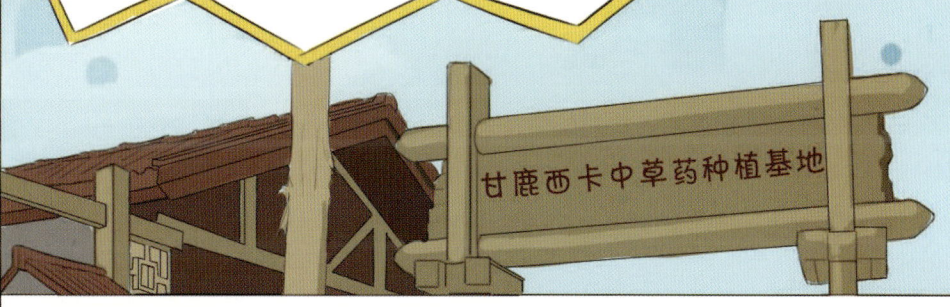
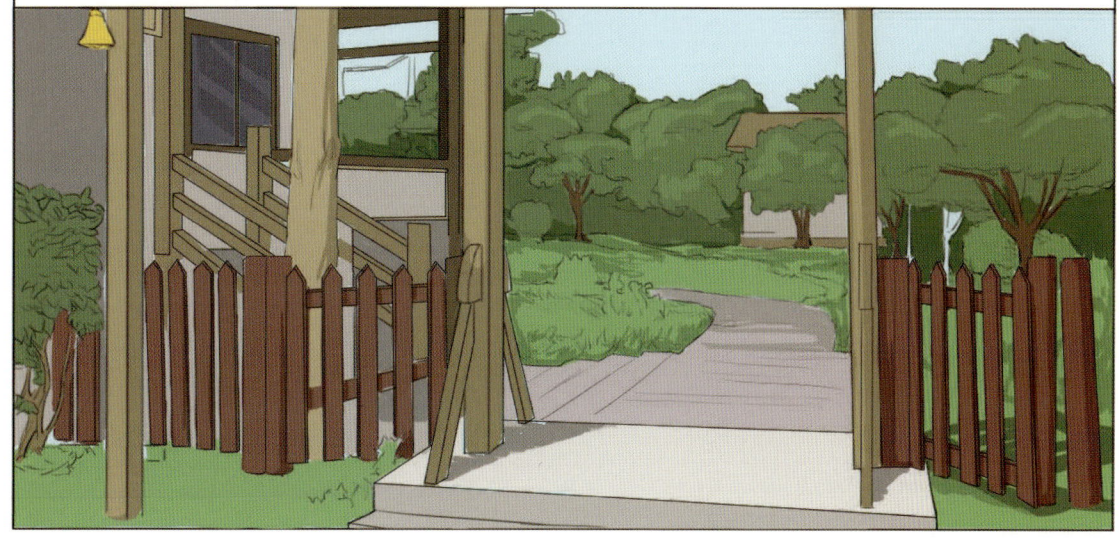

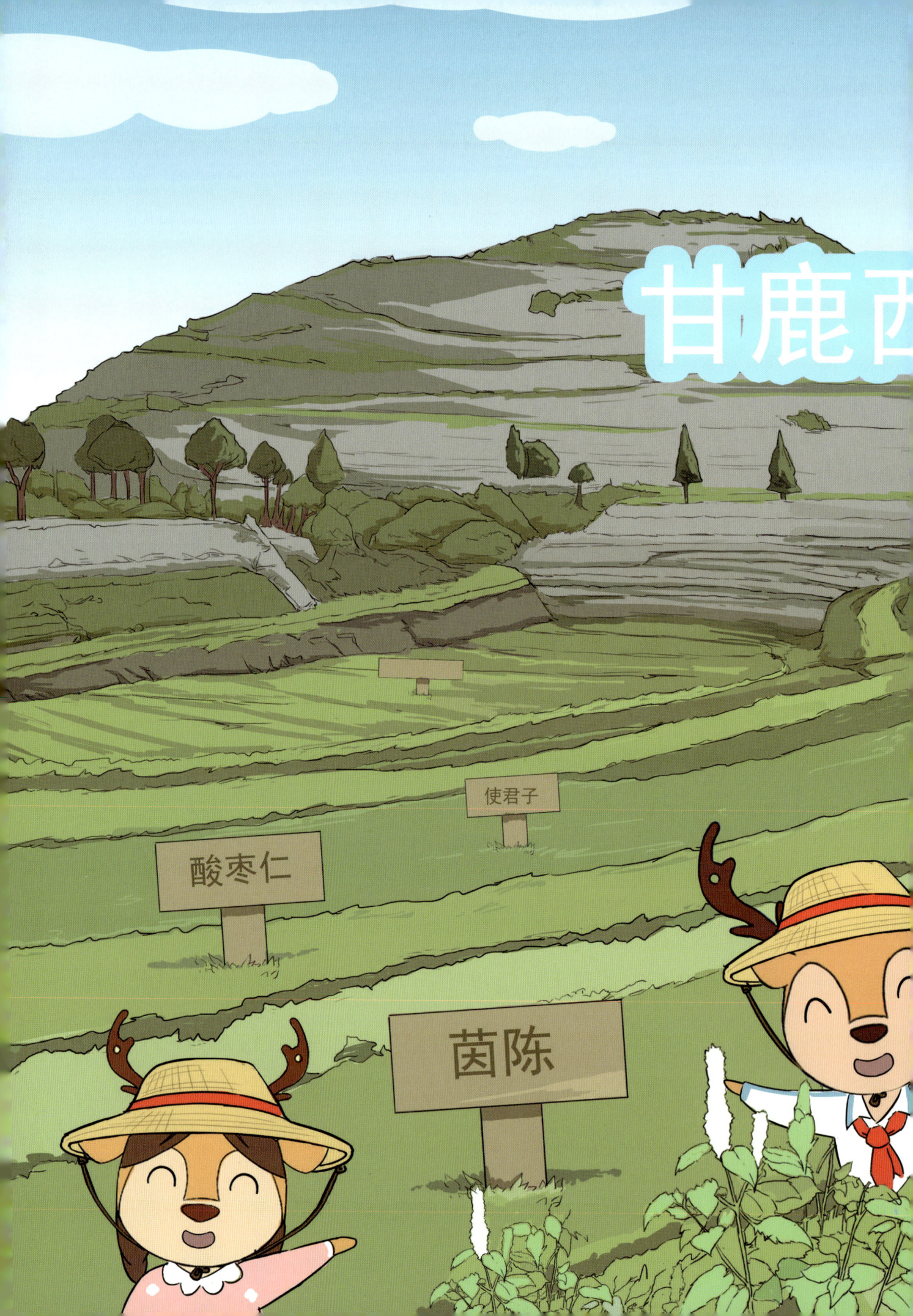

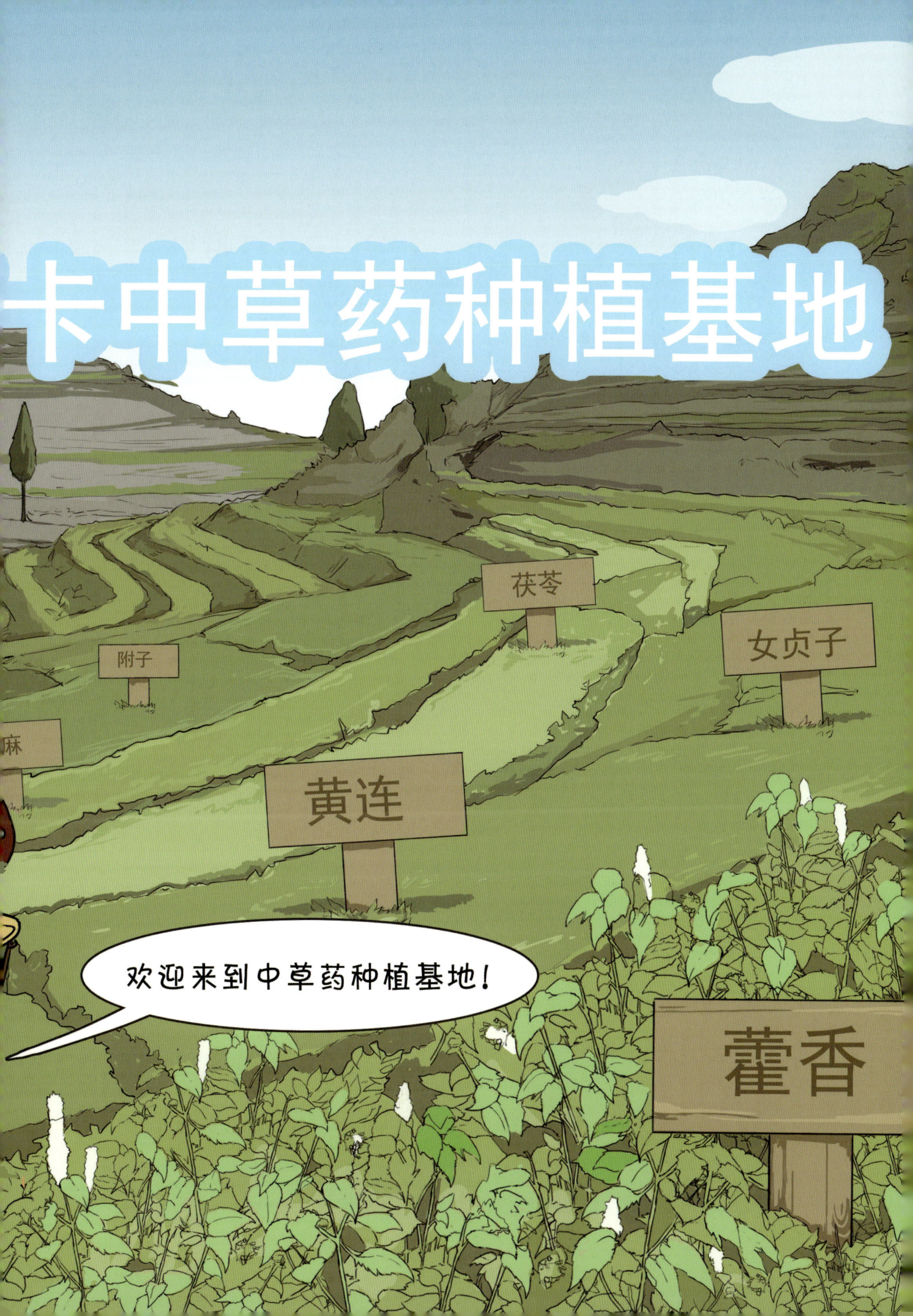

第二节 意外伤害

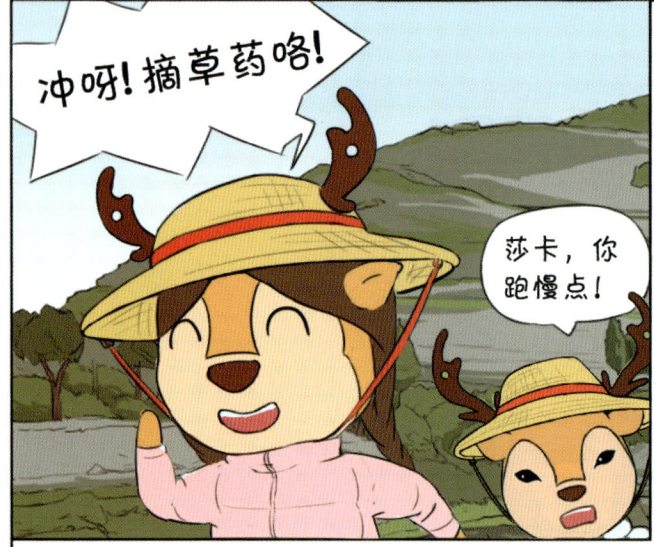
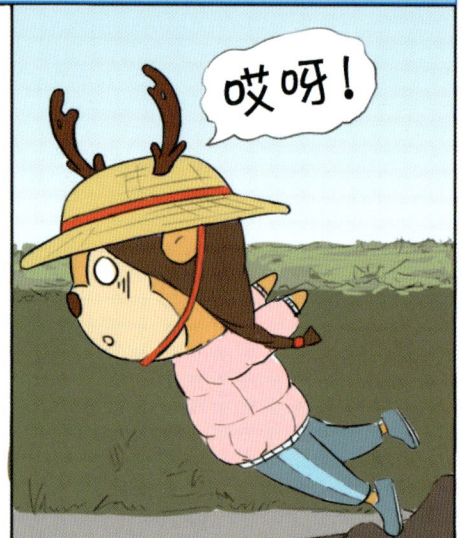
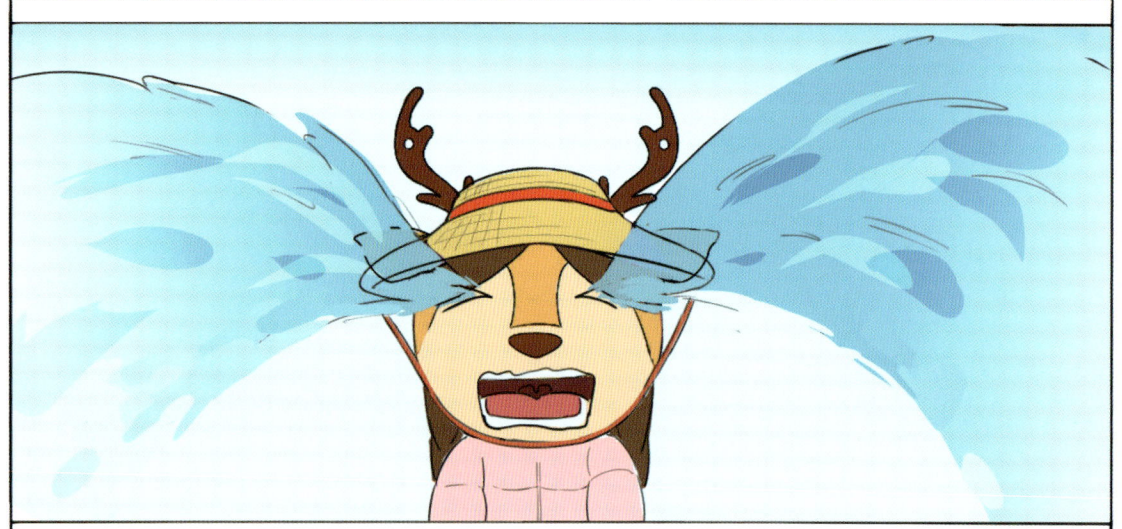
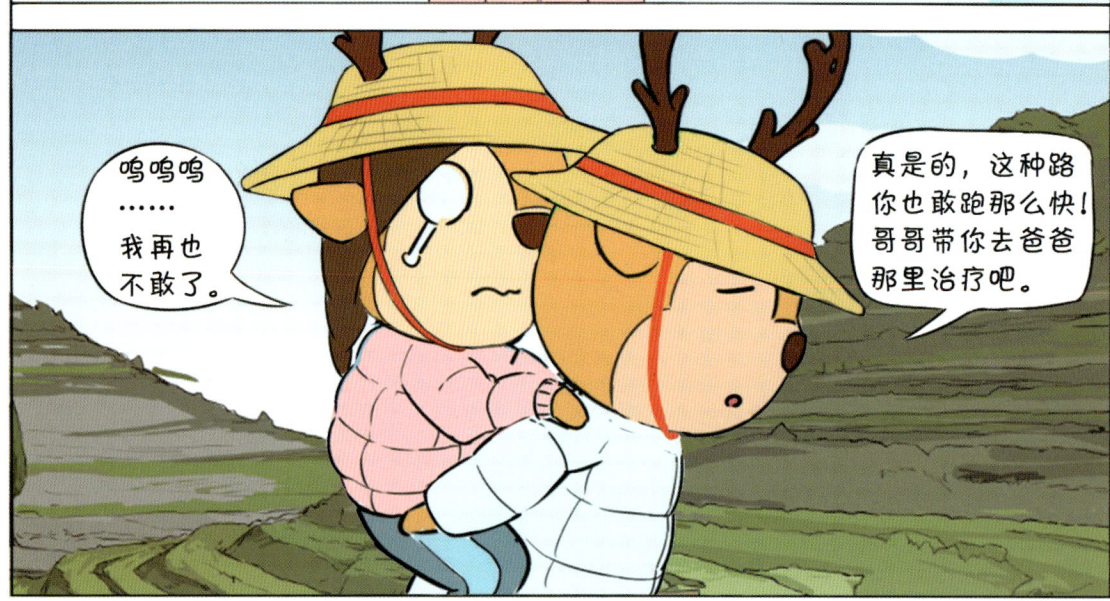

第十二章　意外伤害也来凑热闹

冬令营第一天，大家一起来到中草药基地里尽情欢畅，像放飞的小鸟，玩得不亦乐乎。这次寒假时间比较长，为了让同学们度过一个快乐又安全的冬令营，鹿爸爸还特别邀请鹿妈妈一起参加。

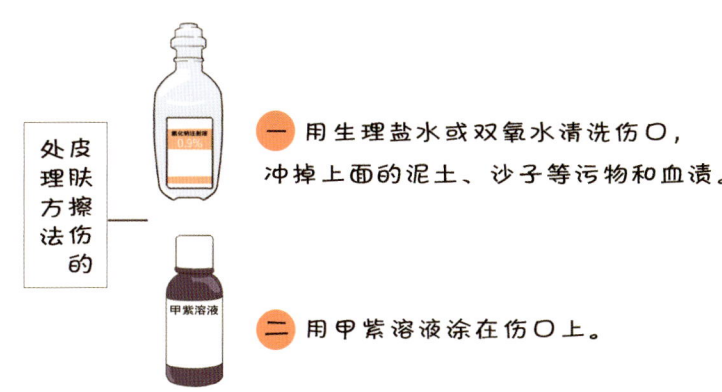

鹿爸爸一再叮嘱要注意安全，可孩子们根本听不进去。莎卡在寻找中草药的时候一不小心摔倒了，皮肤被擦伤，坐在地上号啕大哭。西卡赶紧跑过来扶起妹妹，其他同学和鹿爸爸也随即赶来，鹿爸爸将莎卡带回露营地，用生理盐水帮莎卡冲洗伤口后，涂上甲紫溶液，让伤口自然吹干。鹿爸爸说："幸亏伤口上没有过多的异物，不然就要彻底地清洗了，那时就会更痛。"

 西卡有话说

> 小面积擦伤处，用生理盐水等冲洗后，局部涂甲紫溶液或碘酊，并暴露创面让其自然干燥。如果面积大或嵌入较多的泥沙等异物时，应进行彻底的清洗，起到消毒的作用。接着给创面涂药，如云南白药粉等。切记不可往创面上覆盖东西，如创可贴，这样会导致伤口处的分泌物不易干燥，反而易引起化脓。

玩了一上午，同学们都累了，肚子饿得咕咕直叫。听到"开饭啦"迫不及待地坐下，看着一大桌的菜，不自觉地咽了咽口水。大家不停地夹菜，突然传来一阵猪叫声。

鹿爸爸紧张地跑过去问怎么了，小猪"嗯嗯啊啊"着急地用手比画着，原来小猪吃鱼的时候不小心被鱼刺卡住喉咙了。鹿爸爸先是让小猪低头弯腰，然后做猛咳动作，如果鱼刺不深的话，就会被挤压出。可小猪毫无反应，这时鹿爸爸只好举起小电筒，找到鱼刺，再用镊子夹出来。鹿爸爸说："以后吃饭要细嚼慢咽，不要那么快。"小猪憨笑着说道："我以后一定斯斯文文，慢慢吃饭！"

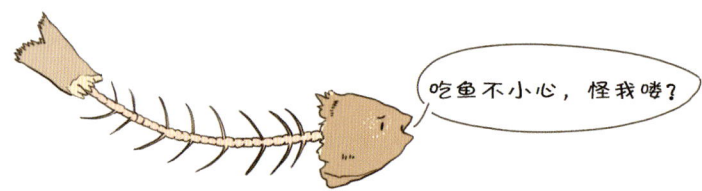

吃鱼不小心，怪我咯？

鱼刺卡住喉咙的应急方法

一　鱼刺较小较软时，可喝几口食醋，或取一个乌梅（去核）与一些砂糖一起含在口中，使鱼刺软化，再吃馒头、蛋糕等，使鱼刺随食物咽下。

二　鱼刺较大时，立即到医院就医，切勿采用大口干咽饭团的办法，试图将鱼刺推压下去。

西卡有话说

卡鱼刺应对方法：

● 立即停止进食，减少吞咽动作。如果是孩子，减少其哭闹，以免将鱼刺吸入喉腔。

● 低头大弯腰，做猛咳动作，或用一只筷子刺激咽后壁，诱发呕吐，如果鱼刺刺入软组织不深，就可被挤压喷出。

● 如果仍然无效，可以用汤匙或牙刷柄压住舌头的前部分，举起手电筒或小镜子，仔细观察喉部，发现鱼刺可用镊子夹住，轻轻拔出，如卡刺者咽部反射敏感，恶心难以配合，可以让其张开嘴，发"啊"的声音，以减轻不适。

● 如果还是没有解决，说明鱼刺位置较深，不易发现，这时就要及时到医院就诊，让医生使用专业器具取出鱼刺。

　　从这短短一天的户外实践中，鹿妈妈发现同学们对于意外伤害的常识和急救方法一无所知。因此，决定在饭后为大家普及一下当遇到意外伤害时，应该怎么处理。

第十二章 意外伤害也来凑热闹

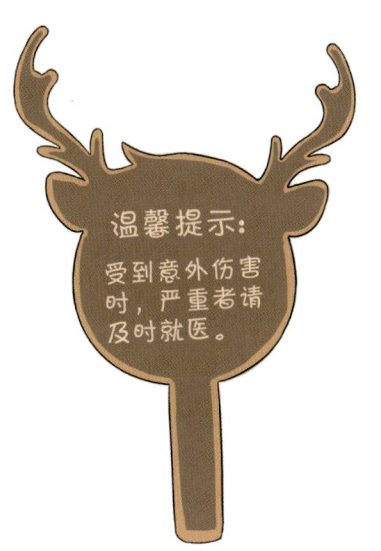

温馨提示：受到意外伤害时，严重者请及时就医。

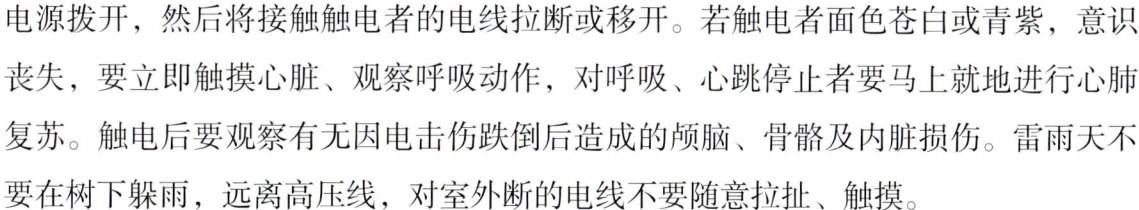

触电

如发现触电，首先切断电源，或用干燥木棍、竹竿、塑料物品将电源拨开，然后将接触触电者的电线拉断或移开。若触电者面色苍白或青紫，意识丧失，要立即触摸心脏、观察呼吸动作，对呼吸、心跳停止者要马上就地进行心肺复苏。触电后要观察有无因电击伤跌倒后造成的颅脑、骨骼及内脏损伤。雷雨天不要在树下躲雨，远离高压线，对室外断的电线不要随意拉扯、触摸。

异物入耳、鼻、眼

异物进入耳、鼻，多是儿童自己塞入，会引起慢性中耳炎或慢性鼻炎等伤害。另外，小飞虫、灰尘等也常会飞进眼中，引起感染或擦伤。昆虫飞进耳里，一般只向里爬，不会后退。可以利用昆虫的趋光性，在黑暗中用手电在外耳道口照射，让昆虫自行爬出。或者向耳朵内滴入75%的酒精、白酒或乙醚使昆虫麻醉，也可滴香油、石蜡油等，将昆虫闷死后取出。

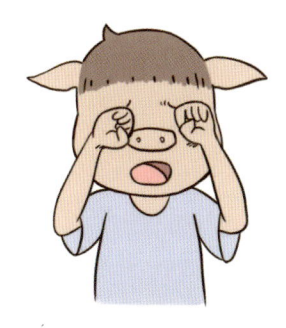

 异物进眼时，不可用手揉搓眼睛。

异物入一侧耳内时，用手将耳轮向后上方提起，拉直耳道并头歪向患侧，使异物滑出。

异物入鼻时，做揩鼻涕的动作，可将异物排出。

异物入眼时，如果眼泪未将异物冲出，用白开水或生理盐水冲洗，冲洗时要用拇指和食指轻轻翻开上、下眼皮。

气管异物致窒息

如果窒息者还能说话，表明气管没有被完全卡住，这时可拍打其背部，让其用力咳，看能否将异物咳出来。如果已经说不出话了，说明气道已完全梗阻，此时施救者应站在窒息者的背后，一手握拳置于窒息者剑突下缘（肚脐上方），另一手覆在拳头上，猛地向上向内按压，令体内气道的压力突然增加而将异物冲出。

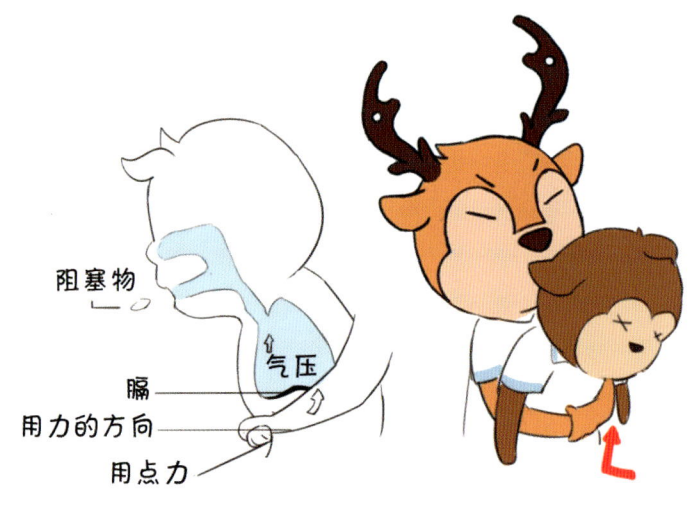

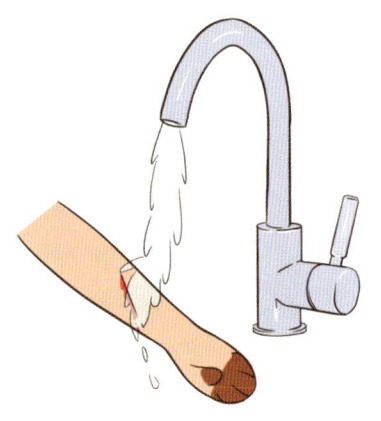

摔伤后脑

摔伤后脑，要详细检查，并观察神情。接下来几个小时应观察伤者是否出现跛行、只使用一边手臂、呕吐、嗜睡、易怒等症状。若伤者完全不动、失去知觉或拒绝移动，应立刻送医。

流鼻血

鼻子出血，坐位向前微低头，两鼻孔捏在一起，约10分钟，用口呼吸。或用棉花填塞出血处。止血后3~4小时内不要擤鼻涕或挖鼻孔。

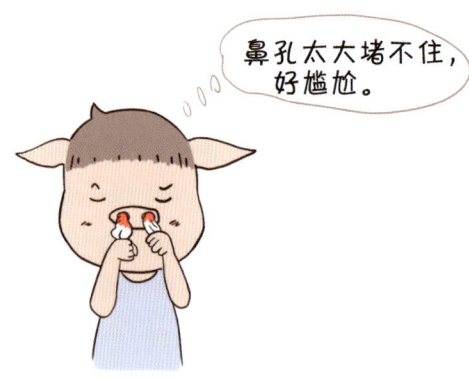

溺水

溺水孩子有呼吸的，让其咳嗽、呕吐。如果没有呼吸，尽快清除口中残留物，抱其腹部，使其头朝下，脚朝上进行倒水，然后及时实施人工呼吸和胸外心脏按压，同时请求急救。

第十二章　意外伤害也来凑热闹

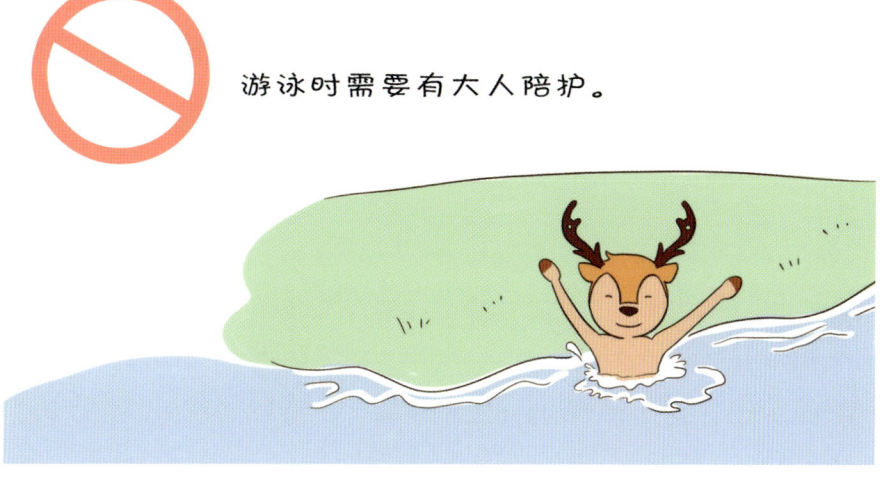

游泳时需要有大人陪护。

误服药

误服药物中毒，毒性小，计量少，可多饮凉开水，使药物稀释，及时从尿中排出，若无法判断应及时就医。计量大且有毒性，应及时送往医院治疗。误服腐蚀性较强药物，应迅速采取相应急救措施。强碱：应立即服用食醋、柠檬汁、橘汁。强酸：应用肥皂水、生蛋清、牛奶保护胃黏膜。碘酒：应喝米汤、面汤等含淀粉的液体。采取急救措施后，请及时就医。

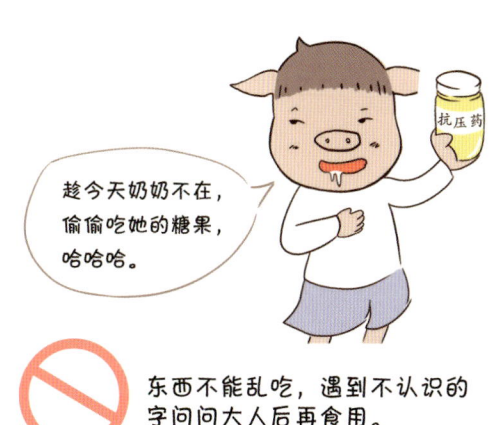

趁今天奶奶不在，偷偷吃她的糖果，哈哈哈。

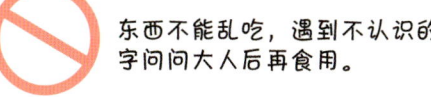

东西不能乱吃，遇到不认识的字问问大人后再食用。

烫伤

隔着衣物烫伤的，应连同衣服一起尽快用清水或盐水冲洗伤处 5~15 分钟。降温后再扒开衣服检查伤者烫伤程度。若是酸碱伤，应该用干净衣物先拭去溶液，再用水清洗。烫伤的水疱切勿穿破，要保持创面清洁，已破的水疱暴露要涂些烧伤药膏、抗生素软膏，创面要保持干爽。用清洁敷料或床单覆盖，防止创面污染，立即送医院。烫伤不要在伤处涂抹植物油或其他油脂。

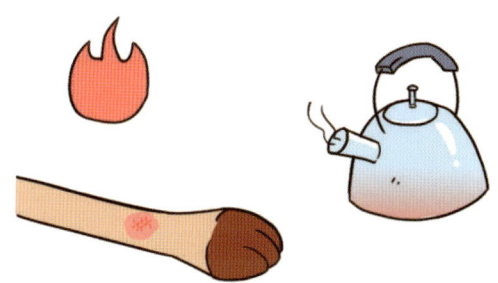

163

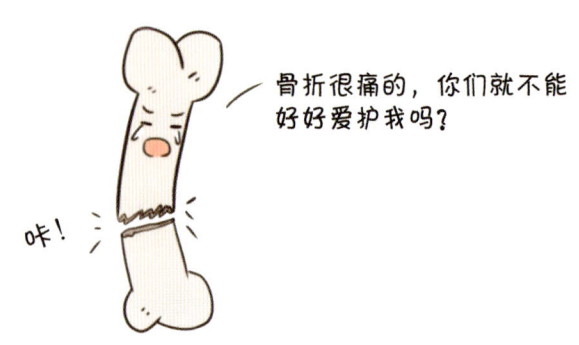

骨折

要对伤处进行制动,即让患肢保持原有的姿势,不可随意乱动,也不可再做任何活动。

骨折在肘部或腕部,这些部位较为稳定,重量较轻,只需先做制动处理,同时赶快送往医院。

如果是下肢骨折,先把一块硬纸板或木板放在骨折肢体下面,其长度超过伤处上、下各一个关节;再用较宽绷带或长毛巾把双腿固定绑扎,避免患肢活动而加重骨折,然后速送医院。

如果骨折处出血,要先用较宽的绷带在伤处上方包扎止血。但包扎不可过紧或过松,每隔3～5分钟要放松一次,以防影响伤处下方组织的血液循环而造成缺血、坏死。

蜂蜇狗咬

如果有刺残留在皮肤内,先用镊子把刺拔出来,再用手挤出被蜇伤处的毒液;用肥皂水或清水充分清洗伤口。与此同时,应尽快前往医院。被猫狗咬伤,要尽快送往医院注射狂犬病疫苗。

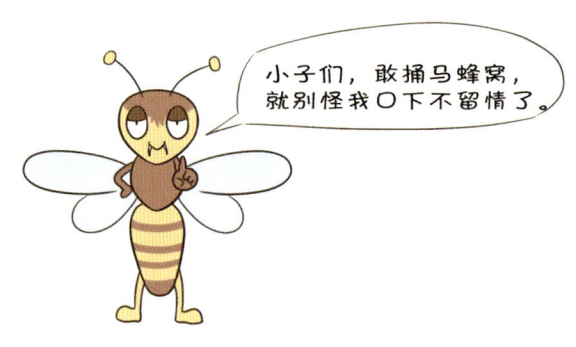

前往医院前,小伤口可以立刻用清水和肥皂水彻底冲洗,冲洗时间不能少于20分钟;如果伤口过大,则不宜过度冲洗,防止引起大出血。

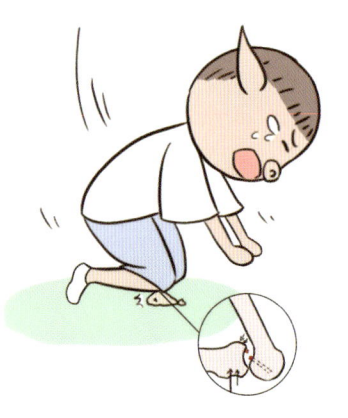

组织韧带损伤

如果伤处皮肤没有破损,可用冷毛巾或冷水进行局部冷敷。如果24小时后仍然肿胀、疼痛,伤处局部可采用热敷或在伤处涂抹活血化瘀的中成药,如红花油等。

后记

春节大团圆

"啪！啪！啪！"大街上的鞭炮声敲响了新年的钟声，到处洋溢着喜气。在热闹的气氛中，一年一度的春节来临了，大街小巷随处可以听见令人感到温馨的拜年声。放眼望去，每个人的脸上都挂着笑容，喜气洋洋。大家都穿着充满喜气的新衣服，家家户户都准备了美味可口的糖果和饼干。

鹿爸爸先把对联贴好，再把"福"字贴在大门上，调皮的西卡与莎卡还把"福"字贴倒，逗得大家合不拢嘴。

西卡过了一会来到厨房对鹿奶奶说："我给奶奶准备了一个小礼物。"

鹿妈妈打趣道："怎么只给奶奶呀，我们的呢？"

莎卡附和道："就是就是！"

西卡随即神秘地从背后拿出他精心准备的春节团圆饭的健康食谱递给奶奶。

鹿奶奶一看，笑得合不拢嘴，竖起大拇指："真棒！西卡都要成为我们家的小营养师了！"

西卡得意地问："健不健康？"

大家齐口同声地说："健康！"

鹿奶奶开心地说："以后我也能做健康的饭菜了。"

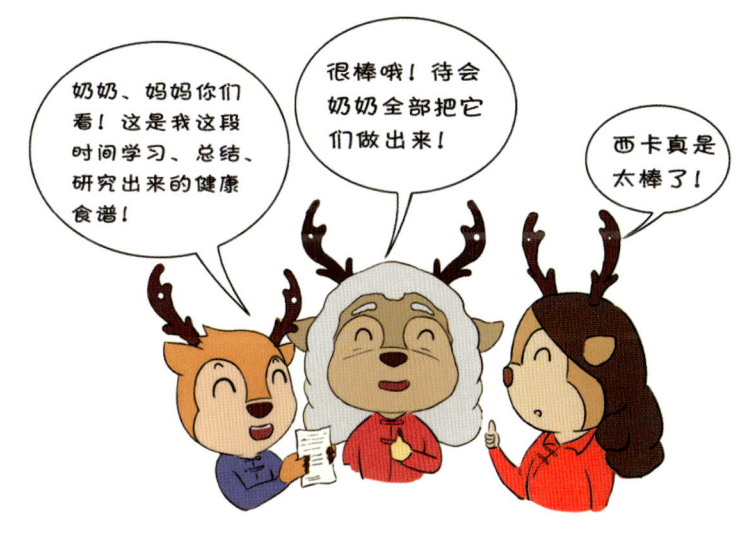

开饭啦！大家期待已久的年夜饭终于开始了！满桌的美味佳肴，香味扑鼻而来，莎卡流着口水，扯着爷爷的衣袖说："爷爷，可以吃饭了吗？"

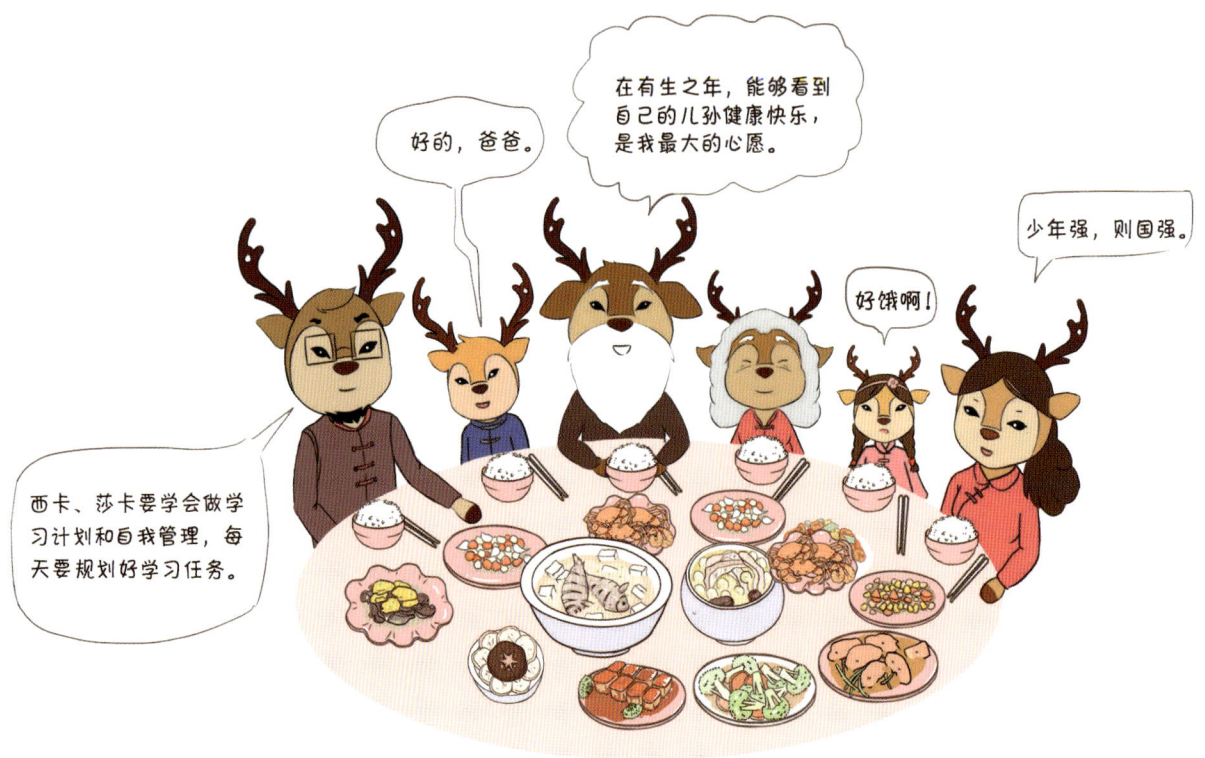

鹿爷爷点了点头说："可以啦！"

全家人围着桌子坐了下来。

鹿爷爷用手捋了捋胡子，微笑地说："在吃饭前，我想开个年终总结小会。"

大家听到都高兴地鼓掌，鹿爷爷说："今天我非常高兴，今年的春节是个特别的春节，在有生之年，能够看到儿孙健康快乐，是我最大的心愿。这一年来，我们家发生了一些大事，主要是西卡，从西卡主动提出学习中医药知识以来，到中医药知识竞赛获得冠军，再到今年团圆饭的餐桌上多了几个西卡研发的健康素菜，让我们看到了西卡的成长，不但他自己学到了中医知识，还学以致用，成为全校的榜样，让同学们加强了健康意识，同时也影响了妹妹莎卡。虽然莎卡变化不是特别明显，但在哥哥的带动下，莎卡减少了食用垃圾食品，向着好的方向发展。你们现在学习的中医药知识和注重健康的意识，日后能让你们成为自己的生活小医生。同时，少年强，则国强！你们这一代人能将中医文化传承下去，是我今生最大的心愿！"

鹿爷爷对鹿爸爸说："你作为班主任有没有要补充的？"

鹿爸爸说："多谢刚才鹿爷爷的肯定，但有一点还是要提升的，西卡、莎卡要学会做学习计划和自我管理，每天要规划好学习任务，不要光顾着玩，把学习丢一边，要做到学习、玩耍两不误。"

鹿爷爷、鹿奶奶表示认同，西卡和莎卡嘴上说好，转头就吐了舌头，做了个可爱的鬼脸……

年夜饭伴随着天空的鞭炮声更加有滋有味了。一顿年夜饭，是小孩子对过年的期盼，是全家团聚的美好时光。

到了晚上，全家人齐聚电视机前，准时收看春节联欢晚会，全家人一边讨论节目，一边等待着新年钟声敲响，其乐融融。当晚会开始倒计时，西卡一家也一起跟着默念："三、二、一，新年快乐！"窗外，烟花在天空绽放。就在这时，鹿爷爷、鹿奶奶、鹿爸爸、鹿妈妈拿出准备好的红包分发给西卡、莎卡，他们俩心里乐开了花。

鹿爸爸满脸笑容地问道："还记得我们家的目标是什么吗？"

全家人齐声回答："健康！快乐！幸福！和谐！"

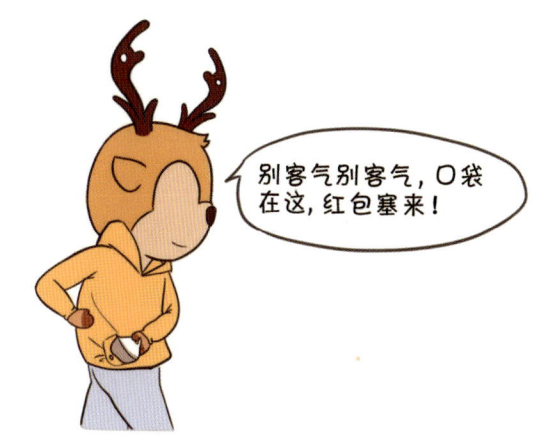

别客气别客气，口袋在这，红包塞来！

推荐语

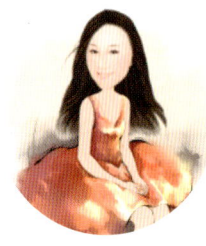

感谢《甘鹿西卡》给中国儿童带来了耳目一新的中医药科普教育，通俗易懂、寓教于乐，是不可多得的儿童科学实用读本。对于儿童中医教育资源匮乏的孩子们来讲，普及中医药知识尤显重要。相信更多的有识之士会把此书作为礼物，为贫困儿童送去健康知识，播洒人间大爱，为教育扶贫贡献自己的爱心。

国家外汇管理局机关工会主席、中国人民银行机关女工委员会委员　刘莉

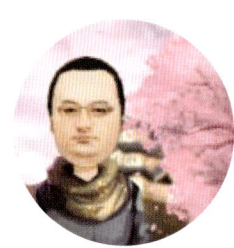

这是一本能够让儿童深入身心记忆的书，此书包含中医的七情五志等内容，让儿童通过故事来走近中医文化，将中医知识应用于日常饮食、作息、运动及情绪中，做健康生活的小主人。

国家二级心理咨询师，萨提亚太平洋学院认证萨提亚模式家庭咨询师，美国催眠治疗师协会认证催眠训练师、催眠治疗师　郭曜彰

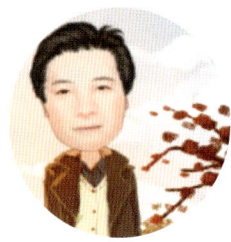

京剧进课堂、书法进课堂、中医进课堂……中华民族优秀传统文化的传承需要以润物细无声的方式，在孩童心田播下希望的种子。甘鹿西卡，这样一个小精灵，活泼轻盈地为孩童启蒙中医文化，其用心之专、之深、之巧，当得一赞！

中国新闻社广东分社编委、新闻中心副主任　索有为

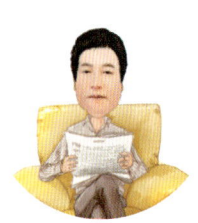

老子有云，天地相合，以降甘露。青莲花为强健中国少年而发心，《甘鹿西卡》为传承中华医统而起愿，因缘际会遂成滴滴甘露，涓涓细流滋润片片苗田，此诚天地间又一妙事也！

广东合邦律师事务所合伙人　陈荣生

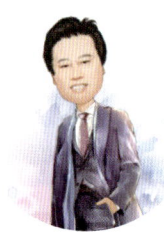

《甘鹿西卡》通过科学、生动、活泼的形式，为儿童普及中医基础知识，让孩子们在"食饮有节、起居有常"中认识生命、认识大自然，于无形中平衡阴阳、提升正气，实现儿童心康体健的美好愿望。

北京大成（南宁）律师事务所合伙人　李万峰